国家基本医疗保险、工伤保险和生育保险药品目录

（2019年）

国家医疗保障局
人力资源和社会保障部

人民卫生出版社

图书在版编目（CIP）数据

国家基本医疗保险、工伤保险和生育保险药品目录．2019年/国家医疗保障局，人力资源和社会保障部组织编写．—北京：人民卫生出版社，2020

ISBN 978-7-117-29880-3

Ⅰ．①国…　Ⅱ．①国…　②人…　Ⅲ．①医疗保险-药品-中国-目录②工伤保险-药品-中国-目录③生育保险-药品-中国-目录　Ⅳ．①R97-63

中国版本图书馆 CIP 数据核字（2020）第039708号

人卫智网	www.ipmph.com	医学教育、学术、考试、健康，购书智慧智能综合服务平台
人卫官网	www.pmph.com	人卫官方资讯发布平台

国家基本医疗保险、工伤保险和生育保险药品目录
（2019年）

组织编写：国家医疗保障局　人力资源和社会保障部
出版发行：人民卫生出版社（中继线 010-59780011）
地　　址：北京市朝阳区潘家园南里19号
邮　　编：100021
E - mail：pmph @ pmph.com
购书热线：010-59787592　010-59787584　010-65264830
印　　刷：人卫印务（北京）有限公司
经　　销：新华书店
开　　本：787 × 1092　1/16　　**印张：**25
字　　数：608千字
版　　次：2020年5月第1版　2020年5月第1版第1次印刷
标准书号：ISBN 978-7-117-29880-3
定　　价：68.00元
打击盗版举报电话：010-59787491　E-mail：WQ @ pmph.com
质量问题联系电话：010-59787234　E-mail：zhiliang @ pmph.com

国家医保局
人力资源社会保障部 文件

医保发〔2019〕46号

国家医保局　人力资源社会保障部
关于印发《国家基本医疗保险、工伤保险和生育保险药品目录》的通知

各省、自治区、直辖市及新疆生产建设兵团医疗保障局、人力资源社会保障厅（局）：

按照党中央、国务院决策部署，为进一步提高参保人员用药保障水平，规范医疗保险、工伤保险和生育保险用药管理，根据《中华人民共和国社会保险法》及相关文件要求，按照《2019年国家医保药品目录调整工作方案》，国家医疗保障局、人力资源社会保障部组织专家调整制定了《国家基本医疗保

险、工伤保险和生育保险药品目录》(以下简称《药品目录》)。

《药品目录》是基本医疗保险、工伤保险和生育保险基金支付药品费用的标准。《药品目录》分为凡例、西药、中成药、协议期内谈判药品、中药饮片五部分。凡例是对《药品目录》的编排格式、名称剂型规范、限定支付范围等内容的解释和说明;西药部分包括了化学药品和生物制品;中成药部分包含了中成药和民族药;协议期内谈判药品部分包括了尚处于谈判协议有效期内的药品;中药饮片部分包括基金予以支付的饮片范围以及地方不得调整纳入基金支付的饮片范围。为提高医保基金的使用效益,《药品目录》对部分药品的医保支付范围进行了限定。

现将《药品目录》印发给你们,请遵照执行,并就有关事宜通知如下:

一、严格支付管理

各省级医疗保障部门和人力资源社会保障部门要加强指导、做好统筹协调,逐步推进省域范围内医疗保险、工伤保险和生育保险药品管理政策趋向统一。对有通过一致性评价仿制药的目录新准入药品,以及有仿制药的协议到期谈判药品,医疗保障部门原则上按照通过一致性评价的仿制药价格水平对原研药和通过一致性评价仿制药制定统一的支付标准。

各统筹地区医疗保障部门应在省级医疗保障部门的指导

下，根据医保基金的负担能力和管理要求，制定《药品目录》甲乙类药品相应的支付办法。对规定有限定支付范围的药品，要制定审核支付细则，并加强临床依据的核查。

参照国家卫生健康委办公厅、国家中医药管理局办公室印发的《关于印发第一批国家重点监控合理用药药品目录（化药及生物制品）的通知》（国卫办医函〔2019〕558号）的要求，由具有相应资质的医师开具的中成药处方和中药饮片处方，基金方可按规定支付。各统筹地区要建立医保协议医师制度，加强对医师开具处方资格的核定管理。

二、明确地方权限

各地应严格执行《药品目录》，不得自行制定目录或用变通的方法增加目录内药品，也不得自行调整目录内药品的限定支付范围。对于原省级药品目录内按规定调增的乙类药品，应在3年内逐步消化。消化过程中，各省应优先将纳入国家重点监控范围的药品调整出支付范围。

对于经国家有关部门批准上市的民族药品，可由各省级医疗保障部门牵头，会同人力资源社会保障部门根据当地的基金负担能力及用药需求，经相应的专家评审程序纳入本省（区、市）基金支付范围。各省调整民族药品的情况应报国家医疗保障局备案后向社会公开。

《药品目录》中的中药饮片是从有国家标准的中药饮片中

经专家评审产生的。对于其它有国家或地方标准的中药饮片，可由各省级医疗保障部门牵头，会同人力资源社会保障部门根据当地的基金负担能力及用药需求，经相应的专家评审程序纳入本省（区、市）基金支付范围，但不得增加目录中规定的不予支付的饮片。

对于经省级药品监督管理部门批准的治疗性医院制剂，可由省级医疗保障部门牵头，会同人力资源社会保障部门根据当地的基金负担能力及用药需求，经相应的专家评审程序，制定纳入本省（区、市）基金支付范围的医院制剂目录，并按照有关规定限于特定医疗机构使用。

《药品目录》中的中药饮片，各省（区、市）调整的民族药品、中药饮片和医院制剂的支付管理办法由省级医疗保障部门自行制定。

三、做好落地实施

各省级医疗保障部门要及时按规定将《药品目录》内药品纳入当地药品集中采购范围，并根据辖区内医疗机构和零售药店药品使用情况，及时更新完善信息系统药品数据库，建立完善全国统一的药品数据库，实现西药、中成药、中药饮片、医院制剂的编码统一管理。

各统筹地区要结合《药品目录》管理规定以及相关部门制定的处方管理办法、临床技术操作规范、临床诊疗指南和药物临床应用指导原则等，完善智能监控系统，将定点医药机构执行使用《药品目录》情况纳入定点服务协议管理和考核范围。

四、谈判准入药品

国家医疗保障局将对经专家评审确定的拟谈判药品按相关程序进行谈判，达成协议的纳入医保基金支付范围，具体名单及相关要求另行发布。

各地在《药品目录》组织落实过程中，遇有重大问题应及时分别向国家医疗保障局、人力资源社会保障部报告。本目录自 2020 年 1 月 1 日起正式实施，《人力资源社会保障部关于印发国家基本医疗保险、工伤保险和生育保险药品目录（2017 年版）的通知》（人社部发〔2017〕15 号）同时废止。

国家医保局　　　　　　人力资源社会保障部

2019 年 8 月 19 日

国家医保局
人力资源社会保障部 文件

医保发〔2019〕65号

国家医保局　人力资源社会保障部
关于将2019年谈判药品纳入《国家基本医疗保险、工伤保险和生育保险药品目录》乙类范围的通知

各省、自治区、直辖市及新疆生产建设兵团医疗保障局、人力资源社会保障厅（局）：

为贯彻落实党中央、国务院决策部署，根据2019年国家医保药品目录调整工作安排，国家医保局会同人力资源社会保障部组织专家按程序开展了2019年国家医保药品目录准入谈判，共97个药品谈判成功并确定了支付标准，纳入《国家基本医疗保险、工伤保险和生育保险药品目录》（以下简称目录）

乙类范围。为做好谈判药品落地工作，确保广大参保患者切实受益，现将有关事项通知如下：

一、及时将谈判药品纳入基金支付范围

谈判药品是《国家基本医疗保险、工伤保险和生育保险药品目录》的重要组成部分，各省（区、市）医疗保障、人力资源社会保障部门要按规定及时将谈判药品纳入本省基本医疗保险、工伤保险和生育保险基金支付范围，并按照《国家医保局、人力资源社会保障部关于印发〈国家基本医疗保险、工伤保险和生育保险药品目录〉的通知》（医保发〔2019〕46号，以下简称46号文）要求，与常规准入药品于2020年1月1日起同步实施。谈判药品在协议期内按照乙类药品有关规定支付，各地不得将谈判药品调出目录，也不得调整限定支付范围。

各地医疗保障、人力资源社会保障部门要及时对46号文公布的《国家基本医疗保险、工伤保险和生育保险药品目录》“协议期内谈判药品部分”进行更新，其中新增70个药品，续约成功27个药品，续约未成功4个药品。

二、执行全国统一的支付标准

本次谈判确定了97个药品全国统一的支付标准。支付标准包括了基金和参保人员共同支付的全部费用，基金和参保人员分担比例由各统筹地区确定。协议有效期截至2021年12月

31日，有效期满后按照医保有关规定调整支付标准。有效期内，如有同通用名药物（仿制药）上市，医保部门将根据仿制药价格水平调整该药品的支付标准，也可以将该通用名纳入集中采购范围。如出现国家重大政策调整或药品市场实际价格明显低于现行支付标准的，国家医保局将与企业协商重新制定支付标准并另行通知。

鉴于部分药品企业对谈判确定的支付标准申请了保密，协议期间各地医疗保障、人力资源社会保障部门不得在公开发文、新闻宣传等公开途径中公布其支付标准。

三、加强供应保障和使用管理

各省（区、市）药品集中采购机构要在2019年12月底前将谈判药品在省级药品集中采购平台上直接挂网。各统筹地区要采取有效措施保障谈判药品的供应和合理使用。要严格执行谈判药品限定支付范围，加强使用管理，对费用高、用量大的药品要进行重点监控和分析，确保基金安全。

各地医疗保障部门要根据临床合理用药需求，指导定点医疗机构及时采购、合理使用目录内药品，可结合不同医疗机构实际用药变化情况对其年度医保总额作合理调整。要加强对目录调整后医疗机构用药行为的监测分析，重点是新调入药品费用情况及整体药品费用变化情况。国家医保局将适时收集汇总各地数据，具体要求另行部署。

对部分2017年谈判准入、本次谈判中未能成功续约的药品，各地区要高度重视，认真研究，采取有效措施做好临床用药的替代衔接，合理保障群众用药连续性。对2019年12月31日前已经开始使用未能成功续约药品的患者，各地可制定最长不超过6个月的过渡期，过渡期内医保基金可继续支付，同时指导定点医疗机构适时替换治疗药品。各地要做好目录政策宣传解读和患者解释说明工作，争取社会各界理解和支持。

目录执行中遇有重大问题，各地要及时向国家医保局和人力资源社会保障部反馈。

国家医保局　　　　人力资源社会保障部

2019年11月22日

目　　录

凡例 …… 1
西药部分 …… 6
XA　消化道和代谢方面的药物 …… 6
XA01　口腔科制剂 …… 6
XA02　治疗胃酸相关类疾病的药物 …… 6
XA02A　抗酸药 …… 6
XA02B　治疗消化性溃疡病和胃食道反流病的药物 …… 7
XA02BA　H_2受体拮抗剂 …… 7
XA02BC　质子泵抑制剂 …… 7
XA02BX　其他治疗消化性溃疡病和胃食道反流病的药物 …… 8
XA03　治疗功能性胃肠道疾病的药物 …… 8
XA03A　治疗功能性肠道疾病的药物 …… 8
XA03B　单方颠茄及其衍生物 …… 9
XA03F　胃肠动力药 …… 9
XA04　止吐药和止恶心药 …… 10
XA05　胆和肝治疗药 …… 10
XA05A　胆治疗药 …… 11
XA05B　肝治疗药、抗脂肪肝药 …… 11
XA06　治疗便秘药物 …… 12
XA07　止泻药、肠道消炎药、肠道抗感染药 …… 13
XA07A　肠道抗感染药 …… 13
XA07B　肠道吸附剂 …… 13
XA07C　含碳水化合物的电解质 …… 14
XA07D　胃肠动力减低药 …… 14
XA07E　肠道抗炎药 …… 14
XA07F　止泻微生物 …… 14
XA07X　其他止泻药 …… 15
XA09　消化药，包括酶类 …… 15
XA10　糖尿病用药 …… 16
XA10A　胰岛素及其类似药物 …… 16
XA10AB　胰岛素及其类似物，短效 …… 16
XA10AC　胰岛素及其类似物，中效 …… 16

XA10AD　胰岛素及其类似物，预混 …… 17
XA10AE　胰岛素及其类似物，长效 …… 18
XA10B　降血糖药物，不含胰岛素 …… 19
XA10BA　双胍类 …… 19
XA10BB　磺酰脲类衍生物 …… 19
XA10BD　口服复方降糖药 …… 20
XA10BF　α葡糖苷酶抑制剂 …… 20
XA10BG　噻唑啉二酮类 …… 21
XA10BH　二肽基肽酶-4（DPP-4）抑制剂 …… 21
XA10BX　其他降血糖药 …… 21
XA10X　其他糖尿病用药 …… 21
XA11　维生素类 …… 22
XA12　矿物质补充剂 …… 23
XA14　全身用蛋白同化药 …… 24
XA16　其他消化道及代谢用药 …… 25
XB　血液和造血器官药 …… 25
XB01　抗血栓形成药 …… 25
XB01A　抗血栓形成药 …… 25
XB01AA　维生素K拮抗剂 …… 25
XB01AB　肝素类 …… 25
XB01AC　血小板凝聚抑制剂，肝素除外 …… 26
XB01AD　酶类 …… 27
XB01AE　直接凝血酶抑制剂 …… 28
XB01AF　直接Xa因子抑制剂 …… 28
XB01AX　其他抗血栓形成药 …… 28
XB02　抗出血药 …… 29
XB02A　抗纤维蛋白溶解药 …… 29
XB02B　维生素K和其他止血药 …… 29
XB03　抗贫血药 …… 31
XB03A　铁制剂 …… 31
XB03B　维生素 B_{12} 和叶酸 …… 32
XB05　血液代用品和灌注液 …… 33
XB05A　血液和相关制品 …… 33
XB05B　静脉注射液 …… 33
XB05BA　胃肠外营养液 …… 34
XB05BB　影响电解质平衡的溶液 …… 35
XB05BC　产生渗透性利尿的溶液 …… 36
XB05C　灌洗液 …… 36

XB05D 腹膜透析液 …… 36
XB05X 静脉注射液添加剂 …… 36
XB06 其他血液系统用药 …… 37
XC 心血管系统 …… 37
XC01 心脏治疗药 …… 37
XC01A 强心苷 …… 37
XC01B Ⅰ类和Ⅲ类的抗心律失常药 …… 38
XC01C 强心苷类除外的心脏兴奋药 …… 38
XC01D 用于心脏疾患的血管扩张药 …… 39
XC01E 其他心脏疾病用药 …… 40
XC02 抗高血压药 …… 41
XC02A 中枢作用的抗肾上腺素能药 …… 41
XC02C 外周作用的抗肾上腺素能药 …… 41
XC02D 作用于小动脉平滑肌的药物 …… 42
XC02L 抗高血压药与利尿药的复方制剂 …… 42
XC03 利尿剂 …… 42
XC03A 低效利尿药 …… 42
XC03C 高效利尿药 …… 43
XC03D 保钾利尿药 …… 43
XC04 周围血管扩张药 …… 43
XC05 血管保护剂 …… 44
XC07 β受体拮抗剂 …… 45
XC07A β受体拮抗剂 …… 45
XC07AA 非选择性β受体拮抗剂 …… 45
XC07AB 选择性β受体拮抗剂 …… 46
XC07AG α和β受体拮抗剂 …… 46
XC08 钙通道阻滞剂 …… 46
XC08C 主要作用于血管的选择性钙通道阻滞剂 …… 46
XC08D 直接作用于心脏的选择性钙通道阻滞剂 …… 48
XC09 作用于肾素-血管紧张素系统的药物 …… 48
XC09A 血管紧张素转换酶抑制剂的单方药 …… 48
XC09B 血管紧张素转换酶抑制剂的复方制剂 …… 49
XC09C 血管紧张素Ⅱ拮抗剂的单方药 …… 49
XC09D 血管紧张素Ⅱ拮抗剂的复方制剂 …… 50
XC10 调节血脂药 …… 51
XC10A 单方调节血脂药 …… 51
XC10AA HMG-CoA还原酶抑制剂 …… 51
XC10AB 贝特类 …… 51

XC10AX 其他调节血脂药 …… 51
XD 皮肤病用药 …… 52
XD01 皮肤用抗真菌药 …… 52
XD02 润肤剂和保护剂类 …… 53
XD03 治疗伤口和溃疡药 …… 53
XD05 治疗银屑病药 …… 54
XD06 皮肤病用抗生素和化疗药物 …… 54
XD07 皮科用皮质激素类 …… 55
XD08 抗菌剂和消毒剂 …… 56
XD10 抗痤疮制剂 …… 57
XD11 其他皮科制剂 …… 57
XG 泌尿生殖系统药和性激素 …… 58
XG01 妇科抗感染药和抗菌剂 …… 58
XG02 其他妇科药 …… 59
XG02A 催产药 …… 59
XG02C 其他妇科药 …… 60
XG03 生殖系统的性激素和调节剂 …… 60
XG03A 全身用激素类避孕药 …… 60
XG03C 雌激素类 …… 60
XG03D 孕激素类 …… 61
XG03E 雄激素和雌性激素的复方制剂 …… 62
XG03F 孕激素和雌激素的复方制剂 …… 62
XG03G 促性腺激素和其他促排卵药 …… 62
XG03X 其他性激素和生殖系统调节药 …… 62
XG04 泌尿系统药 …… 63
XG04B 泌尿系统药 …… 63
XG04C 良性前列腺肥大用药 …… 63
XH 除性激素和胰岛素外的全身激素制剂 …… 64
XH01 垂体和下丘脑激素及类似物 …… 64
XH01A 垂体前叶激素和类似物 …… 64
XH01B 垂体后叶激素类 …… 64
XH01C 下丘脑激素 …… 65
XH02 全身用皮质激素类 …… 65
XH03 甲状腺治疗用药 …… 66
XH03A 甲状腺制剂 …… 66
XH03B 抗甲状腺制剂 …… 66
XH04 胰腺激素类 …… 67
XH05 钙稳态药 …… 67

XJ 全身用抗感染药 …… 67
XJ01 全身用抗菌药 …… 67
XJ01A 四环素类 …… 67
XJ01B 氯霉素类 …… 68
XJ01C β- 内酰胺类抗菌药,青霉素类 …… 68
XJ01CA 广谱青霉素类 …… 68
XJ01CE 对 β- 内酰胺酶敏感的青霉素 …… 68
XJ01CF 对 β- 内酰胺酶耐受的青霉素 …… 69
XJ01CG β- 内酰胺酶抑制剂 …… 69
XJ01CR 青霉素类复方制剂,含 β- 内酰胺酶抑制剂 …… 69
XJ01D 其他 β- 内酰胺类抗菌药 …… 70
XJ01DB 第一代头孢菌素 …… 70
XJ01DC 第二代头孢菌素 …… 70
XJ01DD 第三代头孢菌素 …… 72
XJ01DE 第四代头孢菌素 …… 72
XJ01DF 单酰胺类 …… 72
XJ01DH 碳青霉烯类 …… 73
XJ01DI 其他头孢菌素类和青霉烯 …… 73
XJ01E 磺胺类及甲氧苄啶 …… 73
XJ01EA 甲氧苄啶及其衍生物 …… 73
XJ01EC 中效磺胺类 …… 73
XJ01ED 长效磺胺类药 …… 74
XJ01EE 包括磺胺衍生物的磺胺类与甲氧苄啶的复方制剂 …… 74
XJ01F 大环内酯类、林可胺类和链阳菌素类 …… 74
XJ01FA 大环内酯类 …… 74
XJ01FF 林可胺类 …… 75
XJ01G 氨基糖苷类抗菌药 …… 75
XJ01GA 链霉素类 …… 75
XJ01GB 其他氨基糖苷类 …… 76
XJ01M 喹诺酮类抗菌药 …… 76
XJ01MA 氟喹诺酮类 …… 76
XJ01MB 其他喹诺酮类药 …… 77
XJ01X 其他抗菌药 …… 77
XJ01XA 糖肽类抗菌药 …… 77
XJ01XB 多粘菌素类 …… 78
XJ01XC 甾体抗菌药 …… 78
XJ01XD 咪唑衍生物 …… 78
XJ01XE 硝基呋喃衍生物 …… 79

XJ01XX 其他抗菌药 …… 79
XJ02 全身用抗真菌药 …… 80
XJ02A 全身用抗真菌药 …… 80
XJ02AA 抗生素类 …… 80
XJ02AC 三唑类衍生物 …… 80
XJ02AX 其他全身用抗真菌药 …… 81
XJ04 抗分枝杆菌药 …… 82
XJ04A 治疗结核病药 …… 82
XJ04AA 氨基水杨酸及其衍生物 …… 82
XJ04AB 抗生素类 …… 82
XJ04AC 酰肼类 …… 83
XJ04AD 硫脲衍生物 …… 83
XJ04AK 其他治疗结核病药 …… 83
XJ04AM 治疗结核病的复方制剂 …… 83
XJ04B 治疗麻风病药 …… 84
XJ04BA 治疗麻风病药 …… 84
XJ05 全身用抗病毒药 …… 84
XJ05A 直接作用的抗病毒药 …… 84
XJ05AB 核苷和核苷酸类,逆转录酶抑制剂除外 …… 84
XJ05AC 环胺类 …… 84
XJ05AD 膦酸衍生物 …… 85
XJ05AE 蛋白酶抑制剂 …… 85
XJ05AF 核苷及核苷酸逆转录酶抑制剂 …… 85
XJ05AG 非核苷逆转录酶抑制剂 …… 86
XJ05AH 神经氨酶抑制剂 …… 86
XJ05AR 艾滋病毒感染的抗病毒药物 …… 86
XJ05AX 其他抗病毒药 …… 87
XJ06 免疫血清及免疫球蛋白 …… 87
XJ06A 免疫血清 …… 87
XJ06B 免疫球蛋白类 …… 88
XJ06BA 普通人免疫球蛋白 …… 88
XJ06BB 特异性免疫球蛋白 …… 88
XJ07 疫苗类 …… 88
XL 抗肿瘤药及免疫调节剂 …… 89
XL01 抗肿瘤药 …… 89
XL01A 烷化剂类 …… 89
XL01AA 氮芥类似物 …… 89
XL01AB 烷基磺酸盐 …… 89

XL01AD　亚硝基脲类 …… 89
XL01AX　其他烷化剂 …… 90
XL01B　抗代谢药 …… 90
XL01BA　叶酸类似物 …… 90
XL01BB　嘌呤类似物 …… 90
XL01BC　嘧啶类似物 …… 91
XL01C　植物生物碱及其他天然药物 …… 92
XL01CA　长春花生物碱类及其类似药 …… 92
XL01CB　鬼臼毒素衍生物 …… 92
XL01CD　紫杉烷类 …… 92
XL01CX　其他植物生物碱及天然药物 …… 93
XL01D　细胞毒类抗生素及相关药物 …… 93
XL01DA　放线菌素类 …… 93
XL01DB　蒽环类及相关药物 …… 93
XL01DC　其他细胞毒类抗生素 …… 94
XL01X　其他抗肿瘤药 …… 94
XL01XA　铂化合物 …… 94
XL01XB　甲基肼类 …… 95
XL01XC　单克隆抗体 …… 95
XL01XE　蛋白激酶抑制剂 …… 95
XL01XX　其他抗肿瘤药 …… 96
XL02　内分泌治疗用药 …… 96
XL02A　激素类及相关药物 …… 97
XL02B　激素拮抗剂及相关药物 …… 97
XL03　免疫兴奋剂 …… 97
XL03A　免疫兴奋剂 …… 98
XL03AA　集落刺激因子 …… 98
XL03AB　干扰素类 …… 98
XL03AC　白介素类 …… 100
XL03AX　其他免疫增强剂 …… 100
XL04　免疫抑制剂 …… 101
XL04A　免疫抑制剂 …… 101
XL04AA　选择性免疫抑制剂 …… 101
XL04AB　肿瘤坏死因子 -α（TNF-α）抑制剂 …… 102
XL04AC　白介素抑制剂 …… 103
XL04AD　钙神经素抑制剂 …… 103
XL04AX　其他免疫抑制剂 …… 103

XM 肌肉－骨骼系统药物 …… 104
XM01 抗炎和抗风湿药 …… 104
XM01A 非甾体抗炎药和抗风湿药 …… 104
XM01AB 醋酸衍生物及相关药物…… 104
XM01AC 昔康类…… 105
XM01AE 丙酸衍生物…… 105
XM01AH 昔布类 …… 106
XM01AX 其他非甾体抗炎药和抗风湿药 …… 107
XM01C 特异性抗风湿药 …… 107
XM02 关节和肌肉痛局部用药 …… 107
XM03 肌肉松弛药 …… 108
XM04 抗痛风药 …… 108
XM05 治疗骨病的药物 …… 109
XM09 其他肌肉－骨骼系统疾病用药 …… 109
XN 神经系统药物 …… 110
XN01 麻醉剂 …… 110
XN01A 全身麻醉剂 …… 110
XN01AB 卤代烃类…… 110
XN01AH 阿片类麻醉药…… 110
XN01AX 其他全身麻醉药…… 110
XN01B 局部麻醉剂 …… 111
XN01BA 氨基苯甲酸酯类…… 111
XN01BB 酰胺类…… 111
XN01BX 其他局部麻醉药…… 111
XN02 镇痛药 …… 112
XN02A 阿片类 …… 112
XN02AA 天然阿片碱…… 112
XN02AB 苯基哌啶衍生物…… 113
XN02AF 吗啡烷衍生物…… 113
XN02AX 其他阿片类药…… 113
XN02B 其他解热镇痛药 …… 113
XN02BA 水杨酸及其衍生物…… 113
XN02BB 吡唑啉酮类…… 114
XN02BE 酰基苯胺类…… 114
XN02BG 其他解热镇痛药…… 114
XN02C 抗偏头痛药 …… 115
XN02CC 选择性5－羟色胺（5-HT$_1$）受体激动剂 …… 115
XN03 抗癫痫药 …… 115

XN03A 抗癫痫药 ······ 115
XN03AA 巴比妥类及衍生物 ······ 115
XN03AB 乙内酰脲类衍生物 ······ 116
XN03AE 苯二氮䓬衍生物 ······ 116
XN03AF 氨甲酰衍生物 ······ 116
XN03AG 脂肪酸衍生物 ······ 116
XN03AX 其他抗癫痫药 ······ 117
XN04 抗帕金森病药 ······ 117
XN04A 抗胆碱能药 ······ 117
XN04B 多巴胺类药 ······ 117
XN04BA 多巴和其衍生物 ······ 117
XN04BB 金刚烷衍生物 ······ 118
XN04BC 多巴胺激动剂 ······ 118
XN04BD 单胺氧化酶 B 抑制剂 ······ 118
XN04BX 其他多巴胺类药 ······ 118
XN05 精神安定药 ······ 119
XN05A 抗精神病药 ······ 119
XN05AA 吩噻嗪与脂肪族侧链 ······ 119
XN05AB 吩噻嗪与哌嗪结构 ······ 119
XN05AC 含哌啶结构的吩噻嗪类 ······ 119
XN05AD 丁酰苯衍生物 ······ 119
XN05AE 吲哚衍生物 ······ 120
XN05AF 噻吨衍生物 ······ 120
XN05AG 二苯丁基哌啶衍生物 ······ 120
XN05AH 二氮䓬类、去甲羟二氮䓬类和硫氮杂䓬类 ······ 120
XN05AL 苯甲酰胺类 ······ 121
XN05AN 锂 ······ 121
XN05AX 其他抗精神病药 ······ 121
XN05B 抗焦虑药 ······ 122
XN05BA 苯二氮䓬衍生物 ······ 122
XN05BB 二苯甲烷衍生物 ······ 122
XN05BE 氮杂螺癸烷二酮衍生物 ······ 122
XN05C 催眠药和镇静药 ······ 122
XN05CA 巴比妥类的单方制剂 ······ 122
XN05CD 苯二氮䓬衍生物 ······ 123
XN05CF 苯二氮䓬类相关药物 ······ 123
XN05CM 其他催眠镇静剂 ······ 123
XN06 精神兴奋药 ······ 123

XN06A 抗抑郁药 …… 123
XN06AA 非选择性单胺重摄取抑制剂 …… 123
XN06AB 选择性 5- 羟色胺再摄取抑制剂 …… 124
XN06AX 其他抗抑郁药 …… 124
XN06B 用于儿童注意缺陷障碍伴多动症和促智的精神兴奋药 …… 125
XN06C 精神安定药和精神兴奋药的复方制剂 …… 126
XN06D 抗痴呆药 …… 126
XN07 其他神经系统药物 …… 126
XN07A 拟副交感神经药 …… 126
XN07B 用于成瘾疾病的药物 …… 127
XN07C 抗眩晕药 …… 127
XN07X 其他神经系统药物 …… 127
XP 抗寄生虫药,杀虫药和驱虫药 …… 128
XP01 抗原虫药 …… 128
XP01A 治疗阿米巴病和其他原虫病药 …… 128
XP01B 抗疟药 …… 128
XP01C 抗利什曼病和锥虫病药物 …… 129
XP02 抗蠕虫药 …… 129
XP02B 抗吸虫药 …… 129
XP02C 抗线虫药 …… 130
XP03 包括杀疥螨药、杀虫剂及驱虫剂的杀体外寄生虫药 …… 130
XR 呼吸系统 …… 130
XR01 鼻部制剂 …… 130
XR01A 减轻充血药及其他鼻局部用药 …… 130
XR01AA 单方拟交感神经药 …… 130
XR01AB 不包括皮质激素的拟交感神经药复方制剂 …… 131
XR01AC 不包括皮质激素的抗过敏药物 …… 131
XR01AD 皮质激素类 …… 131
XR03 用于阻塞性气道疾病的药物 …… 132
XR03A 吸入的肾上腺素能类药 …… 132
XR03B 治疗阻塞性气道疾病的其他吸入药物 …… 132
XR03C 全身用肾上腺素类药 …… 132
XR03D 治疗阻塞性气道疾病的其他全身用药物 …… 133
XR03DA 黄嘌呤类 …… 133
XR03DC 白三烯受体拮抗剂 …… 134
XR05 咳嗽和感冒制剂 …… 134
XR05C 不含复方镇咳药的祛痰药 …… 134
XR05D 不含复方祛痰药的镇咳药 …… 135

XR05F 镇咳药与祛痰药的复方 …… 136
XR05X 其他感冒制剂 …… 136
XR06 全身用抗组胺药 …… 136
XR07 其他呼吸系统药物 …… 138
XS 感觉器官药物 …… 138
XS01 眼科用药 …… 138
XS01A 抗感染药 …… 138
XS01B 抗炎药 …… 140
XS01C 抗炎药与抗感染药的复方 …… 140
XS01E 抗青光眼制剂和缩瞳剂 …… 140
XS01F 散瞳药及睫状肌麻痹药 …… 141
XS01G 减充血药及抗过敏药 …… 142
XS01H 局部麻醉药 …… 142
XS01J 诊断用药 …… 142
XS01K 手术辅助用药 …… 142
XS01X 其他眼科用药 …… 142
XS02 耳科用药 …… 143
XS03 眼科和耳科制剂 …… 143
XV 其他 …… 143
XV01 肠内营养剂 …… 143
XV02 其他营养剂 …… 145
XV03 其他治疗药物 …… 145
XV03A 其他治疗药物 …… 145
XV03AB 解毒药 …… 145
XV03AC 铁螯合剂 …… 146
XV03AF 抗肿瘤治疗用解毒药 …… 146
XV04 诊断用药 …… 147
XV04C 其他诊断试剂 …… 147
XV08 造影剂 …… 147
XV08A 碘化 X 射线造影剂 …… 147
XV08B 非碘化 X 射线造影剂 …… 148
XV08C 磁共振成像造影剂 …… 148
XV08D 超声造影剂 …… 148
XV09 诊断用放射性药物 …… 149
中成药部分 …… 150
ZA 内科用药 …… 150
ZA01 解表剂 …… 150
ZA01A 辛温解表剂 …… 150

ZA01B　辛凉解表剂 …… 150
ZA01C　表里双解剂 …… 152
ZA01D　扶正解表剂 …… 152
ZA02　祛暑剂 …… 153
ZA02A　解表祛暑剂 …… 153
ZA02B　清热祛暑剂 …… 153
ZA02C　健胃祛暑剂 …… 153
ZA03　泻下剂 …… 153
ZA03A　泻火通便剂 …… 154
ZA03B　润肠通便剂 …… 154
ZA03C　除满通便剂 …… 155
ZA04　清热剂 …… 155
ZA04A　清热泻火剂 …… 155
ZA04B　清热解毒剂 …… 155
ZA04C　清脏腑热剂 …… 158
ZA04CA　清热理肺剂 …… 158
ZA04CB　清肝解毒剂 …… 159
ZA04CC　清肝胆湿热剂 …… 160
ZA04CD　清利肠胃湿热剂 …… 161
ZA04D　清热镇惊剂 …… 162
ZA05　温里剂 …… 162
ZA05A　温中散寒剂 …… 162
ZA05B　温中除湿剂 …… 163
ZA05C　回阳救逆剂 …… 164
ZA06　化痰、止咳、平喘剂 …… 164
ZA06A　温化寒痰剂 …… 164
ZA06B　理肺止咳剂 …… 165
ZA06BA　补肺止咳剂 …… 165
ZA06BB　祛痰止咳剂 …… 165
ZA06BC　宣肺止咳剂 …… 166
ZA06C　清热化痰剂 …… 166
ZA06CA　清热化痰止咳 …… 166
ZA06CB　清热化痰平喘 …… 167
ZA06CC　清热化痰止惊 …… 168
ZA06D　润肺化痰剂 …… 168
ZA06E　平喘剂 …… 168
ZA06F　消积化痰 …… 169
ZA07　开窍剂 …… 170

ZA07A 清热开窍剂 …… 170
ZA07B 芳香、化痰开窍剂 …… 170
ZA08 固涩剂 …… 171
ZA08A 固精止遗剂 …… 171
ZA08B 固涩止泻剂 …… 171
ZA08C 补肾缩尿剂 …… 171
ZA09 扶正剂 …… 172
ZA09A 补气剂 …… 172
ZA09AA 健脾益气剂 …… 172
ZA09AB 健脾和胃剂 …… 172
ZA09B 养血剂 …… 174
ZA09C 滋阴剂 …… 175
ZA09CA 滋补肾阴剂 …… 175
ZA09CB 滋补心肺剂 …… 175
ZA09CC 滋补肝肾剂 …… 175
ZA09CD 养阴清热、和胃剂 …… 176
ZA09D 温阳剂 …… 176
ZA09E 阴阳双补剂 …… 177
ZA09F 气血双补剂 …… 177
ZA09FA 补气养血剂 …… 177
ZA09FB 补肾养血剂 …… 178
ZA09G 益气养阴剂 …… 178
ZA09H 益气复脉剂 …… 179
ZA10 安神剂 …… 180
ZA10A 养心安神剂 …… 180
ZA10B 益气养血安神剂 …… 181
ZA10C 清肝安神剂 …… 181
ZA10D 补肾安神剂 …… 181
ZA10E 重镇安神剂 …… 181
ZA11 止血剂 …… 181
ZA12 祛瘀剂 …… 182
ZA12A 益气活血剂 …… 182
ZA12B 行气活血剂 …… 184
ZA12C 养血活血剂 …… 185
ZA12D 温阳活血剂 …… 186
ZA12E 滋阴活血剂 …… 186
ZA12F 补肾活血剂 …… 186
ZA12G 化瘀宽胸剂 …… 187

ZA12H 化瘀通脉剂 188
ZA12I 活血消癥剂 191
ZA12J 祛瘀化痰剂 192
ZA13 理气剂 192
ZA13A 疏肝解郁剂 192
ZA13B 疏肝和胃剂 193
ZA14 消导剂 195
ZA14A 健脾消食 195
ZA14B 消食导滞 195
ZA15 治风剂 196
ZA15A 疏散外风剂 196
ZA15B 平肝息风剂 196
ZA15C 平肝潜阳剂 197
ZA15D 化痰息风剂 197
ZA15E 化瘀祛风剂 198
ZA15F 养血祛风剂 198
ZA15G 祛风通络剂 198
ZA16 祛湿剂 199
ZA16A 散寒除湿剂 199
ZA16B 清热除湿剂 200
ZA16C 祛风除湿剂 201
ZA16D 化瘀祛湿剂 201
ZA16E 消肿利水剂 202
ZA16F 清热通淋剂 203
ZA16G 化瘀通淋剂 205
ZA16H 扶正祛湿剂 205
ZA17 化浊降脂剂 206
ZB 外科用药 207
ZB01 清热剂 207
ZB01A 清利肝胆剂 207
ZB01B 清热解毒剂 208
ZB01C 清热利湿剂 210
ZB01D 通淋消石剂 211
ZB02 温经理气活血散结剂 211
ZC 肿瘤用药 212
ZC01 抗肿瘤药 212
ZC02 肿瘤辅助用药 213

ZD 妇科用药 …… 215
ZD01 理血剂 …… 215
ZD01A 理气养血剂 …… 215
ZD01B 活血化瘀剂 …… 216
ZD01C 止血剂 …… 217
ZD02 清热剂 …… 217
ZD02A 内服药 …… 217
ZD02B 外用药 …… 218
ZD03 扶正剂 …… 219
ZD04 消肿散结剂 …… 220
ZE 眼科用药 …… 221
ZE01 清热剂 …… 221
ZE02 扶正剂 …… 222
ZE03 祛瘀剂 …… 223
ZF 耳鼻喉科用药 …… 223
ZF01 耳病 …… 223
ZF02 鼻病 …… 223
ZF03 咽喉病 …… 224
ZF04 牙病 …… 226
ZF05 口腔病 …… 226
ZG 骨伤科用药 …… 226
ZG01 活血化瘀剂 …… 226
ZG01A 内服药 …… 226
ZG01B 外用药 …… 227
ZG02 活血通络剂 …… 228
ZG02A 内服药 …… 228
ZG02B 外用药 …… 229
ZG03 补肾壮骨剂 …… 230
ZH 皮肤科用药 …… 231
ZI 民族药 …… 233
ZI01 藏药 …… 233
ZI02 蒙药 …… 235
ZI03 维药 …… 237
协议期内谈判药品部分 …… 239
(一)西药 …… 239
XA 消化道和代谢方面的药物 …… 239
XA02 治疗胃酸相关类疾病的药物 …… 239
XA02B 治疗消化性溃疡病和胃食道反流病的药物 …… 239

XA02BC　质子泵抑制剂 …… 239
XA05　胆和肝治疗药 …… 239
XA05B　肝治疗药、抗脂肪肝药 …… 239
XA10　糖尿病用药 …… 239
XA10B　降血糖药物（不含胰岛素）…… 239
XA10BF　α 葡糖苷酶抑制剂 …… 240
XA10BJ　胰高血糖素样肽 -1（GLP-1）类似物 …… 240
XA10BK　钠 - 葡萄糖协同转运蛋白 2（SGLT-2）抑制剂 …… 241
XA16　其他消化道及代谢用药 …… 241
XB　血液和造血器官药 …… 241
XB01　抗血栓形成药 …… 241
XB01A　抗血栓形成药 …… 241
XB01AC　血小板凝聚抑制剂，不含肝素 …… 241
XB01AD　酶类 …… 242
XB02　抗出血药 …… 242
XB02B　维生素 K 和其他止血药 …… 242
XB03　抗贫血药 …… 242
XB03B　维生素 B_{12} 和叶酸 …… 243
XB05　血液代用品和灌注液 …… 243
XB05A　血液和相关制品 …… 243
XB05B　静脉注射液 …… 243
XB05BA　胃肠外营养液 …… 243
XC　心血管系统 …… 243
XC01　心脏治疗药 …… 243
XC01E　其他心脏疾病用药 …… 243
XC02K　其他抗高血压药 …… 244
XC03　利尿剂 …… 244
XC03X　其他利尿剂 …… 244
XC09　作用于肾素 - 血管紧张素系统的药物 …… 245
XC09C　血管紧张素Ⅱ拮抗剂的单方药 …… 245
XC09D　血管紧张素Ⅱ拮抗剂的复方制剂 …… 245
XH　除性激素和胰岛素外的全身激素制剂 …… 245
XH01　垂体和下丘脑激素及类似物 …… 245
XH01C　下丘脑激素 …… 246
XH01CB　抗生长激素 …… 246
XJ　全身用抗感染药 …… 246
XJ01　全身用抗菌药 …… 246
XJ01M　喹诺酮类抗菌药 …… 246

XJ01MB 其他喹诺酮类药 …… 246
XJ01X 其他抗菌药 …… 246
XJ01XD 咪唑衍生物 …… 246
XJ02 全身用抗真菌药 …… 246
XJ02A 全身用抗真菌药 …… 246
XJ02AC 三唑类衍生物 …… 246
XJ04 抗分枝杆菌药 …… 247
XJ04A 治疗结核病药 …… 247
XJ04AK 其他治疗结核病药 …… 247
XJ05 全身用抗病毒药 …… 247
XJ05A 直接作用的抗病毒药 …… 247
XJ05AF 核苷及核苷酸逆转录酶抑制剂 …… 247
XJ05AP 用于治疗 HCV 感染的抗病毒药物 …… 248
XJ05AR 艾滋病毒感染的抗病毒药物 …… 248
XJ05AX 其他抗病毒药 …… 248
XL 抗肿瘤药及免疫调节剂 …… 249
XL01 抗肿瘤药 …… 249
XL01B 抗代谢药 …… 249
XL01BA 叶酸类似物 …… 249
XL01BC 嘧啶类似物 …… 249
XL01X 其他抗肿瘤药 …… 249
XL01XC 单克隆抗体 …… 249
XL01XE 蛋白激酶抑制剂 …… 250
XL01XX 其他抗肿瘤药 …… 254
XL02 内分泌治疗用药 …… 255
XL02B 激素拮抗剂及相关药物 …… 255
XL03 免疫兴奋剂 …… 255
XL03A 免疫兴奋剂 …… 255
XL03AA 集落刺激因子 …… 255
XL03AB 干扰素类 …… 255
XL04 免疫抑制剂 …… 256
XL04A 免疫抑制剂 …… 256
XL04AA 选择性免疫抑制剂 …… 256
XL04AB 肿瘤坏死因子 -α（TNF-α）抑制剂 …… 257
XN 神经系统药物 …… 258
XN01 麻醉剂 …… 258
XN01B 局部麻醉剂 …… 258
XN01BB 酰胺类 …… 258

XN05 精神安定药 …… 258
XN05A 抗精神病药 …… 258
XN05AH 二氮䓬类、去甲羟二氮䓬类和硫氮杂䓬类 …… 258
XN06 精神兴奋药 …… 258
XN06A 抗抑郁药 …… 258
XN06AB 选择性5-羟色胺再摄取抑制剂 …… 258
XN07 其他神经系统药物 …… 259
XN07X 其他神经系统药物 …… 259
XR 呼吸系统 …… 259
XR03 用于阻塞性气道疾病的药物 …… 259
XR03A 吸入的肾上腺素能类药 …… 259
XR03D 治疗阻塞性气道疾病的其他全身用药物 …… 259
XS 感觉器官药物 …… 260
XS01 眼科用药 …… 260
XS01E 抗青光眼制剂和缩瞳剂 …… 260
XS01L 眼血管病用药 …… 260
XV 其他 …… 262
XV03 其他治疗药物 …… 262
XV03A 其他治疗药物 …… 262
XV03AC 铁螯合剂 …… 262
XV03AE 高钾血症和高磷血症治疗药 …… 263
XV08 造影剂 …… 263
XV08C 磁共振成像造影剂 …… 263
（二）中成药 …… 264
ZA 内科用药 …… 264
ZA03 泻下剂 …… 264
ZA03B 润肠通便剂 …… 264
ZA04 清热剂 …… 264
ZA04B 清热解毒剂 …… 264
ZA04C 清脏腑热剂 …… 264
ZA04CA 清热理肺剂 …… 264
ZA06 化痰、止咳、平喘剂 …… 264
ZA06C 清热化痰剂 …… 264
ZA06CA 清热化痰止咳 …… 264
ZA09G 益气养阴剂 …… 265
ZA09H 益气复脉剂 …… 265
ZA12 祛瘀剂 …… 265
ZA12A 益气活血剂 …… 265

ZA12G　化瘀宽胸剂 ……………………………………………………………………… 266
ZA12H　化瘀通脉剂 ……………………………………………………………………… 266
ZC　肿瘤用药 ………………………………………………………………………………… 267
ZC01　抗肿瘤药 ……………………………………………………………………………… 267
ZC02　肿瘤辅助用药 ………………………………………………………………………… 267
中药饮片部分 ………………………………………………………………………………… 268
（一）基金予以支付的中药饮片 ……………………………………………………………… 268
（二）不得纳入基金支付范围的中药饮片 …………………………………………………… 300

索引 …………………………………………………………………………………………… 301
西药部分 ……………………………………………………………………………………… 301
中成药部分 …………………………………………………………………………………… 327
协议期内谈判药品 …………………………………………………………………………… 348
中药饮片部分 ………………………………………………………………………………… 351

凡　　例

《国家基本医疗保险、工伤保险和生育保险药品目录》(简称《药品目录》)是基本医疗保险和生育保险基金支付药品费用的标准。临床医师根据病情开具处方、参保人员购买与使用药品不受《药品目录》的限制。工伤保险基金支付药品费用范围参照本目录执行。

凡例是对《药品目录》中药品的分类与编号、名称与剂型、备注等内容的解释和说明,是《药品目录》的组成部分,其内容与目录正文具有同等政策约束力。

一、目录构成

(一)《药品目录》西药部分、中成药部分、协议期内谈判药品部分和中药饮片部分所列药品为基本医疗保险、工伤保险和生育保险基金准予支付费用的药品。其中西药部分 1 279 个,中成药部分 1 316 个(含民族药 93 个),协议期内谈判药品部分 114 个(含西药 91 个、中成药 23 个),共计 2 709 个。

(二)西药、中成药和协议期内谈判药品分甲、乙类管理,西药甲类药品 398 个,中成药甲类药品 242 个,其余为乙类药品。协议期内谈判药品按照乙类支付。

(三)中药饮片部分除列出基本医疗保险、工伤保险和生育保险基金准予支付的品种 892 个外,同时列出了不得纳入基金支付的饮片范围。

(四)《药品目录》包括限工伤保险基金准予支付费用的品种 6 个;限生育保险基金准予支付费用的品种 4 个。工伤保险和生育保险支付药品费用时不区分甲、乙类。

二、编排与分类

(五)药品分类上西药品种主要依据解剖 – 治疗 – 化学分类(ATC),中成药主要依据功能主治分类,中药饮片按中文笔画数排序。临床具有多种治疗用途的药品,选择其主要治疗用途分类。临床医师依据病情用药,不受《药品目录》分类的限制。

(六)西药、中成药、协议期内谈判药品分别按药品品种编号。同一品种只编一个号,重复出现时标注“★”,并在括号内标注该品种编号。药品排列顺序及编号的先后次序无特别含义。

三、名称与剂型

（七）除在“备注”一栏标有“◇”的药品外，西药名称采用中文通用名，未包括命名中的盐基、酸根部分，剂型单列。中成药名称采用中文通用名，剂型不单列。为使编排简洁，在甲乙分类、给药途径、备注相同的情况下，同一通用名称下的不同剂型并列，其先后次序无特别含义。

（八）西药剂型以《中国药典》“制剂通则”为基础进行合并归类处理，未归类的剂型以《药品目录》标注的为准。合并归类的剂型见下表：

合并归类的剂型	包含的具体剂型
口服常释剂型	普通片剂（片、素片、肠溶片、包衣片、薄膜衣片、糖衣片、浸膏片、分散片、划痕片）、硬胶囊、软胶囊（胶丸）、肠溶胶囊
缓释控释剂型	缓释片、缓释包衣片、控释片、缓释胶囊、控释胶囊
口服液体剂	口服溶液剂、口服混悬剂、干混悬剂、口服乳剂、胶浆剂、口服液、乳液、乳剂、胶体溶液、合剂、酊剂、滴剂、混悬滴剂、糖浆剂（含干糖浆剂）
丸剂	丸剂、滴丸
颗粒剂	颗粒剂、肠溶颗粒剂
口服散剂	散剂、药粉、粉剂
外用散剂	散剂、粉剂、撒布剂、撒粉
软膏剂	软膏剂、乳膏剂、霜剂、糊剂、油膏剂
贴剂	贴剂、贴膏剂、膜剂、透皮贴剂
外用液体剂	外用溶液剂、洗剂、漱口剂、含漱液、胶浆剂、搽剂、酊剂、油剂
硬膏剂	硬膏剂、亲水硬膏剂
凝胶剂	乳胶剂、凝胶剂
涂剂	涂剂、涂膜剂、涂布剂
栓剂	栓剂、直肠栓、阴道栓
滴眼剂	滴眼剂、滴眼液
滴耳剂	滴耳剂、滴耳液
滴鼻剂	滴鼻剂、滴鼻液
吸入剂	气雾剂、粉雾剂、吸入剂、吸入粉雾剂、干粉吸入剂、粉吸入剂、雾化溶液剂、吸入气雾剂、吸入（用）溶液、吸入（用）混悬液、（鼻用）喷雾剂、鼻吸入气雾剂、雾化吸入用混悬液、吸入（用）气雾剂、雾化液
注射剂	注射剂、注射液、注射用溶液剂、静脉滴注用注射液、注射用混悬液、注射用无菌粉末、静脉注射针剂、注射用乳剂、乳状注射液、粉针剂、针剂、无菌粉针、冻干粉针、注射用浓溶液

（九）中成药剂型中，丸剂包括水丸、蜜丸、水蜜丸、糊丸、浓缩丸和微丸，不含滴丸；胶囊剂是指硬胶囊，不含软胶囊；其他剂型没有归并。

（十）除谈判药品外，《药品目录》收载的药品不区分商品名、规格或生产厂家。通用名称中主要化学成分部分与《药品目录》中的名称一致且剂型相同，而酸根或盐基不同的西药，属于《药品目录》的药品。通用名中包含罗马数字的药品单独列出。

（十一）"备注"栏标有"◇"的药品，因其组成和适应证类似而进行了归类，所标注的名称为一类药品的统称。具体如下：

1. 西药部分第179号"缓解消化道不适症状的复方OTC制剂"包括：复方颠茄氢氧化铝片、复方嗜酸乳杆菌片、复方碳酸钙咀嚼片、复方消化酶胶囊、复方胰酶散、复合乳酸菌肠溶胶囊、铝镁颠茄片、铝镁混悬液。

2. 西药部分第726号"抗艾滋病用药"是指国家免费治疗艾滋病方案内的药品。

3. 西药部分第1093号"青蒿素类药物"是指原卫生部《抗疟药使用原则和用药方案（修订稿）》中所列的以青蒿素类药物为基础的处方制剂、联合用药的药物和青蒿素类药物注射剂。

4. 西药部分第1149号"缓解感冒症状的复方OTC制剂"包括的品种见下表：

序号	药品名称	序号	药品名称
1	氨酚伪麻胶囊	16	氨麻美敏片
2	氨酚伪麻颗粒剂	17	氨麻美敏片（Ⅱ）
3	氨酚伪麻美芬胶囊	18	氨麻美敏片（Ⅲ）
4	氨酚伪麻美芬片	19	贝敏伪麻片
5	氨酚伪麻美芬片（Ⅱ）	20	布洛伪麻分散片
6	氨酚伪麻美芬片（Ⅱ）/苯酚伪麻片	21	布洛伪麻胶囊
7	氨酚伪麻美芬片（Ⅲ）	22	布洛伪麻颗粒剂
8	氨酚伪麻那敏胶囊	23	布洛伪麻片
9	氨酚伪麻那敏胶囊（夜用）	24	酚咖麻敏胶囊
10	氨酚伪麻那敏片	25	酚咖片
11	氨酚伪麻那敏溶液	26	酚麻美敏胶囊
12	氨咖麻敏胶囊	27	酚麻美敏片
13	氨咖愈敏溶液	28	酚美愈伪麻口服液
14	氨麻苯美片	29	复方氨酚美沙糖浆
15	氨麻美敏口服溶液剂	30	复方氨酚那敏颗粒

续表

序号	药品名称	序号	药品名称
31	复方氨酚葡锌片	44	喷托维林氯化铵片
32	复方酚咖伪麻胶囊	45	喷托维林氯化铵糖浆
33	复方氢溴酸右美沙芬糖浆	46	扑尔伪麻片
34	复方锌布颗粒剂	47	双扑伪麻颗粒
35	复方盐酸伪麻黄碱缓释胶囊	48	伪麻那敏胶囊
36	复方愈创木酚磺酸钾口服溶液	49	右美沙芬愈创甘油醚糖浆
37	复方愈酚喷托那敏糖浆	50	愈创维林那敏片
38	咖酚伪麻片	51	愈酚喷托异丙嗪颗粒
39	美酚伪麻片	52	愈酚维林片
40	美敏伪麻口服液	53	愈酚伪麻片
41	美愈伪麻胶囊	54	愈美胶囊
42	美愈伪麻口服溶液	55	愈美颗粒剂
43	美愈伪麻口服液	56	愈美片

四、限定支付范围

（十二）医疗保险统筹基金支付《药品目录》内药品所发生的费用，必须由医生开具处方或住院医嘱，参保患者自行购买药品发生的费用，由个人账户支付或个人自付。儿童或有临床证据证明为智力障碍的成人参保人员，由医生处方或住院医嘱使用与目录药品名称和剂型相同的非处方药品发生的费用，可以由统筹基金按规定支付。

（十三）“备注”栏中对部分药品规定了限定支付范围，是指符合规定情况下参保人员发生的药品费用，可按规定由基本医疗保险或生育保险基金支付。工伤保险支付药品费用时不受限定支付范围限制。经办机构在支付费用前，应核查相关证据。

1.“备注”一栏标有“▲”的药品，仅限参保人员门诊使用和定点药店购药时医保基金方予支付。

2.“备注”一栏标注了适应证的药品，是指参保人员出现适应证限定范围情况并有相应的临床体征及症状、实验室和辅助检查证据以及相应的临床诊断依据，使用该药品所发生的费用可按规定支付。适应证限定不是对药品法定说明书的修改，临床医师应根据病情合理用药。

3.“备注”一栏标注了二线用药的药品，支付时应有使用一线药品无效或不能耐受的证据。

（十四）协议期内谈判药品部分的"备注"规定该药品的限定支付范围、规格及支付标准，支付标准包括医保基金和参保人员共同支付的全部费用，其中标有"*"的药品为价格保密药品。

（十五）"备注"一栏标为"限工伤保险"的药品，是仅限于工伤保险基金支付的药品，不属于基本医疗保险、生育保险基金支付范围。

（十六）"备注"一栏标为"限生育保险"的药品，是生育保险基金可以支付的药品，城乡居民参保人员发生的与生育有关的费用时也可支付。

（十七）国家免费治疗艾滋病方案内的药品，不属于国家免费治疗艾滋病范围的参保人员使用治疗艾滋病时，基本医疗保险基金可按规定支付费用。

国家公共卫生项目涉及的抗结核病和抗血吸虫病药物，不属于国家公共卫生支付范围的参保人员使用时，基本医疗保险基金可按规定支付费用。

（十八）参保人员使用西药部分第254-266号"胃肠外营养剂"，需经营养风险筛查，明确具有营养风险时可予支付。消化道有功能患者使用时不予支付。

（十九）参保人员使用西药部分"肠内营养剂"第1206-1219号，需经营养风险筛查，明确具有营养风险，且应为不能经正常饮食补充足够营养的重症住院患者时方予支付。

（二十）中药饮片部分标注"□"的指单独使用时不予支付，且全部由这些饮片组成的处方也不予支付。

五、其他

（二十一）中成药部分药品处方中含有的"麝香"是指人工麝香，"牛黄"是指人工牛黄、培植牛黄和体外培育牛黄。含天然麝香和天然牛黄的药品不予支付。

西药部分

药品分类代码	药品分类		编号	药品名称	剂型	备注
XA	消化道和代谢方面的药物					
XA01	口腔科制剂					
		甲	1	复方硼砂	外用液体剂	
		乙	2	糠甾醇	口服常释剂型	
		乙	3	克霉唑	口服常释剂型	
		乙	4	氯己定	外用液体剂	
		乙	5	替硝唑	外用液体剂	
		乙	6	西吡氯铵	外用液体剂	
XA02	治疗胃酸相关类疾病的药物					
XA02A	抗酸药					
		甲	7	复方氢氧化铝	口服常释剂型	
		甲	8	枸橼酸铋钾	口服常释剂型	
		甲	★（8）	枸橼酸铋钾	颗粒剂	
		甲	9	碳酸氢钠	口服常释剂型	
		甲	10	胶体果胶铋	口服常释剂型	
		乙	★（10）	胶体果胶铋	颗粒剂	
		乙	11	复方铝酸铋	颗粒剂	
		乙	12	铝碳酸镁	口服常释剂型	
		乙	★（12）	铝碳酸镁	咀嚼片	

续表

药品分类代码	药品分类					编号	药品名称	剂型	备注
XA02B			治疗消化性溃疡病和胃食道反流病的药物						
XA02BA				H_2 受体拮抗剂					
					甲	13	法莫替丁	口服常释剂型	
					甲	★（13）	法莫替丁	注射剂	
					甲	14	雷尼替丁	口服常释剂型	
					甲	★（14）	雷尼替丁	注射剂	
XA02BC				质子泵抑制剂					
					甲	15	奥美拉唑	口服常释剂型	
					乙	16	埃索美拉唑（艾司奥美拉唑）	口服常释剂型	
					乙	★（16）	埃索美拉唑（艾司奥美拉唑）	注射剂	限有说明书标明的疾病诊断且有禁食医嘱或吞咽困难的患者
					乙	17	艾普拉唑	口服常释剂型	限有十二指肠溃疡、反流性食道炎诊断患者的二线用药
					乙	★（15）	奥美拉唑	注射剂	限有说明书标明的疾病诊断且有禁食医嘱或吞咽困难的患者
					乙	18	兰索拉唑	口服常释剂型	
					乙	★（18）	兰索拉唑	注射剂	限有说明书标明的疾病诊断且有禁食医嘱或吞咽困难的患者
					乙	19	雷贝拉唑	口服常释剂型	

续表

药品分类代码	药品分类					编号	药品名称	剂型	备注
					乙	20	泮托拉唑	口服常释剂型	
					乙	★（20）	泮托拉唑	注射剂	限有说明书标明的疾病诊断且有禁食医嘱或吞咽困难的患者
XA02BX				其他治疗消化性溃疡病和胃食道反流病的药物					
					乙	21	吉法酯	口服常释剂型	
					乙	22	硫糖铝	口服常释剂型	
					乙	★（22）	硫糖铝	口服液体剂	
					乙	★（22）	硫糖铝	混悬凝胶剂	
					乙	23	瑞巴派特	口服常释剂型	
					乙	24	替普瑞酮	口服常释剂型	
XA03		治疗功能性胃肠道疾病的药物							
XA03A			治疗功能性肠道疾病的药物						
					甲	25	匹维溴铵	口服常释剂型	
					乙	26	二甲硅油	口服常释剂型	
					乙	★（26）	二甲硅油	口服散剂	
					乙	★（26）	二甲硅油	口服液体剂	限胃肠镜检查和腹部影像学检查

药品分类代码	药品分类					编号	药品名称	剂型	备注
					乙	27	西甲硅油	口服液体剂	限胃肠镜检查和腹部影像学检查
					乙	28	间苯三酚	注射剂	
					乙	29	曲美布汀	口服常释剂型	
					乙	30	罂粟碱	口服常释剂型	
					乙	★（30）	罂粟碱	注射剂	
XA03B			单方颠茄及其衍生物						
					甲	31	阿托品	口服常释剂型	
					甲	★（31）	阿托品	注射剂	
					甲	32	颠茄	口服常释剂型	
					甲	★（32）	颠茄	口服液体剂	
					甲	33	山莨菪碱	口服常释剂型	
					甲	★（33）	山莨菪碱	注射剂	
					乙	34	丁溴东莨菪碱	口服常释剂型	
					乙	★（34）	丁溴东莨菪碱	注射剂	
					乙	35	东莨菪碱	口服常释剂型	
					乙	★（35）	东莨菪碱	注射剂	
XA03F			胃肠动力药						
					甲	36	多潘立酮	口服常释剂型	

续表

药品分类代码	药品分类					编号	药品名称	剂型	备注
					甲	37	甲氧氯普胺	口服常释剂型	
					甲	★（37）	甲氧氯普胺	注射剂	
					甲	38	莫沙必利	口服常释剂型	
					乙	★（36）	多潘立酮	口服液体剂	限儿童或吞咽困难患者
					乙	39	溴米那普鲁卡因	注射剂	
					乙	40	伊托必利	口服常释剂型	
XA04		止吐药和止恶心药							
					甲	41	昂丹司琼	口服常释剂型	
					乙	★（41）	昂丹司琼	注射剂	限放化疗且吞咽困难患者
					乙	42	多拉司琼	注射剂	限放化疗且吞咽困难患者的二线用药
					乙	43	格拉司琼	口服常释剂型	
					乙	★（43）	格拉司琼	注射剂	限放化疗且吞咽困难患者
					乙	44	帕洛诺司琼	注射剂	限放化疗且吞咽困难患者的二线用药
					乙	45	托烷司琼	口服常释剂型	
					乙	★（45）	托烷司琼	口服液体剂	
					乙	★（45）	托烷司琼	注射剂	限放化疗且吞咽困难患者
XA05		胆和肝治疗药							

续表

药品分类代码	药品分类					编号	药品名称	剂型	备注
XA05A			胆治疗药						
					甲	46	熊去氧胆酸	口服常释剂型	
					乙	47	去氢胆酸	口服常释剂型	
XA05B			肝治疗药、抗脂肪肝药						
					甲	48	联苯双酯	口服常释剂型	
					甲	★（48）	联苯双酯	滴丸剂	
					乙	49	促肝细胞生长素	注射剂	限肝功能衰竭的患者
					乙	50	多烯磷脂酰胆碱	口服常释剂型	
					乙	★（50）	多烯磷脂酰胆碱	注射剂	限抢救或肝功能衰竭的患者
					乙	51	复方甘草甜素（复方甘草酸苷）	口服常释剂型	
					乙	★（51）	复方甘草甜素（复方甘草酸苷）	注射剂	限肝功能衰竭或无法使用甘草酸口服制剂的患者
					乙	52	甘草酸二铵	口服常释剂型	
					乙	★（52）	甘草酸二铵	注射剂	限肝功能衰竭或无法使用甘草酸口服制剂的患者
					乙	53	谷胱甘肽	口服常释剂型	限肝功能衰竭的患者
					乙	54	还原型谷胱甘肽（谷胱甘肽）	注射剂	限药物性肝损伤或肝功能衰竭的患者
					乙	55	硫普罗宁	口服常释剂型	

续表

药品分类代码	药品分类					编号	药品名称	剂型	备注
					乙	★（55）	硫普罗宁	注射剂	
					乙	56	门冬氨酸鸟氨酸	注射剂	限肝功能衰竭的患者
					乙	57	葡醛内酯	口服常释剂型	
					乙	★（57）	葡醛内酯	注射剂	
					乙	58	双环醇	口服常释剂型	
					乙	59	水飞蓟宾	口服常释剂型	
					乙	60	水飞蓟宾葡甲胺	口服常释剂型	
					乙	61	水飞蓟素	口服常释剂型	限中毒性肝脏损害的患者
					乙	62	异甘草酸镁	注射剂	限肝功能衰竭或无法使用甘草酸口服制剂的患者
XA06		治疗便秘药物							
					甲	63	聚乙二醇	口服散剂	
					甲	64	开塞露	外用液体剂	
					甲	★（64）	开塞露	灌肠剂	
					甲	★（64）	开塞露（甘油）	外用液体剂	
					甲	★（64）	开塞露（甘油）	灌肠剂	
					甲	65	硫酸镁	口服散剂	
					乙	66	多库酯钠	口服常释剂型	

续表

药品分类代码	药品分类					编号	药品名称	剂型	备注
					乙	67	复方聚乙二醇电解质Ⅰ 复方聚乙二醇电解质Ⅱ 复方聚乙二醇电解质Ⅲ 复方聚乙二醇电解质Ⅳ	口服散剂	
					乙	68	甘油	栓剂	
					乙	★（68）	甘油	灌肠剂	
					乙	69	聚卡波非钙	口服常释剂型	▲
					乙	70	普芦卡必利	口服常释剂型	限二线用药
					乙	71	乳果糖	口服液体剂	
XA07		止泻药、肠道消炎药、肠道抗感染药							
XA07A			肠道抗感染药						
					甲	72	小檗碱	口服常释剂型	
					甲	73	小儿小檗碱	口服常释剂型	
					乙	74	利福昔明	口服常释剂型	
					乙	★（74）	利福昔明	口服液体剂	
					乙	75	新霉素	口服常释剂型	
XA07B			肠道吸附剂						
					甲	76	蒙脱石	口服散剂	
					甲	77	药用炭	口服常释剂型	

续表

药品分类代码	药品分类					编号	药品名称	剂型	备注
					乙	★（76）	蒙脱石	颗粒剂	
					乙	★（76）	蒙脱石	口服液体剂	限儿童
XA07C			含碳水化合物的电解质						
					甲	78	补液盐Ⅰ 补液盐Ⅱ 补液盐Ⅲ	口服散剂	
XA07D			胃肠动力减低药						
					甲	79	洛哌丁胺	口服常释剂型	
					乙	★（79）	洛哌丁胺	颗粒剂	限儿童
XA07E			肠道抗炎药						
					甲	80	柳氮磺吡啶	口服常释剂型	
					甲	★（80）	柳氮磺吡啶	栓剂	
					乙	81	美沙拉秦（美沙拉嗪）	口服常释剂型	
					乙	★（81）	美沙拉秦（美沙拉嗪）	缓释控释剂型	
					乙	★（81）	美沙拉秦（美沙拉嗪）	缓控释颗粒剂	
					乙	★（81）	美沙拉秦（美沙拉嗪）	栓剂	
					乙	★（81）	美沙拉秦（美沙拉嗪）	灌肠剂	
XA07F			止泻微生物						
					乙	82	地衣芽孢杆菌活菌	口服常释剂型	

续表

药品分类代码	药品分类					编号	药品名称	剂型	备注
					乙	★（82）	地衣芽孢杆菌活菌	颗粒剂	
					乙	83	枯草杆菌、肠球菌二联活菌	口服常释剂型	▲
					乙	84	枯草杆菌二联活菌	口服常释剂型	
					乙	85	双歧杆菌活菌	口服常释剂型	▲
					乙	86	双歧杆菌乳杆菌三联活菌	口服常释剂型	▲
					乙	87	双歧杆菌三联活菌	口服常释剂型	
					乙	★（87）	双歧杆菌三联活菌	口服散剂	▲
					乙	88	双歧杆菌四联活菌	口服常释剂型	▲
XA07X			其他止泻药						
					乙	89	消旋卡多曲	口服常释剂型	
					乙	★（89）	消旋卡多曲	颗粒剂	
					乙	★（89）	消旋卡多曲	口服散剂	
XA09		消化药，包括酶类							
					甲	90	乳酶生	口服常释剂型	
					乙	91	复方阿嗪米特	口服常释剂型	
					乙	92	干酵母	口服常释剂型	
					乙	93	米曲菌胰酶	口服常释剂型	

药品分类代码	药品分类					编号	药品名称	剂型	备注
					乙	94	胰酶	口服常释剂型	
XA10		糖尿病用药							
XA10A			胰岛素及其类似药物						
XA10AB				胰岛素及其类似物，短效					
					甲	95	重组人胰岛素	注射剂	
					甲	96	生物合成人胰岛素	注射剂	
					甲	97	胰岛素	注射剂	
					乙	98	重组赖脯胰岛素	注射剂	限1型糖尿病患者；限其他短效胰岛素或口服药难以控制的2型糖尿病患者
					乙	99	谷赖胰岛素	注射剂	限1型糖尿病患者；限其他短效胰岛素或口服药难以控制的2型糖尿病患者
					乙	100	赖脯胰岛素	注射剂	限1型糖尿病患者；限其他短效胰岛素或口服药难以控制的2型糖尿病患者
					乙	101	门冬胰岛素	注射剂	限1型糖尿病患者；限其他短效胰岛素或口服药难以控制的2型糖尿病患者
XA10AC				胰岛素及其类似物，中效					

续表

药品分类代码	药品分类					编号	药品名称	剂型	备注
					甲	102	低精蛋白锌胰岛素	注射剂	
					甲	103	精蛋白锌重组人胰岛素	注射剂	
					甲	104	精蛋白重组人胰岛素	注射剂	
					乙	105	精蛋白生物合成人胰岛素	注射剂	
XA10AD			胰岛素及其类似物,预混						
					甲	106	精蛋白锌胰岛素(30R)	注射剂	
					甲	107	30/70混合重组人胰岛素	注射剂	
					甲	108	50/50混合重组人胰岛素	注射剂	
					甲	109	精蛋白生物合成人胰岛素(预混30R)	注射剂	
					甲	110	精蛋白生物合成人胰岛素(预混50R)	注射剂	
					甲	111	精蛋白重组人胰岛素(预混30/70)	注射剂	
					甲	112	精蛋白重组人胰岛素混合(30/70)	注射剂	

续表

药品分类代码	药品分类					编号	药品名称	剂型	备注
					甲	113	精蛋白重组人胰岛素混合（50/50）	注射剂	
					甲	114	精蛋白锌重组人胰岛素混合	注射剂	
					甲	115	精蛋白重组人胰岛素混合（40/60）	注射剂	
					乙	116	精蛋白锌重组赖脯胰岛素混合（50R）	注射剂	限1型糖尿病患者；限其他短效胰岛素或口服药难以控制的2型糖尿病患者
					乙	117	精蛋白锌重组赖脯胰岛素混合（25R）	注射剂	限1型糖尿病患者；限其他短效胰岛素或口服药难以控制的2型糖尿病患者
					乙	118	门冬胰岛素 30	注射剂	限1型糖尿病患者；限其他短效胰岛素或口服药难以控制的2型糖尿病患者
					乙	119	门冬胰岛素 50	注射剂	限1型糖尿病患者；限其他短效胰岛素或口服药难以控制的2型糖尿病患者
XA10AE				胰岛素及其类似物，长效					
					甲	120	精蛋白锌胰岛素	注射剂	
					乙	121	重组甘精胰岛素	注射剂	限1型糖尿病患者；限中长效胰岛素难以控制的2型糖尿病患者

药品分类代码	药品分类					编号	药品名称	剂型	备注
					乙	122	地特胰岛素	注射剂	限1型糖尿病患者；限中长效胰岛素难以控制的2型糖尿病患者
					乙	123	甘精胰岛素	注射剂	限1型糖尿病患者；限中长效胰岛素难以控制的2型糖尿病患者
					乙	124	德谷胰岛素	注射剂	限中长效胰岛素难以控制的2型糖尿病患者
XA10B			降血糖药物，不含胰岛素						
XA10BA				双胍类					
					甲	125	二甲双胍	口服常释剂型	
					乙	★（125）	二甲双胍 二甲双胍Ⅱ	缓释控释剂型	
XA10BB				磺酰脲类衍生物					
					甲	126	格列本脲	口服常释剂型	
					甲	127	格列吡嗪	口服常释剂型	
					甲	128	格列美脲	口服常释剂型	
					甲	129	格列喹酮	口服常释剂型	
					甲	130	格列齐特 格列齐特Ⅱ	口服常释剂型	

续表

药品分类代码	药品分类					编号	药品名称	剂型	备注
					乙	★（127）	格列吡嗪	缓释控释剂型	
					乙	★（130）	格列齐特	缓释控释剂型	
XA10BD				口服复方降糖药					
					乙	131	吡格列酮二甲双胍	口服常释剂型	
					乙	132	二甲双胍格列吡嗪	口服常释剂型	
					乙	133	瑞格列奈二甲双胍Ⅰ 瑞格列奈二甲双胍Ⅱ	口服常释剂型	
					乙	134	二甲双胍维格列汀Ⅱ 二甲双胍维格列汀Ⅲ	口服常释剂型	限二线用药
					乙	135	利格列汀二甲双胍Ⅰ 利格列汀二甲双胍Ⅱ	口服常释剂型	限二线用药
					乙	136	西格列汀二甲双胍Ⅰ 西格列汀二甲双胍Ⅱ	口服常释剂型	限二线用药
					乙	137	沙格列汀二甲双胍Ⅰ 沙格列汀二甲双胍Ⅱ 沙格列汀二甲双胍Ⅲ	缓释控释剂型	限二线用药
XA10BF				α葡糖苷酶抑制剂					
					甲	138	阿卡波糖	口服常释剂型	
					乙	139	伏格列波糖	口服常释剂型	
					乙	140	米格列醇	口服常释剂型	

续表

药品分类代码	药品分类					编号	药品名称	剂型	备注
XA10BG				噻唑啉二酮类					
					乙	141	吡格列酮	口服常释剂型	
					乙	142	罗格列酮	口服常释剂型	
XA10BH				二肽基肽酶 –4（DPP–4）抑制剂					
					乙	143	阿格列汀	口服常释剂型	限二线用药
					乙	144	利格列汀	口服常释剂型	限二线用药
					乙	145	沙格列汀	口服常释剂型	限二线用药
					乙	146	维格列汀	口服常释剂型	限二线用药
					乙	147	西格列汀	口服常释剂型	限二线用药
XA10BX				其他降血糖药					
					乙	148	米格列奈钙	口服常释剂型	
					乙	149	那格列奈	口服常释剂型	
					乙	150	瑞格列奈	口服常释剂型	
XA10X			其他糖尿病用药						
					乙	151	依帕司他	口服常释剂型	
					乙	152	硫辛酸	注射剂	限有明确神经电生理检查证据的痛性糖尿病外周神经病变诊断的患者

续表

药品分类代码	药品分类					编号	药品名称	剂型	备注
XA11		维生素类							
					甲	153	维生素 B_1	注射剂	
					甲	154	维生素 B_2	口服常释剂型	
					甲	155	维生素 B_6	口服常释剂型	
					甲	156	维生素 C	注射剂	
					甲	157	维生素 D_2	口服常释剂型	
					甲	★（157）	维生素 D_2	注射剂	
					甲	158	维生素 D_3	注射剂	
					甲	★（155）	维生素 B_6	注射剂	
					乙	159	阿法骨化醇	口服常释剂型	限中、重度骨质疏松；肾性骨病；甲状旁腺功能减退症患者
					乙	★（159）	阿法骨化醇	口服液体剂	限新生儿低钙血症患者
					乙	160	复合维生素 B	口服常释剂型	
					乙	161	骨化三醇	口服常释剂型	限中、重度骨质疏松；肾性骨病；甲状旁腺功能减退症患者
					乙	★（161）	骨化三醇	注射剂	限肾透析并有低钙血症的患者
					乙	162	水溶性维生素	注射剂	限与脂肪乳、氨基酸等肠外营养药物配合使用时支付，单独使用不予支付
					乙	163	碳酸钙 D_3	口服常释剂型	▲

药品分类代码	药品分类					编号	药品名称	剂型	备注
					乙	★（163）	碳酸钙 D_3	颗粒剂	▲
					乙	164	维生素 A	口服常释剂型	
					乙	★（153）	维生素 B_1	口服常释剂型	
					乙	★（154）	维生素 B_2	注射剂	
					乙	★（156）	维生素 C	口服常释剂型	
					乙	165	维生素 AD	口服液体剂	限夜盲症、儿童佝偻病患者
					乙	166	硒酵母	口服常释剂型	▲；限有硒缺乏检验证据的患者
					乙	167	小儿碳酸钙 D_3	颗粒剂	限儿童佝偻病患者
					乙	168	烟酰胺	口服常释剂型	
					乙	★（168）	烟酰胺	注射剂	
					乙	169	脂溶性维生素Ⅰ 脂溶性维生素Ⅱ	注射剂	限与脂肪乳、氨基酸等肠外营养药物配合使用时支付，单独使用不予支付
XA12		矿物质补充剂							
					甲	★（65）	硫酸镁	注射剂	
					甲	170	氯化钾	口服常释剂型	
					甲	★（170）	氯化钾	缓释控释剂型	
					甲	★（170）	氯化钾	颗粒剂	

续表

药品分类代码	药品分类					编号	药品名称	剂型	备注
					甲	171	葡萄糖酸钙	口服常释剂型	
					甲	★（171）	葡萄糖酸钙	注射剂	
					乙	172	醋酸钙	口服常释剂型	限慢性肾功能衰竭所致的高磷血症患者
					乙	173	枸橼酸钾	颗粒剂	
					乙	★（173）	枸橼酸钾	口服液体剂	
					乙	174	硫酸锌	口服常释剂型	▲；限有锌缺乏检验证据的患者
					乙	★（174）	硫酸锌	口服溶液剂	▲；限有锌缺乏检验证据的患者
					乙	175	氯化钙	注射剂	
					乙	176	门冬氨酸钾镁	口服常释剂型	限洋地黄中毒引起的心律失常患者
					乙	★（176）	门冬氨酸钾镁	注射剂	限洋地黄中毒引起的心律失常患者
					乙	★（171）	葡萄糖酸钙	颗粒剂	▲
					乙	177	碳酸钙	口服常释剂型	
					乙	★（177）	碳酸钙	颗粒剂	
XA14		全身用蛋白同化药							
					乙	178	司坦唑醇	口服常释剂型	

药品分类代码	药品分类					编号	药品名称	剂型	备注
XA16		其他消化道及代谢用药							
					乙	179	缓解消化道不适症状的复方 OTC 制剂		◇；▲
					乙	180	加贝酯	注射剂	
					乙	181	乌司他丁	注射剂	限急性胰腺炎、慢性复发性胰腺炎患者
					乙	182	腺苷蛋氨酸	口服常释剂型	限肝硬化所致肝内胆汁淤积或妊娠期肝内胆汁淤积患者
					乙	★（182）	腺苷蛋氨酸	注射剂	限肝硬化所致肝内胆汁淤积或妊娠期肝内胆汁淤积，且无法口服的患者
					乙	183	特利加压素	注射剂	限食道静脉曲张出血抢救
XB	血液和造血器官药								
XB01		抗血栓形成药							
XB01A			抗血栓形成药						
XB01AA				维生素 K 拮抗剂					
					甲	184	华法林	口服常释剂型	
XB01AB				肝素类					
					甲	185	肝素	注射剂	
					乙	186	达肝素钠	注射剂	

续表

药品分类代码	药品分类					编号	药品名称	剂型	备注
					乙	187	低分子肝素	注射剂	
					乙	★（185）	肝素	封管液	限血液透析、体外循环、导管术、微血管手术等操作中及某些血液标本或器械的抗凝处理
					乙	188	那屈肝素钙（那曲肝素钙）	注射剂	
					乙	189	依诺肝素钠	注射剂	
XB01AC			血小板凝聚抑制剂，肝素除外						
					甲	190	阿司匹林	口服常释剂型（不含分散片）	
					甲	191	双嘧达莫	口服常释剂型	
					乙	★（190）	阿司匹林	缓释控释剂型	
					乙	★（190）	阿司匹林	肠溶缓释片	
					乙	192	贝前列素	口服常释剂型	限有慢性动脉闭塞的诊断且有明确的溃疡、间歇性跛行及严重疼痛体征的患者
					乙	193	氯吡格雷	口服常释剂型	限急性冠脉综合征患者，支付不超过12个月。非急性期限二线用药。近期缺血性卒中，支付不超过21天

续表

药品分类代码	药品分类					编号	药品名称	剂型	备注
					乙	194	沙格雷酯	口服常释剂型	限有慢性动脉闭塞的诊断且有明确的溃疡、间歇性跛行及严重疼痛体征的患者
					乙	195	替罗非班	注射剂	限急性冠脉综合征的介入治疗
					乙	★（195）	替罗非班氯化钠	注射剂	限急性冠脉综合征的介入治疗
					乙	196	西洛他唑	口服常释剂型	限有慢性动脉闭塞症诊断且有明确的溃疡、间歇性跛行及严重疼痛体征的患者
					乙	197	依替巴肽	注射剂	限急性冠脉综合征的介入治疗
					乙	198	吲哚布芬	口服常释剂型	限阿司匹林不能耐受的患者
					乙	199	替格瑞洛	口服常释剂型	限急性冠脉综合征患者，支付不超过12个月。非急性期限二线用药
XB01AD				酶类					
					甲	200	尿激酶	注射剂	
					甲	201	重组链激酶	注射剂	
					乙	202	阿替普酶	注射剂	限急性心肌梗死发病12小时内、脑梗死发病3小时内的溶栓治疗，超过说明书规定用药时限的不予支付
					乙	203	降纤酶	注射剂	限急性脑梗死的急救抢救
					乙	204	纤溶酶	注射剂	限急性脑梗死的急救抢救

续表

药品分类代码	药品分类					编号	药品名称	剂型	备注
					乙	205	蚓激酶	口服常释剂型	
					乙	206	巴曲酶	注射剂	
XB01AE				直接凝血酶抑制剂					
					乙	207	阿加曲班	注射剂	限有急性脑梗死诊断并有运动神经麻痹体征的患者且在发作后 48 小时内用药
					乙	208	达比加群酯	口服常释剂型	限华法林治疗控制不良或出血高危的非瓣膜性房颤患者
XB01AF				直接Xa因子抑制剂					
					乙	209	阿哌沙班	口服常释剂型	限下肢关节置换手术患者
					乙	210	磺达肝癸钠	注射剂	限下肢关节置换手术患者
					乙	211	利伐沙班	口服常释剂型	限华法林治疗控制不良或出血高危的非瓣膜性房颤、深静脉血栓、肺栓塞患者；下肢关节置换手术患者
XB01AX				其他抗血栓形成药					
					乙	212	阿魏酸哌嗪	口服常释剂型	
					乙	213	奥扎格雷	注射剂	限新发的急性血栓性脑梗死患者，支付不超过 14 天

药品分类代码	药品分类					编号	药品名称	剂型	备注
XB02		抗出血药							
XB02A			抗纤维蛋白溶解药						
					甲	214	氨甲苯酸	口服常释剂型	
					甲	★（214）	氨甲苯酸	注射剂	
					甲	215	氨甲环酸	注射剂	
					乙	216	氨基己酸	口服常释剂型	
					乙	★（216）	氨基己酸	注射剂	
					乙	★（216）	氨基己酸氯化钠	注射剂	
					乙	★（214）	氨甲苯酸氯化钠	注射剂	
					乙	★（214）	氨甲苯酸葡萄糖	注射剂	
					乙	★（215）	氨甲环酸	口服常释剂型	
					乙	★（215）	氨甲环酸氯化钠	注射剂	
XB02B			维生素 K 和其他止血药						
					甲	217	甲萘氢醌	口服常释剂型	
					甲	218	凝血酶	外用冻干制剂	
					甲	219	人凝血因子Ⅷ	注射剂	
					甲	220	维生素 K_1	注射剂	
					甲	221	亚硫酸氢钠甲萘醌	注射剂	

续表

药品分类代码	药品分类					编号	药品名称	剂型	备注
					乙	222	白眉蛇毒血凝酶	注射剂	限出血性疾病治疗的二线用药；预防使用不予支付
					乙	223	酚磺乙胺	注射剂	
					乙	224	尖吻蝮蛇血凝酶	注射剂	限出血性疾病治疗的二线用药；预防使用不予支付
					乙	225	聚桂醇	注射剂	限消化道严重出血的患者
					乙	226	卡络磺钠（肾上腺色腙）	口服常释剂型	
					乙	★（226）	卡络磺钠（肾上腺色腙）	注射剂	限无法口服卡络磺钠（肾上腺色腙）的患者
					乙	★（226）	卡络磺钠（肾上腺色腙）氯化钠	注射剂	限无法口服卡络磺钠（肾上腺色腙）的患者
					乙	227	矛头蝮蛇血凝酶	注射剂	限出血性疾病治疗的二线用药；预防使用不予支付
					乙	228	人凝血酶原复合物	注射剂	限手术大出血和肝病导致的出血的患者；乙（B）型血友病或伴有凝血因子Ⅷ抑制物的血友病患者
					乙	229	人纤维蛋白原	注射剂	限低纤维蛋白原血症致活动性出血的患者
					乙	230	蛇毒血凝酶	注射剂	限出血性疾病治疗的二线用药；预防使用不予支付

续表

药品分类代码	药品分类					编号	药品名称	剂型	备注
					乙	★（220）	维生素 K_1	口服常释剂型	
					乙	231	维生素 K_4	口服常释剂型	
					乙	★（221）	亚硫酸氢钠甲萘醌	口服常释剂型	
					乙	232	重组人凝血因子Ⅷ	注射剂	限儿童甲（A）型血友病；成人甲（A）型血友病限出血时使用
					乙	233	重组人凝血因子Ⅸ	注射剂	限儿童乙（B）型血友病；成人乙（B）型血友病限出血时使用
					乙	234	重组人血小板生成素	注射剂	限实体瘤化疗后所致的严重血小板减少症或特发性血小板减少性紫癜的患者
					乙	235	艾曲泊帕乙醇胺	口服常释剂型	限既往对糖皮质激素、免疫球蛋白治疗无效的特发性血小板减少症的患者
XB03		抗贫血药							
XB03A			铁制剂						
					甲	236	硫酸亚铁	口服常释剂型	
					甲	★（236）	硫酸亚铁	缓释控释剂型	
					甲	237	右旋糖酐铁	注射剂	
					甲	238	琥珀酸亚铁	口服常释剂型	
					乙	★（237）	右旋糖酐铁	口服液体剂	限儿童缺铁性贫血

续表

药品分类代码	药品分类					编号	药品名称	剂型	备注
					乙	239	多糖铁复合物	口服常释剂型	限妊娠期妇女
					乙	240	富马酸亚铁	口服常释剂型	
					乙	★（240）	富马酸亚铁	口服液体剂	
					乙	★（240）	富马酸亚铁	颗粒剂	
					乙	★（240）	富马酸亚铁	咀嚼片	
					乙	★（238）	琥珀酸亚铁	缓释控释剂型	
					乙	★（238）	琥珀酸亚铁	颗粒剂	
					乙	241	葡萄糖酸亚铁	口服常释剂型	
					乙	242	山梨醇铁	注射剂	限不能经口服补铁的缺铁性贫血患者
					乙	243	蔗糖铁	注射剂	限不能经口服补铁的缺铁性贫血患者
XB03B			维生素 B_{12} 和叶酸						
					甲	244	维生素 B_{12}	注射剂	
					甲	245	叶酸	口服常释剂型	
					甲	246	腺苷钴胺	口服常释剂型	
					乙	247	甲钴胺	口服常释剂型	
					乙	★（247）	甲钴胺	注射剂	限维生素 B_{12} 缺乏的巨幼红细胞性贫血且有禁食医嘱或因吞咽困难等无法使用甲钴胺口服制剂的患者

药品分类代码	药品分类					编号	药品名称	剂型	备注
					乙	248	利可君	口服常释剂型	
					乙	★（246）	腺苷钴胺	注射剂	限巨幼红细胞性贫血且有禁食医嘱或因吞咽困难等无法使用腺苷钴胺口服制剂的患者
					乙	★（245）	叶酸	注射剂	
					乙	249	重组人促红素（CHO细胞）	注射剂	限肾性贫血、非骨髓恶性肿瘤化疗引起的贫血患者
					乙	250	重组人促红素-β（CHO细胞）	注射剂	限肾性贫血、非骨髓恶性肿瘤化疗引起的贫血患者
XB05		血液代用品和灌注液							
XB05A			血液和相关制品						
					乙	251	琥珀酰明胶	注射剂	限低血容量性休克或手术创伤、烧伤等引起的显著低血容量患者
					乙	252	羟乙基淀粉（200/0.5）氯化钠 羟乙基淀粉（130/0.4）氯化钠	注射剂	限低血容量性休克或手术创伤、烧伤等引起的显著低血容量患者
					乙	253	人血白蛋白	注射剂	限抢救、重症或因肝硬化、癌症引起胸腹水的患者，且白蛋白低于30g/L
XB05B			静脉注射液						

续表

药品分类代码	药品分类					编号	药品名称	剂型	备注
XB05BA				胃肠外营养液					
					甲	254	复方氨基酸(18AA) 复方氨基酸(18AA-Ⅰ) 复方氨基酸(18AA-Ⅱ) 复方氨基酸(18AA-Ⅲ) 复方氨基酸(18AA-Ⅴ)	注射剂	
					甲	255	小儿复方氨基酸(18AA-Ⅰ) 小儿复方氨基酸(18AA-Ⅱ)	注射剂	
					乙	256	复方氨基酸(15AA)	注射剂	限有明确的肝硬化、重症肝炎和肝昏迷诊断证据的患者
					乙	★(254)	复方氨基酸(18AA-Ⅶ) 复方氨基酸(18B)	注射剂	
					乙	257	复方氨基酸 复方氨基酸(20AA)	注射剂	限有明确的肝硬化、重症肝炎和肝昏迷诊断证据的患者
					乙	258	复方氨基酸(6AA)	注射剂	限有明确的肝硬化、重症肝炎和肝昏迷诊断证据的患者
					乙	259	复方氨基酸(9AA)	注射剂	限肾功能不全的患者

续表

药品分类代码	药品分类					编号	药品名称	剂型	备注
					乙	260	小儿复方氨基酸（19AA- Ⅰ）	注射剂	
					乙	261	脂肪乳（$C_{14\sim24}$）［指大豆油］	注射剂	
					乙	262	ω-3 鱼油脂肪乳	注射剂	限中重度炎症及感染的患者
					乙	263	中 / 长链脂肪乳（$C_{6\sim24}$）	注射剂	
					乙	264	中 / 长链脂肪乳（$C_{8\sim24}$） 中 / 长链脂肪乳（$C_{8\sim24}$Ve）	注射剂	
					乙	265	结构脂肪乳（$C_{6\sim24}$）	注射剂	限肝功能不全（严重肝功能不全者除外）患者的二线用药
					乙	266	脂肪乳氨基酸葡萄糖	注射剂	
XB05BB				影响电解质平衡的溶液					
					甲	267	复方氯化钠	注射剂	
					甲	268	葡萄糖	注射剂	
					甲	269	葡萄糖氯化钠	注射剂	
					甲	270	乳酸钠	注射剂	
					甲	271	乳酸钠林格	注射剂	
					乙	272	复方乳酸钠葡萄糖	注射剂	

续表

药品分类代码	药品分类					编号	药品名称	剂型	备注
					乙	273	果糖	注射剂	限因胰岛素抵抗无法使用葡萄糖的抢救患者，果糖总量每日不超过 50g
					乙	274	果糖氯化钠	注射剂	限因胰岛素抵抗无法使用葡萄糖的抢救患者，果糖总量每日不超过 50g
					乙	275	灭菌注射用水	注射剂	
XB05BC				产生渗透性利尿的溶液					
					甲	276	甘露醇	注射剂	
					甲	277	甘油果糖氯化钠	注射剂	
					乙	278	复方甘油	注射剂	
XB05C			灌洗液						
					乙	279	生理氯化钠	冲洗剂	
					乙	★（279）	生理氯化钠	溶液剂	
XB05D			腹膜透析液						
					甲	280	腹膜透析液	注射剂	
XB05X			静脉注射液添加剂						
					甲	281	精氨酸	注射剂	
					甲	★（170）	氯化钾	注射剂	

药品分类代码	药品分类					编号	药品名称	剂型	备注
					甲	282	氯化钠	注射剂	
					甲	283	浓氯化钠	注射剂	
					甲	★（9）	碳酸氢钠	注射剂	
					乙	284	丙氨酰谷氨酰胺	注射剂	限有禁食医嘱的患者，并符合凡例对肠内（外）营养剂的规定
					乙	285	甘油磷酸钠	注射剂	
XB06		其他血液系统用药							
					乙	★（276）	甘露醇	冲洗剂	
					乙	286	糜蛋白酶	注射剂	
					乙	287	胰蛋白酶	注射剂	
					乙	288	血液滤过置换基础液	注射剂	
					乙	289	血液滤过置换液	注射剂	
XC	心血管系统								
XC01		心脏治疗药							
XC01A			强心苷						
					甲	290	地高辛	口服常释剂型	
					甲	★（290）	地高辛	口服液体剂	
					甲	★（290）	地高辛	注射剂	

续表

药品分类代码	药品分类					编号	药品名称	剂型	备注
					甲	291	毒毛花苷 K	注射剂	
					甲	292	毛花苷丙	注射剂	
					甲	293	去乙酰毛花苷	注射剂	
XC01B			Ⅰ类和Ⅲ类的抗心律失常药						
					甲	294	胺碘酮	口服常释剂型	
					甲	★（294）	胺碘酮	注射剂	
					甲	295	奎尼丁	口服常释剂型	
					甲	296	利多卡因	注射剂	
					甲	297	美西律	口服常释剂型	
					甲	298	普罗帕酮	口服常释剂型	
					甲	★（298）	普罗帕酮	注射剂	
					甲	299	莫雷西嗪	口服常释剂型	
					乙	300	丙吡胺	口服常释剂型	
					乙	301	伊布利特	注射剂	限新发房颤转复的患者
XC01C			强心苷类除外的心脏兴奋药						
					甲	302	多巴胺	注射剂	
					甲	303	多巴酚丁胺	注射剂	

续表

药品分类代码	药品分类					编号	药品名称	剂型	备注
					甲	304	间羟胺	注射剂	
					甲	305	麻黄碱	注射剂	
					甲	306	去甲肾上腺素	注射剂	
					甲	307	肾上腺素	注射剂	
					甲	308	异丙肾上腺素	注射剂	
					乙	309	米多君	口服常释剂型	
					乙	310	米力农	注射剂	
					乙	★（310）	米力农氯化钠	注射剂	
					乙	★（310）	米力农葡萄糖	注射剂	
					乙	311	去氧肾上腺素	注射剂	
					乙	312	左西孟旦	注射剂	限规范治疗效果不佳的急性失代偿性心力衰竭短期治疗
XC01D			用于心脏疾患的血管扩张药						
					甲	313	硝酸甘油	口服常释剂型	
					甲	★（313）	硝酸甘油	注射剂	
					甲	314	硝酸异山梨酯	口服常释剂型	
					甲	★（314）	硝酸异山梨酯	注射剂	
					甲	315	单硝酸异山梨酯	口服常释剂型	

续表

药品分类代码	药品分类					编号	药品名称	剂型	备注
					甲	316	尼可地尔	口服常释剂型	
					乙	★(315)	单硝酸异山梨酯	注射剂	限无法口服硝酸酯类药物的患者
					乙	★(315)	单硝酸异山梨酯 单硝酸异山梨酯Ⅰ 单硝酸异山梨酯Ⅱ 单硝酸异山梨酯Ⅲ 单硝酸异山梨酯Ⅳ	缓释控释剂型	
					乙	★(313)	硝酸甘油	舌下片剂	
					乙	★(313)	硝酸甘油	吸入剂	
					乙	★(314)	硝酸异山梨酯	缓释控释剂型	
XC01E			其他心脏疾病用药						
					乙	317	丹参酮Ⅱ$_A$	注射剂	限急性冠脉综合征患者,支付不超过14天
					乙	318	葛根素	注射剂	限视网膜动静脉阻塞或突发性耳聋患者,支付不超过14天
					乙	319	曲美他嗪	口服常释剂型	限稳定性心绞痛患者的二线治疗
					乙	★(319)	曲美他嗪	缓释控释剂型	限稳定性心绞痛患者的二线治疗
					乙	320	腺苷	注射剂	
					乙	321	伊伐布雷定	口服常释剂型	

续表

药品分类代码	药品分类					编号	药品名称	剂型	备注
XC02		抗高血压药							
XC02A			中枢作用的抗肾上腺素能药						
					甲	322	利血平	注射剂	
					乙	323	地巴唑	口服常释剂型	
					乙	324	甲基多巴	口服常释剂型	
					乙	325	可乐定	口服常释剂型	
					乙	★(325)	可乐定	贴剂	限持续使用可乐定,且有因禁食、吞咽困难等无法使用可乐定口服制剂的患者
XC02C			外周作用的抗肾上腺素能药						
					甲	326	哌唑嗪	口服常释剂型	
					乙	327	川芎嗪	注射剂	限急性缺血性脑血管疾病患者,支付不超过14天
					乙	328	银杏达莫	注射剂	限缺血性心脑血管疾病急性期住院患者,支付不超过14天
					乙	329	银杏叶提取物	口服常释剂型	▲
					乙	★(329)	银杏叶提取物	口服液体剂	▲
					乙	★(329)	银杏叶提取物	注射剂	限缺血性心脑血管疾病急性期住院患者,限耳部血流及神经障碍患者;支付不超过14天

续表

药品分类代码	药品分类					编号	药品名称	剂型	备注
					乙	330	银杏蜜环	口服液体剂	▲
					乙	331	薯蓣皂苷	口服常释剂型	
					乙	332	复方罗布麻	口服常释剂型	
					乙	333	多沙唑嗪	口服常释剂型	
					乙	★（333）	多沙唑嗪	缓释控释剂型	
					乙	334	萘哌地尔	口服常释剂型	
					乙	335	乌拉地尔	缓释控释剂型	
					乙	★（335）	乌拉地尔	注射剂	
XC02D			作用于小动脉平滑肌的药物						
					甲	336	硝普钠	注射剂	
					乙	337	肼屈嗪	口服常释剂型	
XC02L			抗高血压药与利尿药的复方制剂						
					甲	338	复方利血平	口服常释剂型	
					甲	339	复方利血平氨苯蝶啶	口服常释剂型	
XC03		利尿剂							
XC03A			低效利尿药						
					甲	340	氢氯噻嗪	口服常释剂型	

续表

药品分类代码	药品分类					编号	药品名称	剂型	备注
					甲	341	吲达帕胺	口服常释剂型	
					甲	★（341）	吲达帕胺	缓释控释剂型	
					乙	★（341）	吲达帕胺Ⅱ	缓释控释剂型	
XC03C			高效利尿药						
					甲	342	呋塞米	口服常释剂型	
					甲	★（342）	呋塞米	注射剂	
					乙	343	布美他尼	口服常释剂型	
					乙	★（343）	布美他尼	注射剂	
					乙	344	托拉塞米	口服常释剂型	
					乙	★（344）	托拉塞米	注射剂	限需迅速利尿或不能口服利尿剂的充血性心力衰竭患者
XC03D			保钾利尿药						
					甲	345	氨苯蝶啶	口服常释剂型	
					甲	346	螺内酯	口服常释剂型	
					乙	347	阿米洛利	口服常释剂型	
XC04		周围血管扩张药							
					甲	348	酚妥拉明	注射剂	
					乙	349	阿魏酸钠	口服常释剂型	
					乙	350	二氢麦角碱	口服常释剂型	

续表

药品分类代码	药品分类					编号	药品名称	剂型	备注
					乙	★（350）	二氢麦角碱	缓释控释剂型	
					乙	351	法舒地尔	注射剂	限新发的蛛网膜下腔出血后的患者，支付不超过 14 天
					乙	352	酚苄明	口服常释剂型	
					乙	★（352）	酚苄明	注射剂	
					乙	353	己酮可可碱	口服常释剂型	
					乙	★（353）	己酮可可碱	缓释控释剂型	
					乙	★（353）	己酮可可碱	注射剂	
					乙	354	尼麦角林	口服常释剂型	
					乙	355	烟酸	口服常释剂型	
					乙	★（355）	烟酸	缓释控释剂型	
					乙	★（355）	烟酸	注射剂	
					乙	356	烟酸肌醇酯	口服常释剂型	
					乙	357	胰激肽原酶	口服常释剂型	限有糖尿病诊断且有微循环障碍临床证据的患者
					乙	★（357）	胰激肽原酶	注射剂	限有糖尿病诊断且有微循环障碍临床证据的患者
XC05		血管保护剂							
					乙	358	地奥司明（柑橘黄酮）	口服常释剂型	

药品分类代码	药品分类					编号	药品名称	剂型	备注
					乙	359	复方角菜酸酯	栓剂	
					乙	★（359）	复方角菜酸酯	乳膏剂	
					乙	★（185）	肝素	乳膏剂	
					乙	360	多磺酸粘多糖	软膏剂	限由静脉输液或注射引起的血栓性静脉炎患者
					乙	361	七叶皂苷	口服常释剂型	
					乙	★（361）	七叶皂苷	注射剂	限脑水肿的二线治疗，支付不超过 10 天
					乙	362	曲克芦丁	口服常释剂型	
					乙	★（362）	曲克芦丁	注射剂	限新发的缺血性脑梗死，支付不超过 14 天
XC07		β 受体拮抗剂							
XC07A			β 受体拮抗剂						
XC07AA				非选择性 β 受体拮抗剂					
					甲	363	普萘洛尔	口服常释剂型	
					乙	★（363）	普萘洛尔	缓释控释剂型	
					乙	★（363）	普萘洛尔	注射剂	
					乙	364	索他洛尔	口服常释剂型	
					乙	★（364）	索他洛尔	注射剂	

续表

药品分类代码	药品分类					编号	药品名称	剂型	备注
XC07AB				选择性β受体拮抗剂					
					甲	365	阿替洛尔	口服常释剂型	
					甲	366	比索洛尔	口服常释剂型	
					甲	367	美托洛尔	口服常释剂型	
					甲	★（367）	美托洛尔	注射剂	
					乙	368	艾司洛尔	注射剂	
					乙	★（367）	美托洛尔	缓释控释剂型	
XC07AG				α和β受体拮抗剂					
					乙	369	阿罗洛尔	口服常释剂型	
					乙	370	卡维地洛	口服常释剂型	
					乙	371	拉贝洛尔	口服常释剂型	
XC08		钙通道阻滞剂							
XC08C			主要作用于血管的选择性钙通道阻滞剂						
					甲	372	氨氯地平	口服常释剂型	
					甲	373	尼莫地平	口服常释剂型	
					甲	374	尼群地平	口服常释剂型	

续表

药品分类代码	药品分类					编号	药品名称	剂型	备注
					甲	375	硝苯地平	口服常释剂型	
					甲	376	非洛地平	口服常释剂型	
					甲	★（375）	硝苯地平 硝苯地平Ⅰ 硝苯地平Ⅱ 硝苯地平Ⅲ 硝苯地平Ⅳ	缓释控释剂型	
					乙	377	门冬氨酸氨氯地平	口服常释剂型	
					乙	378	氨氯地平阿托伐他汀	口服常释剂型	
					乙	379	贝尼地平	口服常释剂型	
					乙	★（376）	非洛地平 非洛地平Ⅱ	缓释控释剂型	
					乙	380	拉西地平	口服常释剂型	
					乙	381	乐卡地平	口服常释剂型	
					乙	382	尼卡地平	口服常释剂型	
					乙	★（382）	尼卡地平	缓释控释剂型	
					乙	★（382）	尼卡地平	注射剂	
					乙	★（373）	尼莫地平	注射剂	
					乙	383	尼群洛尔	口服常释剂型	
					乙	384	西尼地平	口服常释剂型	

续表

药品分类代码	药品分类					编号	药品名称	剂型	备注
					乙	385	左氨氯地平（左旋氨氯地平）	口服常释剂型	
XC08D			直接作用于心脏的选择性钙通道阻滞剂						
					甲	386	地尔硫䓬	口服常释剂型	
					甲	387	维拉帕米	口服常释剂型	
					甲	★（387）	维拉帕米	注射剂	
					乙	★（386）	地尔硫䓬	注射剂	
					乙	★（386）	地尔硫䓬 地尔硫䓬Ⅱ	缓释控释剂型	
					乙	★（387）	维拉帕米	缓释控释剂型	
XC09		作用于肾素－血管紧张素系统的药物							
XC09A			血管紧张素转换酶抑制剂的单方药						
					甲	388	卡托普利	口服常释剂型	
					甲	389	依那普利	口服常释剂型	
					乙	390	贝那普利	口服常释剂型	
					乙	391	福辛普利	口服常释剂型	
					乙	392	赖诺普利	口服常释剂型	

续表

药品分类代码	药品分类					编号	药品名称	剂型	备注
					乙	393	雷米普利	口服常释剂型	
					乙	394	咪达普利	口服常释剂型	
					乙	395	培哚普利	口服常释剂型	
XC09B			血管紧张素转换酶抑制剂的复方制剂						
					乙	396	氨氯地平贝那普利Ⅰ 氨氯地平贝那普利Ⅱ	口服常释剂型	
					乙	397	贝那普利氢氯噻嗪	口服常释剂型	
					乙	398	复方卡托普利	口服常释剂型	
					乙	399	赖诺普利氢氯噻嗪	口服常释剂型	
					乙	400	依那普利叶酸	口服常释剂型	限有明确同型半胱氨酸水平升高证据的原发性高血压患者
					乙	401	培哚普利吲达帕胺	口服常释剂型	
					乙	402	培哚普利氨氯地平Ⅰ 培哚普利氨氯地平Ⅱ 培哚普利氨氯地平Ⅲ	口服常释剂型	
XC09C			血管紧张素Ⅱ拮抗剂的单方药						
					甲	403	缬沙坦	口服常释剂型	
					乙	404	奥美沙坦酯	口服常释剂型	限对其他血管紧张素Ⅱ拮抗剂治疗不能耐受的患者

续表

药品分类代码	药品分类					编号	药品名称	剂型	备注
					乙	405	厄贝沙坦	口服常释剂型	
					乙	406	氯沙坦	口服常释剂型	
					乙	407	替米沙坦	口服常释剂型	
					乙	408	坎地沙坦酯	口服常释剂型	
XC09D			血管紧张素Ⅱ拮抗剂的复方制剂						
					乙	409	奥美沙坦酯氢氯噻嗪	口服常释剂型	限对其他血管紧张素Ⅱ拮抗剂治疗不能耐受的患者
					乙	410	厄贝沙坦氢氯噻嗪	口服常释剂型	
					乙	411	氯沙坦氢氯噻嗪	口服常释剂型	
					乙	412	替米沙坦氢氯噻嗪	口服常释剂型	
					乙	413	缬沙坦氨氯地平Ⅰ 缬沙坦氨氯地平Ⅱ	口服常释剂型	
					乙	414	缬沙坦氢氯噻嗪	口服常释剂型	
					乙	415	奥美沙坦酯氨氯地平	口服常释剂型	限对其他血管紧张素Ⅱ拮抗剂治疗不能耐受或疗效不佳的患者
					乙	416	替米沙坦氨氯地平	口服常释剂型	限对其他血管紧张素Ⅱ拮抗剂治疗不能耐受或疗效不佳的患者
					乙	417	坎地氢噻	口服常释剂型	

续表

药品分类代码	药品分类					编号	药品名称	剂型	备注
XC10		调节血脂药							
XC10A			单方调节血脂药						
XC10AA				HMG-CoA 还原酶抑制剂					
					甲	418	辛伐他汀	口服常释剂型	
					乙	419	阿托伐他汀	口服常释剂型	
					乙	420	氟伐他汀	口服常释剂型	
					乙	★（420）	氟伐他汀	缓释控释剂型	
					乙	421	洛伐他汀	口服常释剂型	
					乙	422	匹伐他汀	口服常释剂型	
					乙	423	普伐他汀	口服常释剂型	
					乙	424	瑞舒伐他汀	口服常释剂型	
XC10AB				贝特类					
					乙	425	苯扎贝特	口服常释剂型	
					乙	426	非诺贝特 非诺贝特Ⅱ 非诺贝特Ⅲ	口服常释剂型	
					乙	427	吉非罗齐	口服常释剂型	
XC10AX				其他调节血脂药					
					乙	428	阿昔莫司	口服常释剂型	

续表

药品分类代码	药品分类					编号	药品名称	剂型	备注
					乙	429	普罗布考	口服常释剂型	
					乙	430	依折麦布	口服常释剂型	限他汀类药物治疗效果不佳或不耐受的患者
XD	皮肤病用药								
XD01		皮肤用抗真菌药							
					甲	431	环丙沙星	软膏剂	
					甲	★（3）	克霉唑	软膏剂	
					甲	432	咪康唑	软膏剂	
					甲	433	水杨酸	软膏剂	
					乙	434	阿莫罗芬	软膏剂	
					乙	435	布替萘芬	软膏剂	
					乙	436	二硫化硒	外用液体剂	▲
					乙	437	复方土槿皮	外用液体剂	
					乙	438	环吡酮胺	软膏剂	
					乙	439	联苯苄唑	外用液体剂	▲
					乙	★（439）	联苯苄唑	软膏剂	▲
					乙	440	曲安奈德益康唑	软膏剂	▲
					乙	441	特比萘芬	口服常释剂型	
					乙	★（441）	特比萘芬	软膏剂	

续表

药品分类代码	药品分类					编号	药品名称	剂型	备注
					乙	442	酮康唑	软膏剂	▲
					乙	443	益康唑	软膏剂	▲
XD02		润肤剂和保护剂类							
					甲	444	尿素	软膏剂	
					乙	445	复方水杨酸	外用液体剂	
					乙	446	氧化锌	软膏剂	
XD03		治疗伤口和溃疡药							
					乙	447	重组牛碱性成纤维细胞生长因子	外用冻干制剂	限Ⅱ度烧伤患者
					乙	★（447）	重组牛碱性成纤维细胞生长因子	凝胶剂	限Ⅱ度烧伤患者
					乙	448	重组人表皮生长因子	外用液体剂	
					乙	★（448）	重组人表皮生长因子	外用冻干制剂	
					乙	★（448）	重组人表皮生长因子（酵母）	凝胶剂	
					乙	★（448）	重组人表皮生长因子Ⅰ	外用液体剂	
					乙	449	重组人碱性成纤维细胞生长因子	外用冻干制剂	限Ⅱ度烧伤患者
					乙	★（449）	重组人碱性成纤维细胞生长因子	凝胶剂	限Ⅱ度烧伤患者

续表

药品分类代码	药品分类					编号	药品名称	剂型	备注
					乙	450	重组人酸性成纤维细胞生长因子	外用冻干制剂	
XD05		治疗银屑病药							
					乙	451	阿维 A	口服常释剂型	
					乙	452	地蒽酚	软膏剂	
					乙	453	甲氧沙林	口服常释剂型	
					乙	★（453）	甲氧沙林	外用液体剂	
					乙	454	卡泊三醇	外用液体剂	
					乙	★（454）	卡泊三醇	软膏剂	
					乙	455	卡泊三醇倍他米松	软膏剂	
					乙	★（455）	卡泊三醇倍他米松	凝胶剂	
					乙	456	他扎罗汀	软膏剂	
					乙	★（456）	他扎罗汀	凝胶剂	
					乙	457	他卡西醇	软膏剂	
					乙	458	他扎罗汀倍他米松	软膏剂	
XD06		皮肤病用抗生素和化疗药物							
					甲	459	阿昔洛韦	软膏剂	
					甲	460	磺胺嘧啶银	软膏剂	
					乙	★（459）	阿昔洛韦	凝胶剂	

续表

药品分类代码	药品分类					编号	药品名称	剂型	备注
					乙	461	夫西地酸	软膏剂	
					乙	462	氟尿嘧啶	软膏剂	
					乙	463	复方多粘菌素 B	软膏剂	
					乙	464	复方磺胺嘧啶锌	凝胶剂	
					乙	465	鬼臼毒素	外用液体剂	
					乙	★（465）	鬼臼毒素	软膏剂	
					乙	★（431）	环丙沙星	凝胶剂	
					乙	466	磺胺嘧啶锌	软膏剂	
					乙	467	金霉素	软膏剂	
					乙	468	克林霉素	外用液体剂	
					乙	469	莫匹罗星	软膏剂	
					乙	470	喷昔洛韦	软膏剂	
					乙	★（470）	喷昔洛韦	凝胶剂	
					乙	471	四环素	软膏剂	
					乙	★（75）	新霉素	软膏剂	
XD07		皮科用皮质激素类							
					甲	472	氢化可的松	软膏剂	
					乙	473	倍氯米松	软膏剂	

续表

药品分类代码	药品分类					编号	药品名称	剂型	备注
					乙	474	丙酸氯倍他索	软膏剂	
					乙	475	地奈德	软膏剂	
					乙	476	地塞米松	软膏剂	
					乙	477	丁酸氢化可的松	软膏剂	
					乙	478	哈西奈德	外用液体剂	
					乙	★（478）	哈西奈德	软膏剂	
					乙	479	糠酸莫米松	软膏剂	
					乙	★（479）	糠酸莫米松	凝胶剂	
					乙	480	卤米松	乳膏剂	
					乙	481	卤米松 / 三氯生	软膏剂	
					乙	482	曲安奈德	软膏剂	
					乙	483	氟替卡松	软膏剂	
XD08		抗菌剂和消毒剂							
					乙	484	高锰酸钾	片剂	
					乙	★（484）	高锰酸钾	局部用散剂	
					乙	485	过氧化氢	溶液剂	
					乙	486	诺氟沙星	软膏剂	
					乙	487	硼酸	外用液体剂	

药品分类代码	药品分类					编号	药品名称	剂型	备注
					乙	★（487）	硼酸	软膏剂	▲
					乙	488	依沙吖啶	外用液体剂	
					乙	★（488）	依沙吖啶	软膏剂	
XD10		抗痤疮制剂							
					甲	489	红霉素	软膏剂	
					甲	490	维 A 酸	软膏剂	
					乙	491	阿达帕林	凝胶剂	
					乙	492	过氧苯甲酰	软膏剂	▲
					乙	★（492）	过氧苯甲酰	凝胶剂	▲
					乙	★（468）	克林霉素	软膏剂	
					乙	493	林可霉素	软膏剂	
					乙	494	硫磺	软膏剂	
					乙	495	异维 A 酸	口服常释剂型	
					乙	★（495）	异维 A 酸	凝胶剂	
XD11		其他皮科制剂							
					甲	496	炉甘石	外用液体剂	
					甲	497	鱼石脂	软膏剂	
					乙	498	吡美莫司	软膏剂	限重度特应性皮炎患者的二线用药

续表

药品分类代码	药品分类					编号	药品名称	剂型	备注
					乙	499	多塞平	乳膏剂	
					乙	500	煤焦油	外用液体剂	
					乙	501	氢醌	软膏剂	限工伤保险
					乙	502	他克莫司	软膏剂	限重度特应性皮炎患者的二线用药
XG	泌尿生殖系统药和性激素								
XG01		妇科抗感染药和抗菌剂							
					甲	503	甲硝唑	阴道泡腾片	
					甲	★（503）	甲硝唑	栓剂	
					甲	★（3）	克霉唑	阴道片	
					甲	★（3）	克霉唑	栓剂	
					甲	★（432）	咪康唑	栓剂	
					甲	★（432）	咪康唑	阴道片	
					甲	★（432）	咪康唑	阴道泡腾片	
					甲	★（432）	咪康唑	阴道软胶囊	
					甲	504	制霉素	阴道泡腾片	
					甲	★（504）	制霉素	栓剂	
					乙	505	复方莪术油	栓剂	
					乙	★（503）	甲硝唑	凝胶剂	

药品分类代码	药品分类					编号	药品名称	剂型	备注
					乙	506	聚甲酚磺醛	外用液体剂	
					乙	★（506）	聚甲酚磺醛	栓剂	
					乙	★（5）	替硝唑	阴道泡腾片	
					乙	★（5）	替硝唑	栓剂	
					乙	507	硝呋太尔	口服常释剂型	
					乙	★（507）	硝呋太尔	阴道片	
					乙	508	硝呋太尔制霉素	阴道软胶囊	
					乙	509	硝呋太尔－制霉菌素	栓剂	
					乙	510	氯喹那多普罗雌烯	阴道片	
					乙	★（442）	酮康唑	栓剂	
XG02		其他妇科药							
XG02A			催产药						
					甲	511	麦角新碱	注射剂	
					甲	512	米索前列醇	口服常释剂型	
					甲	★（488）	依沙吖啶	注射剂	
					乙	513	地诺前列酮	栓剂	限生育保险
					乙	514	卡前列甲酯	栓剂	
					乙	515	卡前列素氨丁三醇	注射剂	限生育保险

续表

药品分类代码	药品分类					编号	药品名称	剂型	备注
XG02C			其他妇科药						
					乙	516	利托君	口服常释剂型	
					乙	★（516）	利托君	注射剂	
					乙	517	乳酸菌	阴道胶囊	
					乙	518	乳杆菌活菌	阴道胶囊	
					乙	519	溴隐亭	口服常释剂型	
					乙	520	阿托西班	注射剂	限妊娠24周到33周，且有明确早产指征者的二线用药
XG03		生殖系统的性激素和调节剂							
XG03A			全身用激素类避孕药						
					甲	521	丙酸睾酮	注射剂	
					乙	522	十一酸睾酮	口服常释剂型	
					乙	★（522）	十一酸睾酮	注射剂	
XG03C			雌激素类						
					甲	523	己烯雌酚	口服常释剂型	
					甲	★（523）	己烯雌酚	注射剂	
					甲	524	炔雌醇	口服常释剂型	
					乙	525	苯甲酸雌二醇	注射剂	
					乙	526	雌二醇	凝胶剂	

续表

药品分类代码	药品分类					编号	药品名称	剂型	备注
					乙	527	结合雌激素	口服常释剂型	
					乙	528	尼尔雌醇	口服常释剂型	
					乙	529	普罗雌烯	阴道片	
					乙	★（529）	普罗雌烯	阴道胶囊	
					乙	★（529）	普罗雌烯	阴道软胶囊	
					乙	★（529）	普罗雌烯	软膏剂	
					乙	530	替勃龙	口服常释剂型	
					乙	531	戊酸雌二醇	口服常释剂型	
XG03D			孕激素类						
					甲	532	黄体酮	注射剂	
					甲	533	甲地孕酮	口服常释剂型	
					甲	534	甲羟孕酮	口服常释剂型	
					乙	535	地屈孕酮	口服常释剂型	
					乙	★（532）	黄体酮	口服常释剂型	
					乙	★（532）	黄体酮	栓剂	
					乙	★（534）	甲羟孕酮	注射剂	
					乙	536	炔诺酮	口服常释剂型	
					乙	★（536）	炔诺酮	丸剂	

续表

药品分类代码	药品分类					编号	药品名称	剂型	备注
					乙	537	烯丙雌醇	口服常释剂型	
					乙	538	地诺孕素	口服常释剂型	
XG03E			雄激素和雌性激素的复方制剂						
					乙	539	炔雌醇环丙孕酮	口服常释剂型	限多囊卵巢综合征患者
XG03F			孕激素和雌激素的复方制剂						
					乙	540	雌二醇 / 雌二醇地屈孕酮	口服常释剂型	
					乙	541	戊酸雌二醇 / 雌二醇环丙孕酮	口服常释剂型	
XG03G			促性腺激素和其他促排卵药						
					甲	542	绒促性素	注射剂	
					乙	543	氯米芬	口服常释剂型	
					乙	544	尿促性素	注射剂	
XG03X			其他性激素和生殖系统调节药						
					乙	545	达那唑	口服常释剂型	
					乙	546	雷洛昔芬	口服常释剂型	

药品分类代码	药品分类					编号	药品名称	剂型	备注
					乙	547	米非司酮 米非司酮Ⅱ	口服常释剂型	限生育保险
					乙	548	孕三烯酮	口服常释剂型	
XG04		泌尿系统药							
XG04B			泌尿系统药						
					甲	549	黄酮哌酯	口服常释剂型	
					乙	550	奥昔布宁	口服常释剂型	
					乙	★（550）	奥昔布宁	缓释控释剂型	
					乙	551	包醛氧淀粉	口服常释剂型	
					乙	★（551）	包醛氧淀粉	口服散剂	
					乙	552	非那吡啶	口服常释剂型	限膀胱镜检查使用
					乙	553	聚苯乙烯磺酸钙	口服散剂	
					乙	554	托特罗定	口服常释剂型	
					乙	★（554）	托特罗定	缓释控释剂型	
					乙	555	左卡尼汀	注射剂	限长期血透患者在血透期间使用
					乙	★（555）	左卡尼汀	口服液体剂	限原发性肉碱缺乏症患者
					乙	556	索利那新	口服常释剂型	
XG04C			良性前列腺肥大用药						

续表

药品分类代码	药品分类					编号	药品名称	剂型	备注
					甲	557	特拉唑嗪	口服常释剂型	
					乙	558	阿夫唑嗪	口服常释剂型	
					乙	★（558）	阿夫唑嗪	缓释控释剂型	
					乙	559	爱普列特	口服常释剂型	
					乙	560	非那雄胺	口服常释剂型	
					乙	561	普适泰	口服常释剂型	
					乙	562	赛洛多辛	口服常释剂型	
					乙	563	坦洛新（坦索罗辛）	缓释控释剂型	
XH	除性激素和胰岛素外的全身激素制剂								
XH01		垂体和下丘脑激素及类似物							
XH01A			垂体前叶激素和类似物						
					甲	564	促皮质素	注射剂	
					乙	565	重组人生长激素	注射剂	限儿童原发性生长激素缺乏症
XH01B			垂体后叶激素类						
					甲	566	垂体后叶	注射剂	
					甲	567	去氨加压素	口服常释剂型	
					甲	★（567）	去氨加压素	注射剂	
					甲	568	缩宫素	注射剂	

续表

药品分类代码	药品分类					编号	药品名称	剂型	备注
					乙	569	卡贝缩宫素	注射剂	
					乙	570	鞣酸加压素	注射剂	
					乙	★（568）	缩宫素	喷雾剂	
XH01C			下丘脑激素						
					乙	571	奥曲肽	注射剂	胰腺手术，支付不超过 7 天；神经内分泌肿瘤类癌危象围手术期，支付不超过 7 天；肝硬化所致的食道或胃静脉曲张出血，支付不超过 5 天
					乙	572	生长抑素	注射剂	限胰腺手术，支付不超过 5 天；严重急性食道静脉曲张出血，支付不超过 5 天
XH02		全身用皮质激素类							
					甲	★（476）	地塞米松	口服常释剂型	
					甲	★（476）	地塞米松	注射剂	
					甲	★（476）	地塞米松棕榈酸酯	注射剂	
					甲	★（476）	地塞米松磷酸钠	注射剂	
					甲	573	泼尼松	口服常释剂型	
					甲	★（472）	氢化可的松	口服常释剂型	
					甲	★（472）	氢化可的松	注射剂	

续表

药品分类代码	药品分类					编号	药品名称	剂型	备注
					甲	574	甲泼尼龙	口服常释剂型	
					乙	575	倍他米松	口服常释剂型	
					乙	★（575）	倍他米松	注射剂	
					乙	576	复方倍他米松	注射剂	
					乙	★（574）	甲泼尼龙	注射剂	
					乙	577	可的松	口服常释剂型	
					乙	578	泼尼松龙	口服常释剂型	
					乙	579	泼尼松龙（氢化泼尼松）	注射剂	
					乙	★（482）	曲安奈德	注射剂	
					乙	580	曲安西龙	口服常释剂型	
XH03		甲状腺治疗用药							
XH03A			甲状腺制剂						
					甲	581	甲状腺片	口服常释剂型	
					甲	582	左甲状腺素	口服常释剂型	
XH03B			抗甲状腺制剂						
					甲	583	丙硫氧嘧啶	口服常释剂型	
					甲	584	甲巯咪唑	口服常释剂型	

续表

药品分类代码	药品分类					编号	药品名称	剂型	备注
					乙	585	卡比马唑	口服常释剂型	
XH04		胰腺激素类							
					乙	586	高血糖素	注射剂	
					乙	587	生物合成高血糖素	注射剂	
XH05		钙稳态药							
					乙	588	鲑降钙素	吸入剂	
					乙	★（588）	鲑降钙素	注射剂	
					乙	589	帕立骨化醇	注射剂	限血透且有继发性甲状旁腺功能亢进的患者
					乙	590	西那卡塞	口服常释剂型	限血透且有继发性甲状旁腺功能亢进的患者
					乙	591	依降钙素	注射剂	
XJ	全身用抗感染药								
XJ01		全身用抗菌药							
XJ01A			四环素类						
					甲	592	多西环素	口服常释剂型	
					乙	★（592）	多西环素	注射剂	限无法使用多西环素口服制剂的患者
					乙	593	米诺环素	口服常释剂型	

续表

药品分类代码	药品分类					编号	药品名称	剂型	备注
					乙	594	替加环素	注射剂	限复杂性腹腔感染、复杂性皮肤及软组织感染、社区获得性肺炎的重症患者，以及多重耐药的鲍曼不动杆菌或对碳青霉烯类耐药的肠杆菌感染患者（不包括中枢神经系统、尿路感染）
XJ01B			氯霉素类						
					甲	595	氯霉素	注射剂	
XJ01C			β- 内酰胺类抗菌药，青霉素类						
XJ01CA				广谱青霉素类					
					甲	596	阿莫西林	口服常释剂型	
					甲	★（596）	阿莫西林	口服液体剂	限儿童及吞咽困难患者
					甲	★（596）	阿莫西林	颗粒剂	限儿童及吞咽困难患者
					甲	597	氨苄西林	注射剂	
					甲	598	哌拉西林	注射剂	
					乙	599	阿洛西林	注射剂	
					乙	600	美洛西林	注射剂	
XJ01CE				对 β- 内酰胺酶敏感的青霉素					

续表

药品分类代码	药品分类					编号	药品名称	剂型	备注
					甲	601	苄星青霉素	注射剂	
					甲	602	青霉素	注射剂	
					甲	603	青霉素 V	口服常释剂型	
					甲	★（603）	青霉素 V	颗粒剂	
					乙	604	普鲁卡因青霉素	注射剂	
XJ01CF				对 β- 内酰胺酶耐受的青霉素					
					甲	605	苯唑西林	口服常释剂型	
					甲	★（605）	苯唑西林	注射剂	
					甲	606	氯唑西林	注射剂	
XJ01CG				β- 内酰胺酶抑制剂					
					乙	607	舒巴坦	注射剂	
XJ01CR				青霉素类复方制剂，含 β- 内酰胺酶抑制剂					
					甲	608	阿莫西林克拉维酸	口服常释剂型	
					甲	★（608）	阿莫西林克拉维酸	口服液体剂	
					甲	★（608）	阿莫西林克拉维酸	颗粒剂	
					乙	★（608）	阿莫西林克拉维酸	注射剂	

续表

药品分类代码	药品分类					编号	药品名称	剂型	备注
					乙	609	氨苄西林舒巴坦	注射剂	
					乙	610	哌拉西林舒巴坦	注射剂	限有明确药敏试验证据或重症感染的患者
					乙	611	哌拉西林他唑巴坦	注射剂	限有明确药敏试验证据或重症感染的患者
					乙	612	替卡西林克拉维酸	注射剂	
XJ01D			其他 β- 内酰胺类抗菌药						
XJ01DB				第一代头孢菌素					
					甲	613	头孢氨苄	口服常释剂型	
					甲	★（613）	头孢氨苄	颗粒剂	
					甲	614	头孢拉定	口服常释剂型	
					甲	615	头孢唑林	注射剂	
					乙	★（614）	头孢拉定	口服液体剂	
					乙	★（614）	头孢拉定	颗粒剂	
					乙	★（614）	头孢拉定	注射剂	
					乙	616	头孢硫脒	注射剂	限有明确药敏试验证据的患者
					乙	617	头孢羟氨苄	口服常释剂型	
					乙	★（617）	头孢羟氨苄	颗粒剂	
XJ01DC				第二代头孢菌素					

续表

药品分类代码	药品分类					编号	药品名称	剂型	备注
					甲	618	头孢呋辛	注射剂	
					甲	★（618）	头孢呋辛酯	口服常释剂型	
					乙	619	头孢丙烯	口服常释剂型	
					乙	★（619）	头孢丙烯	口服液体剂	
					乙	★（619）	头孢丙烯	颗粒剂	
					乙	★（618）	头孢呋辛酯	口服液体剂	
					乙	★（618）	头孢呋辛酯	颗粒剂	
					乙	620	头孢克洛	口服常释剂型	
					乙	★（620）	头孢克洛	口服液体剂	
					乙	★（620）	头孢克洛	颗粒剂	
					乙	★（620）	头孢克洛 头孢克洛Ⅱ	缓释控释剂型	
					乙	621	头孢替安	注射剂	限有明确药敏试验证据或重症感染的患者
					乙	622	头孢美唑	注射剂	限有明确药敏试验证据或重症感染的患者
					乙	623	头孢西丁	注射剂	限有明确药敏试验证据或重症感染的患者
					乙	624	头孢米诺	注射剂	限有明确药敏试验证据或重症感染的患者

续表

药品分类代码	药品分类					编号	药品名称	剂型	备注
XJ01DD				第三代头孢菌素					
					甲	625	头孢曲松	注射剂	
					甲	626	头孢噻肟	注射剂	
					乙	627	拉氧头孢	注射剂	限有明确药敏试验证据或重症感染的患者
					乙	628	头孢地尼	口服常释剂型	
					乙	629	头孢克肟	口服常释剂型	
					乙	★（629）	头孢克肟	口服液体剂	
					乙	★（629）	头孢克肟	颗粒剂	
					乙	630	头孢哌酮舒巴坦	注射剂	限有明确药敏试验证据或重症感染的患者
					乙	631	头孢他啶	注射剂	
					乙	632	头孢唑肟	注射剂	
XJ01DE				第四代头孢菌素					
					乙	633	头孢吡肟	注射剂	限有明确药敏试验证据或重症感染的患者
					乙	634	头孢匹罗	注射剂	限有明确药敏试验证据或重症感染的患者
XJ01DF				单酰胺类					

续表

药品分类代码	药品分类					编号	药品名称	剂型	备注
					乙	635	氨曲南	注射剂	限有明确药敏试验证据或重症感染的患者
XJ01DH				碳青霉烯类					
					乙	636	厄他培南	注射剂	限多重耐药的重症感染患者
					乙	637	比阿培南	注射剂	限多重耐药的重症感染患者
					乙	638	美罗培南	注射剂	限多重耐药的重症感染患者
					乙	639	亚胺培南西司他丁	注射剂	限多重耐药的重症感染患者
XJ01DI				其他头孢菌素类和青霉烯					
					乙	640	法罗培南	口服常释剂型	限重症感染的住院患者
					乙	★（640）	法罗培南	颗粒剂	限重症感染的儿童住院患者
XJ01E			磺胺类及甲氧苄啶						
XJ01EA				甲氧苄啶及其衍生物					
					乙	641	甲氧苄啶	口服常释剂型	
XJ01EC				中效磺胺类					
					甲	642	磺胺嘧啶	口服常释剂型	
					甲	★（642）	磺胺嘧啶	注射剂	
					乙	★（642）	磺胺嘧啶	口服液体剂	

续表

药品分类代码	药品分类					编号	药品名称	剂型	备注
XJ01ED				长效磺胺类药					
					乙	643	磺胺多辛	口服常释剂型	
XJ01EE				包括磺胺衍生物的磺胺类与甲氧苄啶的复方制剂					
					甲	644	复方磺胺甲噁唑	口服常释剂型	
					甲	645	小儿复方磺胺甲噁唑	口服常释剂型	
					乙	★（644）	复方磺胺甲噁唑	注射剂	
					乙	646	联磺甲氧苄啶	口服常释剂型	
					乙	★（645）	小儿复方磺胺甲噁唑	颗粒剂	
					乙	★（645）	小儿复方磺胺甲噁唑	口服散剂	
XJ01F			大环内酯类、林可胺类和链阳菌素类						
XJ01FA				大环内酯类					
					甲	647	阿奇霉素	口服常释剂型	
					甲	★（647）	阿奇霉素	颗粒剂	
					甲	★（489）	红霉素	口服常释剂型	
					甲	★（489）	红霉素	注射剂	
					乙	★（647）	阿奇霉素	口服液体剂	
					乙	★（647）	阿奇霉素	注射剂	

药品分类代码	药品分类					编号	药品名称	剂型	备注
					乙	648	琥乙红霉素	口服常释剂型	
					乙	★（648）	琥乙红霉素	颗粒剂	
					乙	649	环酯红霉素	口服液体剂	
					乙	650	克拉霉素	口服常释剂型	
					乙	★（650）	克拉霉素	颗粒剂	
					乙	651	罗红霉素	口服常释剂型	
XJ01FF				林可胺类					
					甲	★（468）	克林霉素	注射剂	
					甲	★（468）	克林霉素磷酸酯	注射剂	
					甲	★（468）	克林霉素	口服常释剂型	
					甲	★（468）	克林霉素磷酸酯	口服常释剂型	
					甲	★（468）	克林霉素棕榈酸酯	口服常释剂型	
					甲	★（493）	林可霉素	注射剂	
					乙	★（468）	克林霉素棕榈酸酯	颗粒剂	
					乙	★（468）	克林霉素棕榈酸酯	口服液体剂	限儿童或经口鼻饲管途径给药
					乙	★（493）	林可霉素	口服常释剂型	
XJ01G			氨基糖苷类抗菌药						
XJ01GA				链霉素类					

续表

药品分类代码	药品分类					编号	药品名称	剂型	备注
					甲	652	链霉素	注射剂	
XJ01GB				其他氨基糖苷类					
					甲	653	阿米卡星	注射剂	
					甲	654	庆大霉素	注射剂	
					乙	655	奈替米星	注射剂	
					乙	★（654）	庆大霉素	口服常释剂型	
					乙	656	妥布霉素	注射剂	
					乙	657	依替米星	注射剂	
					乙	658	异帕米星	注射剂	
XJ01M			喹诺酮类抗菌药						
XJ01MA				氟喹诺酮类					
					甲	★（431）	环丙沙星	口服常释剂型	
					甲	★（431）	环丙沙星	注射剂	
					甲	★（486）	诺氟沙星	口服常释剂型	
					甲	659	左氧氟沙星	口服常释剂型	
					甲	★（659）	左氧氟沙星	注射剂	
					乙	660	氟罗沙星	注射剂	限二线用药
					乙	★（431）	环丙沙星葡萄糖	注射剂	

药品分类代码	药品分类					编号	药品名称	剂型	备注
					乙	★（431）	环丙沙星氯化钠	注射剂	
					乙	661	吉米沙星	口服常释剂型	限二线用药
					乙	662	洛美沙星	口服常释剂型	限二线用药
					乙	★（662）	洛美沙星	注射剂	限二线用药
					乙	663	莫西沙星	口服常释剂型	限二线用药
					乙	★（663）	莫西沙星	注射剂	限有明确药敏试验证据的如下感染：急性窦炎、下呼吸道感染、社区获得性肺炎、复杂性腹腔感染
					乙	★（663）	莫西沙星氯化钠	注射剂	限有明确药敏试验证据的如下感染：急性窦炎、下呼吸道感染、社区获得性肺炎、复杂性腹腔感染
					乙	★（659）	左氧氟沙星葡萄糖	注射剂	
					乙	★（659）	左氧氟沙星氯化钠	注射剂	
XJ01MB				其他喹诺酮类药					
					甲	664	吡哌酸	口服常释剂型	
XJ01X			其他抗菌药						
XJ01XA				糖肽类抗菌药					
					乙	665	去甲万古霉素	注射剂	限甲氧西林耐药阳性球菌感染；病原不明的中枢神经系统、心血管系统重症感染及菌血症患者

续表

药品分类代码	药品分类					编号	药品名称	剂型	备注
					乙	666	替考拉宁	注射剂	限甲氧西林耐药阳性球菌感染的二线治疗
					乙	667	万古霉素	注射剂	限甲氧西林耐药阳性球菌感染；病原不明的中枢神经系统、心血管系统重症感染及菌血症患者
XJ01XB				多粘菌素类					
					乙	668	多粘菌素B（多粘菌素）	注射剂	限有药敏试验证据支持的多重耐药细菌感染的联合治疗
XJ01XC				甾体抗菌药					
					乙	★（461）	夫西地酸	注射剂	限甲氧西林耐药阳性球菌感染的患者
XJ01XD				咪唑衍生物					
					甲	★（503）	甲硝唑	口服常释剂型	
					甲	★（503）	甲硝唑	注射剂	
					甲	★（5）	替硝唑	口服常释剂型	
					乙	669	奥硝唑	口服常释剂型	
					乙	★（669）	奥硝唑	注射剂	
					乙	★（669）	奥硝唑氯化钠	注射剂	
					乙	★（669）	奥硝唑葡萄糖	注射剂	
					乙	★（503）	甲硝唑氯化钠	注射剂	

续表

药品分类代码	药品分类					编号	药品名称	剂型	备注
					乙	★（503）	甲硝唑葡萄糖	注射剂	
					乙	★（5）	替硝唑	注射剂	
					乙	★（5）	替硝唑氯化钠	注射剂	
					乙	★（5）	替硝唑葡萄糖	注射剂	
					乙	670	左奥硝唑氯化钠	注射剂	限二线用药
XJ01XE				硝基呋喃衍生物					
					甲	671	呋喃妥因	口服常释剂型	
					甲	672	呋喃唑酮	口服常释剂型	
XJ01XX				其他抗菌药					
					甲	673	磷霉素	注射剂	
					甲	674	鱼腥草素	口服常释剂型	
					乙	675	达托霉素	注射剂	限有证据支持的金黄色葡萄球菌菌血症（含右心心内膜炎）患者
					乙	676	大观霉素	注射剂	
					乙	677	大蒜素	口服常释剂型	
					乙	★（677）	大蒜素	注射剂	
					乙	678	抗敌素（硫酸黏菌素）	注射剂	

续表

药品分类代码	药品分类					编号	药品名称	剂型	备注
					乙	679	利奈唑胺	口服常释剂型	限万古霉素治疗不可耐受的重症感染的二线治疗；限耐万古霉素的肠球菌感染患者
					乙	★（679）	利奈唑胺葡萄糖	注射剂	限万古霉素治疗不可耐受的重症感染的二线治疗；限耐万古霉素的肠球菌感染患者
					乙	★（673）	磷霉素	口服常释剂型	
					乙	★（673）	磷霉素氨丁三醇	口服散剂	
					乙	★（673）	磷霉素氨丁三醇	颗粒剂	
					乙	680	黏菌素	口服常释剂型	
					乙	681	青霉素皮试剂	注射剂	
XJ02		全身用抗真菌药							
XJ02A			全身用抗真菌药						
XJ02AA				抗生素类					
					甲	682	两性霉素 B	注射剂	
					乙	★（682）	两性霉素 B	脂质体注射剂	限因肾损伤或药物毒性而不能使用有效剂量两性霉素 B 的患者
XJ02AC				三唑类衍生物					
					甲	683	氟康唑	口服常释剂型	

续表

药品分类代码	药品分类					编号	药品名称	剂型	备注
					乙	684	伏立康唑	口服常释剂型	限伏立康唑注射剂的序贯治疗
					乙	★（684）	伏立康唑	口服液体剂	限伏立康唑注射剂的序贯治疗
					乙	★（684）	伏立康唑	注射剂	限有明确的重度免疫缺陷诊断并发严重真菌感染的临床证据；曲霉菌肺炎或中枢神经系统感染的患者
					乙	★（683）	氟康唑	颗粒剂	
					乙	★（683）	氟康唑	注射剂	
					乙	★（683）	氟康唑氯化钠	注射剂	
					乙	★（683）	氟康唑葡萄糖	注射剂	
					乙	685	伊曲康唑	口服常释剂型	
					乙	★（685）	伊曲康唑	颗粒剂	
					乙	★（685）	伊曲康唑	口服液体剂	限有 HIV 诊断或免疫缺陷患者口腔或食道真菌感染的患者
					乙	★（685）	伊曲康唑	注射剂	限重症侵袭性真菌感染的患者
XJ02AX				其他全身用抗真菌药					
					甲	★（504）	制霉素	口服常释剂型	
					乙	686	氟胞嘧啶	口服常释剂型	
					乙	★（686）	氟胞嘧啶	注射剂	

续表

药品分类代码	药品分类					编号	药品名称	剂型	备注
					乙	687	卡泊芬净	注射剂	限三唑类衍生物无效的念珠菌血症；其他治疗无效或不能耐受的侵袭性曲霉菌病的二线治疗
					乙	688	米卡芬净	注射剂	限三唑类衍生物无效的念珠菌血症；其他治疗无效或不能耐受的侵袭性曲霉菌病的二线治疗
XJ04		抗分枝杆菌药							
XJ04A			治疗结核病药						
XJ04AA				氨基水杨酸及其衍生物					
					甲	689	对氨基水杨酸钠	口服常释剂型	
					甲	★（689）	对氨基水杨酸钠	注射剂	
XJ04AB				抗生素类					
					甲	690	利福喷丁	口服常释剂型	
					甲	691	利福平	注射剂	
					甲	★（691）	利福平 利福平Ⅱ	口服常释剂型	
					乙	692	环丝氨酸	口服常释剂型	
					乙	693	卷曲霉素	注射剂	

药品分类代码	药品分类					编号	药品名称	剂型	备注
					乙	694	利福布汀	口服常释剂型	
					乙	695	利福霉素	注射剂	
XJ04AC				酰肼类					
					甲	696	异烟肼	口服常释剂型	
					甲	★(696)	异烟肼	注射剂	
					乙	697	帕司烟肼(对氨基水杨酸异烟肼)	口服常释剂型	
XJ04AD				硫脲衍生物					
					乙	698	丙硫异烟胺	口服常释剂型	
XJ04AK				其他治疗结核病药					
					甲	699	吡嗪酰胺	口服常释剂型	
					甲	700	乙胺丁醇	口服常释剂型	
XJ04AM				治疗结核病的复方制剂					
					乙	701	乙胺吡嗪利福异烟 乙胺吡嗪利福异烟Ⅱ	口服常释剂型	
					乙	702	乙胺利福异烟	口服常释剂型	
					乙	703	异福(利福平异烟肼)	口服常释剂型	
					乙	704	异福酰胺	口服常释剂型	

续表

药品分类代码	药品分类					编号	药品名称	剂型	备注
XJ04B			治疗麻风病药						
XJ04BA				治疗麻风病药					
					甲	705	氨苯砜	口服常释剂型	
					乙	706	氯法齐明	口服常释剂型	
XJ05		全身用抗病毒药							
XJ05A			直接作用的抗病毒药						
XJ05AB				核苷和核苷酸类，逆转录酶抑制剂除外					
					甲	★（459）	阿昔洛韦	口服常释剂型	
					甲	707	利巴韦林	口服常释剂型	
					乙	★（459）	阿昔洛韦	颗粒剂	
					乙	★（459）	阿昔洛韦	注射剂	
					乙	708	伐昔洛韦	口服常释剂型	
					乙	709	泛昔洛韦	口服常释剂型	
					乙	710	更昔洛韦	口服常释剂型	
					乙	★（710）	更昔洛韦	注射剂	
XJ05AC				环胺类					
					乙	711	金刚乙胺	口服常释剂型	

续表

药品分类代码	药品分类					编号	药品名称	剂型	备注
					乙	★（711）	金刚乙胺	口服液体剂	
					乙	★（711）	金刚乙胺	颗粒剂	
XJ05AD				膦酸衍生物					
					乙	712	膦甲酸钠	注射剂	
					乙	★（712）	膦甲酸钠氯化钠	注射剂	
					乙	★（712）	膦甲酸钠葡萄糖	注射剂	
XJ05AE				蛋白酶抑制剂					
					乙	713	沙奎那韦	口服常释剂型	限艾滋病病毒感染的患者
XJ05AF				核苷及核苷酸逆转录酶抑制剂					
					乙	714	阿德福韦酯	口服常释剂型	限有活动性乙型肝炎的明确诊断及检验证据
					乙	715	恩夫韦肽	注射剂	限艾滋病病毒感染的患者
					乙	716	恩曲他滨	口服常释剂型	限艾滋病病毒感染的患者
					乙	717	恩曲他滨替诺福韦	口服常释剂型	限艾滋病病毒感染的患者
					乙	718	恩替卡韦	口服常释剂型	限有活动性乙型肝炎的明确诊断及检验证据
					乙	719	拉米夫定	口服常释剂型	限有活动性乙型肝炎的明确诊断及检验证据或母婴乙型肝炎传播阻断

续表

药品分类代码	药品分类					编号	药品名称	剂型	备注
					乙	720	齐多夫定	口服液体剂	限艾滋病病毒感染的患者
					乙	★（720）	齐多夫定	注射剂	限艾滋病病毒感染的患者
					乙	721	替比夫定	口服常释剂型	限有活动性乙型肝炎的明确诊断及检验证据或母婴乙型肝炎传播阻断
					乙	722	替诺福韦二吡呋酯	口服常释剂型	限有活动性乙型肝炎的明确诊断及检验证据或母婴乙型肝炎传播阻断
XJ05AG				非核苷逆转录酶抑制剂					
					乙	723	利匹韦林	口服常释剂型	限艾滋病病毒感染的患者
XJ05AH				神经氨酶抑制剂					
					乙	724	奥司他韦	口服常释剂型	限重症流感高危人群及重症患者的抗流感病毒治疗
					乙	★（724）	奥司他韦	颗粒剂	限不宜使用奥司他韦口服常释剂型的儿童或吞咽困难患者
					乙	725	帕拉米韦氯化钠	注射剂	限重症流感高危人群及重症患者的抗流感病毒治疗
XJ05AR				艾滋病毒感染的抗病毒药物					
					甲	726	抗艾滋病用药		◇

续表

药品分类代码	药品分类					编号	药品名称	剂型	备注
					乙	727	齐多拉米双夫定	口服常释剂型	限艾滋病病毒感染的患者
					乙	728	洛匹那韦利托那韦	口服常释剂型	限艾滋病病毒感染的患者
XJ05AX				其他抗病毒药					
					乙	729	阿比多尔	口服常释剂型	限重症流感高危人群及重症患者的抗流感病毒治疗
XJ06		免疫血清及免疫球蛋白							
XJ06A			免疫血清						
					甲	730	白喉抗毒素	注射剂	
					甲	731	多价气性坏疽抗毒素	注射剂	
					甲	732	抗狂犬病血清	注射剂	
					甲	733	抗蝮蛇毒血清	注射剂	
					甲	734	抗五步蛇毒血清	注射剂	
					甲	735	抗眼镜蛇毒血清	注射剂	
					甲	736	抗银环蛇毒血清	注射剂	
					甲	737	破伤风抗毒素	注射剂	
					甲	738	肉毒抗毒素	注射剂	
					乙	739	A 型肉毒毒素	注射剂	限工伤保险
					乙	740	A 型肉毒抗毒素	注射剂	

续表

药品分类代码	药品分类					编号	药品名称	剂型	备注
XJ06B			免疫球蛋白类						
XJ06BA				普通人免疫球蛋白					
					乙	741	静注人免疫球蛋白（pH4）	注射剂	限原发性免疫球蛋白缺乏症、新生儿败血症、重型原发性免疫性血小板减少症、川崎病、全身型重症肌无力、急性格林巴利综合征患者
					乙	742	人免疫球蛋白	注射剂	限麻疹和传染性肝炎接触者的预防治疗
XJ06BB				特异性免疫球蛋白					
					乙	743	破伤风人免疫球蛋白	注射剂	
					乙	★（743）	马破伤风免疫球蛋白	注射剂	
					乙	744	人狂犬病免疫球蛋白	注射剂	
XJ07		疫苗类							
					甲	745	抗炭疽血清	注射剂	
					乙	746	人用狂犬病疫苗（Vero细胞）	注射剂	限工伤保险
					乙	★（746）	人用狂犬病疫苗（地鼠肾细胞）	注射剂	限工伤保险

续表

药品分类代码	药品分类					编号	药品名称	剂型	备注
					乙	★（746）	人用狂犬病疫苗（鸡胚细胞）	注射剂	限工伤保险
					乙	★（746）	人用狂犬病疫苗（人二倍体细胞）	注射剂	限工伤保险
XL	抗肿瘤药及免疫调节剂								
XL01		抗肿瘤药							
XL01A			烷化剂类						
XL01AA				氮芥类似物					
					甲	747	氮芥	注射剂	
					甲	748	环磷酰胺	口服常释剂型	
					甲	★（748）	环磷酰胺	注射剂	
					乙	749	苯丁酸氮芥	口服常释剂型	
					乙	750	美法仑	口服常释剂型	
					乙	751	硝卡芥	注射剂	
					乙	752	异环磷酰胺	注射剂	
XL01AB				烷基磺酸盐					
					甲	753	白消安	口服常释剂型	
					乙	★（753）	白消安	注射剂	
XL01AD				亚硝基脲类					

续表

药品分类代码	药品分类					编号	药品名称	剂型	备注
					甲	754	司莫司汀	口服常释剂型	
					乙	755	福莫司汀	注射剂	
					乙	756	卡莫司汀	注射剂	
					乙	757	洛莫司汀	口服常释剂型	
					乙	758	尼莫司汀	注射剂	
XL01AX				其他烷化剂					
					甲	759	塞替派	注射剂	
					乙	760	达卡巴嗪	注射剂	
					乙	761	替莫唑胺	口服常释剂型	限多形性胶质母细胞瘤、间变性星形细胞瘤患者
XL01B			抗代谢药						
XL01BA				叶酸类似物					
					甲	762	甲氨蝶呤	注射剂	
					乙	763	培美曲塞	注射剂	限局部晚期或转移性非鳞状细胞型非小细胞肺癌、恶性胸膜间皮瘤患者
XL01BB				嘌呤类似物					
					甲	764	巯嘌呤	口服常释剂型	
					乙	765	氟达拉滨	口服常释剂型	限B细胞慢性淋巴细胞白血病或滤泡淋巴瘤患者

续表

药品分类代码	药品分类					编号	药品名称	剂型	备注
					乙	★（765）	氟达拉滨	注射剂	限B细胞慢性淋巴细胞白血病或滤泡淋巴瘤患者
					乙	766	硫鸟嘌呤	口服常释剂型	
XL01BC				嘧啶类似物					
					甲	767	阿糖胞苷	注射剂	
					甲	★（462）	氟尿嘧啶	口服常释剂型	
					甲	★（462）	氟尿嘧啶	注射剂	
					乙	768	地西他滨	注射剂	限高危的骨髓增生异常综合征患者
					乙	★（462）	氟尿嘧啶氯化钠	注射剂	
					乙	★（462）	氟尿嘧啶葡萄糖	注射剂	
					乙	769	吉西他滨	注射剂	
					乙	770	卡莫氟	口服常释剂型	
					乙	771	卡培他滨	口服常释剂型	
					乙	772	去氧氟尿苷	口服常释剂型	
					乙	773	替吉奥	口服常释剂型	
					乙	774	替加氟	栓剂	
					乙	★（774）	替加氟	注射剂	
					乙	★（774）	替加氟氯化钠	注射剂	

续表

药品分类代码	药品分类					编号	药品名称	剂型	备注
XL01C			植物生物碱及其他天然药物						
XL01CA				长春花生物碱类及其类似药					
					甲	775	长春新碱	注射剂	
					乙	776	长春地辛	注射剂	
					乙	777	长春瑞滨	口服常释剂型	
					乙	★（777）	长春瑞滨	注射剂	
XL01CB				鬼臼毒素衍生物					
					甲	778	依托泊苷	注射剂	
					乙	779	替尼泊苷	注射剂	
					乙	780	托泊替康	口服常释剂型	
					乙	★（780）	托泊替康	注射剂	
					乙	781	伊立替康	注射剂	
					乙	★（778）	依托泊苷	口服常释剂型	
XL01CD				紫杉烷类					
					甲	782	紫杉醇	注射剂	
					乙	783	多西他赛	注射剂	

续表

药品分类代码	药品分类					编号	药品名称	剂型	备注
XL01CX				其他植物生物碱及天然药物					
					甲	784	高三尖杉酯碱	注射剂	
					甲	785	羟喜树碱	注射剂	
					乙	786	斑蝥酸钠维生素 B_6	注射剂	限晚期原发性肝癌、晚期肺癌患者
					乙	★（784）	高三尖杉酯碱氯化钠	注射剂	
					乙	787	榄香烯	口服液体剂	限晚期食道癌或晚期胃癌改善症状的辅助治疗
					乙	★（787）	榄香烯	注射剂	限癌性胸腹水的胸腔内或腹腔内注射治疗
					乙	788	羟基喜树碱氯化钠	注射剂	
					乙	789	三尖杉酯碱	注射剂	
XL01D			细胞毒类抗生素及相关药物						
XL01DA				放线菌素类					
					甲	790	放线菌素 D	注射剂	
XL01DB				蒽环类及相关药物					
					甲	791	多柔比星	注射剂	

续表

药品分类代码	药品分类					编号	药品名称	剂型	备注
					甲	792	柔红霉素	注射剂	
					乙	793	阿柔比星	注射剂	
					乙	794	吡柔比星	注射剂	
					乙	795	表柔比星	注射剂	
					乙	796	米托蒽醌	注射剂	
					乙	★（796）	米托蒽醌葡萄糖	注射剂	
					乙	★（796）	米托蒽醌氯化钠	注射剂	
					乙	797	伊达比星	注射剂	限二线用药
XL01DC				其他细胞毒类抗生素					
					甲	798	平阳霉素	注射剂	
					甲	799	丝裂霉素	注射剂	
					乙	800	博来霉素	注射剂	
XL01X			其他抗肿瘤药						
XL01XA				铂化合物					
					甲	801	卡铂	注射剂	
					甲	802	顺铂	注射剂	
					乙	803	奥沙利铂	注射剂	
					乙	804	洛铂	注射剂	

续表

药品分类代码	药品分类					编号	药品名称	剂型	备注
					乙	805	奈达铂	注射剂	
					乙	★（802）	顺铂氯化钠	注射剂	
XL01XB				甲基肼类					
XL01XC				单克隆抗体					
					乙	806	利妥昔单抗	注射剂	限复发或耐药的滤泡性中央型淋巴瘤（国际工作分类B、C和D亚型的B细胞非霍奇金淋巴瘤），CD20阳性Ⅲ~Ⅳ期滤泡性非霍奇金淋巴瘤，CD20阳性弥漫大B细胞性非霍奇金淋巴瘤；支付不超过8个疗程
XL01XE				蛋白激酶抑制剂					
					乙	807	埃克替尼	口服常释剂型	限EGFR基因敏感突变的晚期非小细胞肺癌患者
					乙	808	吉非替尼	口服常释剂型	限EGFR基因敏感突变的晚期非小细胞肺癌患者
					乙	809	伊马替尼	口服常释剂型	限有慢性髓性白血病诊断并有费城染色体阳性的检验证据的患者；有急性淋巴细胞白血病诊断并有费城染色体阳性的检验证据的儿童患者；难治的或复发的费城染色体阳性的急性淋巴细胞白血病成人患者；胃肠间质瘤患者

续表

药品分类代码	药品分类					编号	药品名称	剂型	备注
					乙	810	达沙替尼	口服常释剂型	限对伊马替尼耐药或不耐受的慢性髓细胞白血病患者
					乙	811	硼替佐米	注射剂	限多发性骨髓瘤、复发或难治性套细胞淋巴瘤患者,并满足以下条件:①每两个疗程需提供治疗有效的证据后方可继续支付;②由三级医院血液专科或血液专科医院医师处方
XL01XX				其他抗肿瘤药					
					甲	812	门冬酰胺酶	注射剂	
					甲	813	羟基脲	口服常释剂型	
					甲	★(490)	维 A 酸	口服常释剂型	
					乙	814	安吖啶	注射剂	
					乙	815	雌莫司汀	口服常释剂型	
					乙	816	甘氨双唑钠	注射剂	限头颈部恶性肿瘤患者
					乙	817	甲异靛	口服常释剂型	
					乙	818	六甲蜜胺	口服常释剂型	
					乙	819	亚砷酸(三氧化二砷)	注射剂	
					乙	★(819)	亚砷酸氯化钠	注射剂	
XL02		内分泌治疗用药							

药品分类代码	药品分类					编号	药品名称	剂型	备注
XL02A			激素类及相关药物						
					乙	820	丙氨瑞林	注射剂	
					乙	821	戈那瑞林	注射剂	
					乙	822	戈舍瑞林	缓释植入剂	
					乙	823	亮丙瑞林	微球注射剂	
					乙	★（823）	亮丙瑞林	缓释微球注射剂	
					乙	824	曲普瑞林	注射剂	
XL02B			激素拮抗剂及相关药物						
					甲	825	他莫昔芬	口服常释剂型	
					乙	826	阿那曲唑	口服常释剂型	
					乙	827	比卡鲁胺	口服常释剂型	
					乙	828	氟他胺	口服常释剂型	
					乙	829	来曲唑	口服常释剂型	
					乙	830	托瑞米芬	口服常释剂型	
					乙	831	依西美坦	口服常释剂型	
					乙	832	阿比特龙	口服常释剂型	限转移性去势抵抗性前列腺癌、新诊断的高危转移性内分泌治疗敏感性前列腺癌
XL03		免疫兴奋剂							

续表

药品分类代码	药品分类					编号	药品名称	剂型	备注
XL03A			免疫兴奋剂						
XL03AA				集落刺激因子					
					乙	833	聚乙二醇化重组人粒细胞刺激因子	注射剂	限前次化疗曾发生重度中性粒细胞减少合并发热的患者
					乙	834	重组人粒细胞刺激因子	注射剂	限放化疗后的骨髓抑制的患者
					乙	★(834)	重组人粒细胞刺激因子(CHO 细胞)	注射剂	限放化疗后的骨髓抑制的患者
					乙	835	重组人粒细胞巨噬细胞刺激因子	注射剂	限放化疗后的骨髓抑制的患者
XL03AB				干扰素类					
					乙	836	聚乙二醇干扰素 α-2a	注射剂	限丙型肝炎、慢性活动性乙型肝炎患者,连续使用 6 个月无效时停药,连续使用不超过 12 个月
					乙	837	聚乙二醇干扰素 α-2b	注射剂	限丙型肝炎、慢性活动性乙型肝炎患者,连续使用 6 个月无效时停药,连续使用不超过 12 个月
					乙	838	重组人干扰素 α-1b	注射剂	限白血病、淋巴瘤、黑色素瘤、肾癌、多发性骨髓瘤、丙型肝炎、慢性活动性乙型肝炎患者;丙型肝炎、慢性活动性乙型肝炎患者连续使用 6 个月无效时停药,连续使用不超过 12 个月

续表

药品分类代码	药品分类					编号	药品名称	剂型	备注
					乙	839	重组人干扰素 α-2a	注射剂	限白血病、淋巴瘤、黑色素瘤、肾癌、多发性骨髓瘤、丙型肝炎、慢性活动性乙型肝炎患者；丙型肝炎、慢性活动性乙型肝炎患者连续使用6个月无效时停药，连续使用不超过12个月
					乙	★（839）	重组人干扰素 α-2a（酵母）	注射剂	限白血病、淋巴瘤、黑色素瘤、肾癌、多发性骨髓瘤、丙型肝炎、慢性活动性乙型肝炎患者；丙型肝炎、慢性活动性乙型肝炎患者连续使用6个月无效时停药，连续使用不超过12个月
					乙	840	重组人干扰素 α-2b	注射剂	限白血病、淋巴瘤、黑色素瘤、肾癌、多发性骨髓瘤、丙型肝炎、慢性活动性乙型肝炎患者；丙型肝炎、慢性活动性乙型肝炎患者连续使用6个月无效时停药，连续使用不超过12个月
					乙	★（840）	重组人干扰素 α-2b（假单胞菌）	注射剂	限白血病、淋巴瘤、黑色素瘤、肾癌、多发性骨髓瘤、丙型肝炎、慢性活动性乙型肝炎患者；丙型肝炎、慢性活动性乙型肝炎患者连续使用6个月无效时停药，连续使用不超过12个月

续表

药品分类代码	药品分类					编号	药品名称	剂型	备注
					乙	★（840）	重组人干扰素 α-2b（酵母）	注射剂	限白血病、淋巴瘤、黑色素瘤、肾癌、多发性骨髓瘤、丙型肝炎、慢性活动性乙型肝炎患者；丙型肝炎、慢性活动性乙型肝炎患者连续使用 6 个月无效时停药，连续使用不超过 12 个月
XL03AC				白介素类					
					乙	841	重组人白介素 -11	注射剂	限放化疗引起的严重血小板减少患者
					乙	★（841）	重组人白介素 -11（Ⅰ）	注射剂	限放化疗引起的严重血小板减少患者
					乙	★（841）	重组人白介素 -11（酵母）	注射剂	限放化疗引起的严重血小板减少患者
					乙	842	重组人白介素 -2	注射剂	限肾细胞癌、黑色素瘤、癌性胸腹腔积液
					乙	★（842）	重组人白介素 -2（Ⅰ）	注射剂	限肾细胞癌、黑色素瘤、癌性胸腹腔积液
					乙	★（842）	重组人白介素 -2（^{125}Ala）	注射剂	限肾细胞癌、黑色素瘤、癌性胸腹腔积液
					乙	★（842）	重组人白介素 -2（^{125}Ser）	注射剂	限肾细胞癌、黑色素瘤、癌性胸腹腔积液
XL03AX				其他免疫增强剂					
					甲	843	肌苷	注射剂	

续表

药品分类代码	药品分类					编号	药品名称	剂型	备注
					乙	844	氨肽素	口服常释剂型	
					乙	845	草分枝杆菌 F.U.36	注射剂	
					乙	846	鲨肝醇	口服常释剂型	
					乙	847	维生素 B_4（腺嘌呤）	口服常释剂型	
					乙	848	胸腺法新	注射剂	限工伤保险
XL04		免疫抑制剂							
XL04A			免疫抑制剂						
XL04AA				选择性免疫抑制剂					
					乙	849	来氟米特	口服常释剂型	
					乙	850	吗替麦考酚酯	口服常释剂型	限器官移植后的抗排异反应
					乙	★（850）	吗替麦考酚酯	口服液体剂	限口服吞咽困难的器官移植后抗排异反应
					乙	851	麦考酚钠	口服常释剂型	限器官移植后的抗排异反应
					乙	852	西罗莫司	口服常释剂型	限器官移植后的抗排异反应
					乙	★（852）	西罗莫司	口服液体剂	限器官移植后的抗排异反应
					乙	853	抗人T细胞兔免疫球蛋白	注射剂	限器官移植排斥反应高危人群的诱导治疗；急性排斥反应的治疗；重型再生障碍性贫血

续表

药品分类代码	药品分类					编号	药品名称	剂型	备注
					乙	854	兔抗人胸腺细胞免疫球蛋白	注射剂	限器官移植排斥反应高危人群的诱导治疗；急性排斥反应的治疗；重型再生障碍性贫血
					乙	855	抗人T细胞猪免疫球蛋白	注射剂	限器官移植排斥反应高危人群的诱导治疗；急性排斥反应的治疗；重型再生障碍性贫血；原发性血小板减少性紫癜
					乙	856	巴利昔单抗	注射剂	限器官移植的诱导治疗
XL04AB				肿瘤坏死因子-α（TNF-α）抑制剂					
					乙	857	重组人Ⅱ型肿瘤坏死因子受体－抗体融合蛋白	注射剂	限诊断明确的类风湿关节炎经传统DMARDs治疗3~6个月疾病活动度下降低于50%者；诊断明确的强直性脊柱炎（不含放射学前期中轴性脊柱关节炎）NSAIDs充分治疗3个月疾病活动度下降低于50%者；需风湿病专科医师处方。限成人重度斑块状银屑病

续表

药品分类代码	药品分类					编号	药品名称	剂型	备注
					乙	858	戈利木单抗	注射剂	限诊断明确的类风湿关节炎经传统 DMARDs 治疗 3~6 个月疾病活动度下降低于 50% 者；诊断明确的强直性脊柱炎（不含放射学前期中轴性脊柱关节炎）NSAIDs 充分治疗 3 个月疾病活动度下降低于 50% 者；并需风湿病专科医师处方
XL04AC				白介素抑制剂					
					乙	859	托珠单抗	注射剂	限全身型幼年特发性关节炎的二线治疗；限诊断明确的类风湿关节炎经传统 DMARDs 治疗 3~6 个月疾病活动度下降低于 50% 者
XL04AD				钙神经素抑制剂					
					甲	860	环孢素	口服常释剂型	
					甲	★（860）	环孢素	口服液体剂	
					甲	★（860）	环孢素	注射剂	
					乙	★（502）	他克莫司	口服常释剂型	
					乙	★（502）	他克莫司	缓释控释剂型	
XL04AX				其他免疫抑制剂					
					甲	★（762）	甲氨蝶呤	口服常释剂型	

续表

药品分类代码	药品分类					编号	药品名称	剂型	备注
					甲	861	硫唑嘌呤	口服常释剂型	
					乙	862	吡非尼酮	口服常释剂型	限特发性肺纤维化患者
					乙	863	咪唑立宾	口服常释剂型	限器官移植后的抗排异反应
					乙	864	沙利度胺	口服常释剂型	
					乙	865	来那度胺	口服常释剂型	限曾接受过至少一种疗法的多发性骨髓瘤的成年患者，并满足以下条件：①每两个疗程需提供治疗有效的证据后方可继续支付；②由三级医院血液专科或血液专科医院医师处方
XM	肌肉－骨骼系统药物								
XM01		抗炎和抗风湿药							
XM01A			非甾体抗炎药和抗风湿药						
XM01AB				醋酸衍生物及相关药物					
					甲	866	双氯芬酸	口服常释剂型	
					甲	★（866）	双氯芬酸 双氯芬酸Ⅰ 双氯芬酸Ⅲ 双氯芬酸Ⅳ 双氯芬酸Ⅴ	缓释控释剂型	
					甲	867	吲哚美辛	栓剂	
					乙	★（866）	双氯芬酸	双释放肠溶胶囊	

药品分类代码	药品分类					编号	药品名称	剂型	备注
					乙	★（866）	双氯芬酸	肠溶缓释胶囊	
					乙	★（866）	双氯芬酸 双氯芬酸Ⅱ	栓剂	
					乙	868	氨糖美辛	口服常释剂型	
					乙	869	醋氯芬酸	口服常释剂型	
					乙	870	舒林酸	口服常释剂型	
					乙	871	酮咯酸氨丁三醇	注射剂	限手术后疼痛或严重急性疼痛的短期治疗
					乙	★（867）	吲哚美辛	口服常释剂型	
					乙	★（867）	吲哚美辛	缓释控释剂型	
XM01AC				昔康类					
					乙	872	吡罗昔康	口服常释剂型	
					乙	873	氯诺昔康	注射剂	
					乙	874	美洛昔康	口服常释剂型	
XM01AE				丙酸衍生物					
					甲	875	布洛芬	口服常释剂型	
					甲	876	小儿布洛芬	栓剂	
					乙	★（875）	布洛芬	口服液体剂	
					乙	★（875）	布洛芬	缓释控释剂型	

续表

药品分类代码	药品分类					编号	药品名称	剂型	备注
					乙	★（875）	布洛芬	颗粒剂	
					乙	★（875）	布洛芬	乳膏剂	▲
					乙	877	氟比洛芬	贴膏剂	
					乙	★（877）	氟比洛芬	巴布膏剂	
					乙	★（877）	氟比洛芬	凝胶贴膏剂	
					乙	878	氟比洛芬酯	注射剂	限不能口服药物或口服药物效果不理想的需术后镇痛的患者
					乙	879	精氨酸布洛芬	颗粒剂	
					乙	880	洛索洛芬	口服常释剂型	
					乙	★（880）	洛索洛芬	贴剂	
					乙	★（880）	洛索洛芬	贴膏剂	
					乙	881	萘普生	口服常释剂型	
					乙	★（881）	萘普生	缓释控释剂型	
					乙	882	右旋布洛芬	口服液体剂	限儿童
XM01AH				昔布类					
					乙	883	艾瑞昔布	口服常释剂型	限二线用药
					乙	884	帕瑞昔布	注射剂	限不能口服药物或口服药物效果不理想的需术后镇痛的患者
					乙	885	塞来昔布	口服常释剂型	限二线用药

续表

药品分类代码	药品分类					编号	药品名称	剂型	备注
					乙	886	依托考昔	口服常释剂型	限二线用药
XM01AX				其他非甾体抗炎药和抗风湿药					
					甲	887	萘丁美酮	口服常释剂型	
					甲	888	尼美舒利	口服常释剂型	
					乙	889	艾拉莫德	口服常释剂型	限活动性类风湿关节炎患者的二线治疗
					乙	890	氨基葡萄糖	口服常释剂型	限工伤保险
					乙	891	白芍总苷	口服常释剂型	
					乙	892	草乌甲素	口服常释剂型	
XM01C			特异性抗风湿药						
					甲	893	青霉胺	口服常释剂型	
XM02		关节和肌肉痛局部用药							
					乙	894	汉防己甲素	口服常释剂型	限单纯硅肺和煤硅肺患者
					乙	★（894）	汉防己甲素	注射剂	限单纯硅肺和煤硅肺患者
					乙	895	双氯芬酸二乙胺	软膏剂	
					乙	★（895）	双氯芬酸二乙胺	凝胶剂	
					乙	896	樟脑	软膏剂	
					乙	★（896）	樟脑	外用液体剂	

续表

药品分类代码	药品分类					编号	药品名称	剂型	备注
					乙	★（896）	樟脑	酯剂	
XM03		肌肉松弛药							
					甲	897	阿曲库铵	注射剂	
					甲	898	氯化琥珀胆碱	注射剂	
					甲	899	维库溴铵	注射剂	
					乙	900	巴氯芬	口服常释剂型	
					乙	901	苯磺顺阿曲库铵	注射剂	限阿曲库铵注射剂不能耐受的患者
					乙	902	复方氯唑沙宗	口服常释剂型	
					乙	903	罗库溴铵	注射剂	
					乙	904	米库氯铵	注射剂	
					乙	905	哌库溴铵	注射剂	
					乙	906	替扎尼定	口服常释剂型	
					乙	907	乙哌立松	口服常释剂型	
XM04		抗痛风药							
					甲	908	别嘌醇	口服常释剂型	
					甲	909	秋水仙碱	口服常释剂型	
					乙	910	苯溴马隆	口服常释剂型	
					乙	★（908）	别嘌醇	缓释控释剂型	

药品分类代码	药品分类					编号	药品名称	剂型	备注
					乙	911	非布司他	口服常释剂型	限肾功能不全或别嘌醇过敏的痛风患者
XM05		治疗骨病的药物							
					乙	912	阿仑膦酸钠	口服常释剂型	限中重度骨质疏松患者
					乙	913	胆维丁	口服乳剂	
					乙	★（913）	胆维丁	口服常释剂型	
					乙	914	利塞膦酸钠	口服常释剂型	限中重度骨质疏松患者
					乙	915	氯膦酸二钠	口服常释剂型	限癌症骨转移患者
					乙	★（915）	氯膦酸二钠	注射剂	限癌症骨转移患者
					乙	916	帕米膦酸二钠	注射剂	限癌症骨转移患者
					乙	★（916）	帕米膦酸二钠葡萄糖	注射剂	限癌症骨转移患者
					乙	917	羟乙膦酸钠	口服常释剂型	限中重度骨质疏松患者
					乙	918	伊班膦酸	注射剂	限重度骨质疏松或恶性肿瘤骨转移并有明显癌痛的患者
					乙	919	因卡膦酸二钠（英卡膦酸二钠）	注射剂	限恶性肿瘤骨转移并有明显癌痛的患者
					乙	920	唑来膦酸	注射剂	限重度骨质疏松或癌症骨转移患者
XM09		其他肌肉－骨骼系统疾病用药							
					乙	921	玻璃酸钠	注射剂	

续表

药品分类代码	药品分类					编号	药品名称	剂型	备注
XN	神经系统药物								
XN01		麻醉剂							
XN01A			全身麻醉剂						
XN01AB				卤代烃类					
					甲	922	恩氟烷	液体剂	
					乙	923	地氟烷	溶液剂	
					乙	924	七氟烷	吸入用溶液剂	
					乙	★（924）	七氟烷	吸入溶液剂	
XN01AH				阿片类麻醉药					
					甲	925	芬太尼	注射剂	
					乙	926	瑞芬太尼	注射剂	
					乙	927	舒芬太尼	注射剂	
XN01AX				其他全身麻醉药					
					甲	928	丙泊酚	注射剂	
					甲	929	氯胺酮	注射剂	
					乙	930	丙泊酚中/长链脂肪乳	注射剂	限丙泊酚注射剂不能耐受的患者
					乙	931	羟丁酸钠	注射剂	

续表

药品分类代码	药品分类					编号	药品名称	剂型	备注
					乙	932	氧化亚氮	气体剂型	
					乙	933	依托咪酯	注射剂	
XN01B			局部麻醉剂						
XN01BA				氨基苯甲酸酯类					
					甲	934	丁卡因	注射剂	
					乙	★（934）	丁卡因	凝胶剂	
					乙	935	氯普鲁卡因	注射剂	
XN01BB				酰胺类					
					甲	936	布比卡因	注射剂	
					乙	937	复方阿替卡因	注射剂	
					乙	★（296）	利多卡因	吸入剂	
					乙	★（296）	利多卡因	凝胶剂	
					乙	★（296）	利多卡因 利多卡因 I	胶浆剂	
					乙	938	罗哌卡因	注射剂	
					乙	939	左布比卡因	注射剂	限布比卡因注射剂不能耐受的患者
XN01BX				其他局部麻醉药					
					乙	940	达克罗宁	胶浆剂	

续表

药品分类代码	药品分类					编号	药品名称	剂型	备注
					乙	941	辣椒碱	软膏剂	
XN02		镇痛药							
XN02A			阿片类						
XN02AA				天然阿片碱					
					甲	942	吗啡	口服常释剂型	
					甲	★（942）	吗啡	缓释控释剂型	
					甲	★（942）	吗啡	注射剂	
					乙	943	氨酚待因Ⅰ 氨酚待因Ⅱ	口服常释剂型	
					乙	944	氨酚双氢可待因	口服常释剂型	
					乙	945	可待因	注射剂	
					乙	946	洛芬待因	口服常释剂型	
					乙	★（946）	洛芬待因	缓释控释剂型	
					乙	★（942）	吗啡	口服液体剂	
					乙	★（942）	吗啡	栓剂	
					乙	947	纳美芬	注射剂	限急救抢救
					乙	948	羟考酮	口服常释剂型	
					乙	★（948）	羟考酮	缓释控释剂型	
					乙	★（948）	羟考酮	注射剂	

药品分类代码	药品分类					编号	药品名称	剂型	备注
					乙	949	氢吗啡酮	注射剂	
					乙	950	双氢可待因	口服常释剂型	
XN02AB				苯基哌啶衍生物					
					甲	951	哌替啶	注射剂	
					乙	★（925）	芬太尼	贴剂	限癌症疼痛患者或其他方法难以控制的重度疼痛
XN02AF				吗啡烷衍生物					
					乙	952	布托啡诺	注射剂	
					乙	953	纳布啡	注射剂	限复合麻醉
XN02AX				其他阿片类药					
					乙	954	氨酚曲马多	口服常释剂型	
					乙	955	丁丙诺啡	透皮贴剂	限非阿片类止痛剂不能控制的慢性中重度疼痛的患者
					乙	956	曲马多	口服常释剂型	
					乙	★（956）	曲马多 曲马多Ⅱ	缓释控释剂型	
					乙	★（956）	曲马多	注射剂	
XN02B			其他解热镇痛药						
XN02BA				水杨酸及其衍生物					

续表

药品分类代码	药品分类					编号	药品名称	剂型	备注
					乙	957	复方阿司匹林	口服常释剂型	
					乙	958	小儿复方阿司匹林	口服常释剂型	
					乙	959	赖氨匹林	注射剂	
XN02BB				吡唑啉酮类					
					甲	960	去痛片	口服常释剂型	
					乙	961	安乃近	滴鼻剂	
					乙	★（961）	安乃近	口服常释剂型	
					乙	962	米格来宁	口服常释剂型	
XN02BE				酰基苯胺类					
					甲	963	对乙酰氨基酚	口服常释剂型	
					甲	★（963）	对乙酰氨基酚	颗粒剂	
					甲	964	小儿对乙酰氨基酚	口服常释剂型	
					乙	965	氨酚羟考酮	口服常释剂型	
					乙	★（963）	对乙酰氨基酚	缓释控释剂型	
					乙	★（963）	对乙酰氨基酚	口服液体剂	
					乙	★（963）	对乙酰氨基酚	栓剂	
					乙	966	复方对乙酰氨基酚	口服常释剂型	
XN02BG				其他解热镇痛药					

续表

药品分类代码	药品分类					编号	药品名称	剂型	备注
					乙	967	罗通定	口服常释剂型	
					乙	★（967）	罗通定	注射剂	
					乙	968	普瑞巴林	口服常释剂型	
XN02C			抗偏头痛药						
XN02CC				选择性 5- 羟色胺（5-HT_1）受体激动剂					
					乙	969	利扎曲普坦	口服常释剂型	限偏头痛急性发作患者的二线用药
					乙	970	舒马普坦	口服常释剂型	限偏头痛急性发作患者的二线用药
					乙	971	佐米曲普坦	口服常释剂型	限偏头痛急性发作患者的二线用药
XN03		抗癫痫药							
XN03A			抗癫痫药						
XN03AA				巴比妥类及衍生物					
					甲	972	苯巴比妥	口服常释剂型	
					甲	★（972）	苯巴比妥	注射剂	
					乙	973	扑米酮	口服常释剂型	

续表

药品分类代码	药品分类					编号	药品名称	剂型	备注
XN03AB				乙内酰脲类衍生物					
					甲	974	苯妥英钠	口服常释剂型	
XN03AE				苯二氮䓬衍生物					
					甲	975	氯硝西泮	口服常释剂型	
					乙	★（975）	氯硝西泮	注射剂	
XN03AF				氨甲酰衍生物					
					甲	976	卡马西平	口服常释剂型	
					甲	977	奥卡西平	口服常释剂型	
					乙	★（976）	卡马西平	缓释控释剂型	
					乙	★（977）	奥卡西平	口服液体剂	
XN03AG				脂肪酸衍生物					
					甲	978	丙戊酸钠	口服常释剂型	
					乙	★（978）	丙戊酸钠	口服液体剂	
					乙	★（978）	丙戊酸钠 丙戊酸钠 I	缓释控释剂型	
					乙	★（978）	丙戊酸钠	注射剂	
					乙	979	丙戊酸镁	口服常释剂型	
					乙	★（979）	丙戊酸镁	缓释控释剂型	

药品分类代码	药品分类					编号	药品名称	剂型	备注
XN03AX				其他抗癫痫药					
					乙	980	加巴喷丁	口服常释剂型	
					乙	981	拉莫三嗪	口服常释剂型	
					乙	982	托吡酯	口服常释剂型	
					乙	983	左乙拉西坦	口服常释剂型	
					乙	★（983）	左乙拉西坦	口服液体剂	限儿童
					乙	984	拉考沙胺	口服常释剂型	
					乙	985	唑尼沙胺	口服常释剂型	
XN04		抗帕金森病药							
XN04A			抗胆碱能药						
					甲	986	苯海索	口服常释剂型	
XN04B			多巴胺类药						
XN04BA				多巴和其衍生物					
					甲	987	多巴丝肼	口服常释剂型	
					甲	988	左旋多巴	口服常释剂型	
					乙	989	卡比多巴	口服常释剂型	
					乙	990	屈昔多巴	口服常释剂型	限二线用药
					乙	991	卡左双多巴（左旋多巴 / 卡比多巴）	缓释控释剂型	

续表

药品分类代码	药品分类					编号	药品名称	剂型	备注
					乙	992	复方卡比多巴	口服常释剂型	
XN04BB				金刚烷衍生物					
					甲	993	金刚烷胺	口服常释剂型	
XN04BC				多巴胺激动剂					
					甲	994	阿扑吗啡	注射剂	
					乙	995	吡贝地尔	缓释控释剂型	
					乙	996	罗匹尼罗	口服常释剂型	限二线用药
					乙	★（996）	罗匹尼罗	缓释控释剂型	限二线用药
					乙	997	普拉克索	缓释控释剂型	限二线用药
					乙	★（997）	普拉克索	口服常释剂型	
XN04BD				单胺氧化酶 B 抑制剂					
					乙	998	司来吉兰	口服常释剂型	
					乙	999	雷沙吉兰	口服常释剂型	限二线用药
XN04BX				其他多巴胺类药					
					乙	1000	恩他卡朋	口服常释剂型	限二线用药
					乙	1001	恩他卡朋双多巴 恩他卡朋双多巴Ⅱ 恩他卡朋双多巴Ⅲ 恩他卡朋双多巴Ⅳ	口服常释剂型	限二线用药

续表

药品分类代码	药品分类					编号	药品名称	剂型	备注
XN05		精神安定药							
XN05A			抗精神病药						
XN05AA				吩噻嗪与脂肪族侧链					
					甲	1002	氯丙嗪	口服常释剂型	
					甲	★（1002）	氯丙嗪	注射剂	
					乙	1003	复方盐酸氯丙嗪	注射剂	
XN05AB				吩噻嗪与哌嗪结构					
					甲	1004	奋乃静	口服常释剂型	
					甲	★（1004）	奋乃静	注射剂	
					甲	1005	三氟拉嗪	口服常释剂型	
					乙	1006	氟奋乃静	口服常释剂型	
					乙	★（1006）	氟奋乃静	注射剂	
					乙	1007	癸氟奋乃静	注射剂	
XN05AC				含哌啶结构的吩噻嗪类					
					乙	1008	哌泊塞嗪	注射剂	
XN05AD				丁酰苯衍生物					

续表

药品分类代码	药品分类					编号	药品名称	剂型	备注
					甲	1009	氟哌啶醇	口服常释剂型	
					甲	★（1009）	氟哌啶醇	注射剂	
					乙	1010	氟哌利多	注射剂	
XN05AE				吲哚衍生物					
					乙	1011	齐拉西酮	口服常释剂型	
					乙	★（1011）	齐拉西酮	注射剂	限不配合口服给药的患者
XN05AF				噻吨衍生物					
					乙	1012	氯普噻吨	口服常释剂型	
					乙	★（1012）	氯普噻吨	注射剂	
XN05AG				二苯丁基哌啶衍生物					
					甲	1013	五氟利多	口服常释剂型	
XN05AH				二氮䓬类、去甲羟二氮䓬类和硫氮杂䓬类					
					甲	1014	喹硫平	口服常释剂型	
					甲	1015	氯氮平	口服常释剂型	
					乙	1016	奥氮平	口服常释剂型	
					乙	★（1015）	氯氮平	口腔崩解片	

续表

药品分类代码	药品分类					编号	药品名称	剂型	备注
					乙	★（1016）	奥氮平	口腔崩解片	限吞咽困难的患者
XN05AL				苯甲酰胺类					
					甲	1017	舒必利	口服常释剂型	
					甲	★（1017）	舒必利	注射剂	
					乙	1018	氨磺必利	口服常释剂型	
					乙	1019	硫必利	口服常释剂型	
					乙	★（1019）	硫必利	注射剂	
XN05AN				锂					
					甲	1020	碳酸锂	口服常释剂型	
					乙	★（1020）	碳酸锂	缓释控释剂型	
XN05AX				其他抗精神病药					
					甲	1021	阿立哌唑	口服常释剂型	
					甲	★（1021）	阿立哌唑	口腔崩解片	
					乙	1022	利培酮	口服常释剂型	
					乙	★（1022）	利培酮	口服液体剂	
					乙	★（1022）	利培酮	口腔崩解片	
					乙	★（1022）	利培酮	微球注射剂	限不配合口服给药的患者
					乙	1023	帕利哌酮	缓释控释剂型	

续表

药品分类代码	药品分类					编号	药品名称	剂型	备注
					乙	★（1023）	帕利哌酮	注射剂	限不配合口服给药的患者
					乙	1024	哌罗匹隆	口服常释剂型	
XN05B			抗焦虑药						
XN05BA				苯二氮䓬衍生物					
					甲	1025	阿普唑仑	口服常释剂型	
					甲	1026	地西泮	口服常释剂型	
					甲	★（1026）	地西泮	注射剂	
					甲	1027	劳拉西泮	口服常释剂型	
					乙	1028	奥沙西泮	口服常释剂型	
XN05BB				二苯甲烷衍生物					
					甲	1029	羟嗪	口服常释剂型	
XN05BE				氮杂螺癸烷二酮衍生物					
					甲	1030	丁螺环酮	口服常释剂型	
					乙	1031	坦度螺酮	口服常释剂型	
XN05C			催眠药和镇静药						
XN05CA				巴比妥类的单方制剂					

续表

药品分类代码	药品分类					编号	药品名称	剂型	备注
					乙	1032	司可巴比妥	口服常释剂型	
					乙	1033	异戊巴比妥	注射剂	
XN05CD				苯二氮䓬衍生物					
					甲	1034	艾司唑仑	口服常释剂型	
					甲	1035	咪达唑仑	注射剂	
					乙	★（1035）	咪达唑仑	口服常释剂型	
					乙	1036	硝西泮	口服常释剂型	
XN05CF				苯二氮䓬类相关药物					
					乙	1037	右佐匹克隆	口服常释剂型	
					乙	1038	扎来普隆	口服常释剂型	
					乙	1039	佐匹克隆	口服常释剂型	
					乙	1040	唑吡坦	口服常释剂型	
XN05CM				其他催眠镇静剂					
					乙	1041	右美托咪定	注射剂	
XN06		精神兴奋药							
XN06A			抗抑郁药						
XN06AA				非选择性单胺重摄取抑制剂					

续表

药品分类代码	药品分类					编号	药品名称	剂型	备注
					甲	1042	阿米替林	口服常释剂型	
					甲	1043	丙米嗪	口服常释剂型	
					甲	★（499）	多塞平	口服常释剂型	
					甲	1044	氯米帕明	口服常释剂型	
					甲	★（1044）	氯米帕明	注射剂	
					乙	1045	马普替林	口服常释剂型	
XN06AB				选择性 5- 羟色胺再摄取抑制剂					
					甲	1046	帕罗西汀	口服常释剂型	
					甲	1047	艾司西酞普兰	口服常释剂型	
					甲	1048	氟西汀	口服常释剂型	
					乙	1049	氟伏沙明	口服常释剂型	
					乙	1050	舍曲林	口服常释剂型	
					乙	1051	西酞普兰	口服常释剂型	
XN06AX				其他抗抑郁药					
					甲	1052	米氮平	口服常释剂型	
					甲	1053	文拉法辛	口服常释剂型	
					甲	★（1053）	文拉法辛	缓释控释剂型	
					乙	1054	阿戈美拉汀	口服常释剂型	

药品分类代码	药品分类					编号	药品名称	剂型	备注
					乙	1055	度洛西汀	口服常释剂型	
					乙	1056	吗氯贝胺	口服常释剂型	
					乙	1057	米安色林	口服常释剂型	
					乙	1058	米那普仑	口服常释剂型	
					乙	1059	曲唑酮	口服常释剂型	
					乙	1060	瑞波西汀	口服常释剂型	
					乙	1061	噻奈普汀	口服常释剂型	
XN06B			用于儿童注意缺陷障碍伴多动症和促智的精神兴奋药						
					甲	1062	石杉碱甲	口服常释剂型	
					乙	1063	甲氯芬酯	口服常释剂型	
					乙	1064	咖啡因	注射剂	
					乙	1065	哌甲酯	口服常释剂型	
					乙	★（1065）	哌甲酯	缓释控释剂型	限由专科医生采用DSM- Ⅳ诊断标准作出明确诊断的儿童患者
					乙	★（1065）	哌甲酯	注射剂	
					乙	1066	托莫西汀	口服常释剂型	

续表

药品分类代码	药品分类					编号	药品名称	剂型	备注
XN06C			精神安定药和精神兴奋药的复方制剂						
					乙	1067	氟哌噻吨美利曲辛	口服常释剂型	
XN06D			抗痴呆药						
					乙	1068	多奈哌齐	口服常释剂型	限明确诊断的阿尔茨海默病患者
					乙	★（1068）	多奈哌齐	口腔崩解片	限明确诊断的阿尔茨海默病患者
					乙	1069	加兰他敏	口服常释剂型	限明确诊断的阿尔茨海默病患者
					乙	1070	卡巴拉汀	口服常释剂型	限明确诊断的阿尔茨海默病患者
					乙	1071	美金刚	口服常释剂型	限明确诊断的中重度至重度阿尔茨海默型痴呆患者
					乙	★（1071）	美金刚	口服溶液剂	限吞咽困难且明确诊断的中重度至重度阿尔茨海默型痴呆患者
					乙	1072	利斯的明	贴剂	限明确诊断的阿尔茨海默病患者
					乙	★（1069）	加兰他敏	注射剂	
XN07		其他神经系统药物							
XN07A			拟副交感神经药						

续表

药品分类代码	药品分类					编号	药品名称	剂型	备注
					甲	1073	新斯的明	注射剂	
					甲	1074	溴吡斯的明	口服常释剂型	
					甲	1075	溴新斯的明	口服常释剂型	
XN07B			用于成瘾疾病的药物						
					乙	1076	美沙酮	口服常释剂型	
					乙	★（1076）	美沙酮	口服液体剂	
					乙	1077	纳曲酮	口服常释剂型	
XN07C			抗眩晕药						
					甲	1078	倍他司汀	口服常释剂型	
					甲	1079	地芬尼多	口服常释剂型	
					甲	1080	氟桂利嗪	口服常释剂型	
					乙	★（1078）	倍他司汀	注射剂	
XN07X			其他神经系统药物						
					乙	1081	胞磷胆碱	口服常释剂型	
					乙	★（1081）	胞磷胆碱（胞二磷胆碱）	注射剂	限出现意识障碍的急性颅脑外伤和脑手术后患者，支付不超过 14 天
					乙	1082	吡拉西坦	注射剂	限脑外伤所致的脑功能障碍患者，支付不超过 14 天

续表

药品分类代码	药品分类					编号	药品名称	剂型	备注
					乙	★（1082）	吡拉西坦（乙酰胺吡咯烷酮）	口服常释剂型	
					乙	1083	丁苯酞	口服常释剂型	限新发的中度急性缺血性脑卒中患者发作72小时以内开始使用，支付不超过20天
					乙	★（1083）	丁苯酞氯化钠	注射剂	限新发的急性中度缺血性脑卒中患者在发作48小时内开始使用，支付不超过14天
					乙	1084	谷维素	口服常释剂型	
					乙	1085	环轮宁	注射剂	
					乙	1086	利鲁唑	口服常释剂型	
					乙	1087	天麻素	口服常释剂型	
					乙	★（1087）	天麻素	注射剂	限无法口服的血管神经性头痛或眩晕症患者，支付不超过14天
XP	抗寄生虫药，杀虫药和驱虫药								
XP01		抗原虫药							
XP01A			治疗阿米巴病和其他原虫病药						
					乙	1088	双碘喹啉	口服常释剂型	
XP01B			抗疟药						

药品分类代码	药品分类					编号	药品名称	剂型	备注
					甲	1089	伯氨喹	口服常释剂型	
					甲	1090	蒿甲醚	口服常释剂型	
					甲	1091	奎宁	口服常释剂型	
					甲	1092	氯喹	口服常释剂型	
					甲	★(1092)	氯喹	注射剂	
					甲	1093	青蒿素类药物		◇
					甲	1094	乙胺嘧啶	口服常释剂型	
					乙	1095	咯萘啶	口服常释剂型	
					乙	★(1095)	咯萘啶	注射剂	
					乙	1096	磺胺多辛乙胺嘧啶	口服常释剂型	
					乙	★(1091)	奎宁	注射剂	
					乙	1097	哌喹	口服常释剂型	
					乙	1098	羟氯喹	口服常释剂型	
					乙	1099	青蒿素	栓剂	
XP01C			抗利什曼病和锥虫病药物						
					甲	1100	葡萄糖酸锑钠	注射剂	
XP02		抗蠕虫药							
XP02B			抗吸虫药						

续表

药品分类代码	药品分类					编号	药品名称	剂型	备注
					甲	1101	吡喹酮	口服常释剂型	
XP02C			抗线虫药						
					甲	1102	阿苯达唑	口服常释剂型	
					甲	1103	甲苯咪唑	口服常释剂型	
					乙	1104	哌嗪	口服常释剂型	
					乙	★（1104）	哌嗪	锭剂	
					乙	1105	双羟萘酸噻嘧啶	口服常释剂型	
					乙	★（1105）	双羟萘酸噻嘧啶	颗粒剂	
					乙	★（1105）	双羟萘酸噻嘧啶	栓剂	
XP03		包括杀疥螨药、杀虫剂及驱虫剂的杀体外寄生虫药							
					乙	1106	克罗米通	软膏剂	
					乙	1107	林旦	软膏剂	
XR	呼吸系统								
XR01		鼻部制剂							
XR01A			减轻充血药及其他鼻局部用药						
XR01AA				单方拟交感神经药					

续表

药品分类代码	药品分类					编号	药品名称	剂型	备注
					甲	★（305）	麻黄碱	滴鼻剂	
					乙	1108	羟甲唑啉	吸入剂	
					乙	★（1108）	羟甲唑啉	滴鼻剂	
					乙	1109	赛洛唑啉	滴鼻剂	
XR01AB				不包括皮质激素的拟交感神经药复方制剂					
					乙	1110	呋麻	滴鼻剂	
XR01AC				不包括皮质激素的抗过敏药物					
					乙	1111	奥洛他定	口服常释剂型	限二线用药
					乙	1112	氮䓬斯汀	吸入剂	
					乙	1113	色甘酸钠	滴鼻剂	
					乙	1114	左卡巴斯汀	吸入剂	
					乙	1115	色甘萘甲那敏	鼻用喷雾剂	
XR01AD				皮质激素类					
					甲	★（473）	倍氯米松	吸入剂	
					乙	1116	倍氯米松福莫特罗	气雾剂	
					乙	1117	布地奈德	吸入剂	

续表

药品分类代码	药品分类					编号	药品名称	剂型	备注
					乙	★（483）	氟替卡松	吸入剂	
					乙	★（479）	糠酸莫米松	吸入剂	
					乙	★（482）	曲安奈德	吸入剂	
XR03		用于阻塞性气道疾病的药物							
XR03A			吸入的肾上腺素能类药						
					甲	1118	沙丁胺醇	吸入剂	
					乙	1119	布地奈德福莫特罗Ⅰ 布地奈德福莫特罗Ⅱ	吸入剂	
					乙	1120	福莫特罗	吸入剂	
					乙	1121	沙美特罗	吸入剂	
					乙	1122	沙美特罗替卡松	吸入剂	
					乙	1123	特布他林	吸入剂	
XR03B			治疗阻塞性气道疾病的其他吸入药物						
					甲	1124	异丙托溴铵	吸入剂	
					乙	1125	复方异丙托溴铵	吸入剂	
					乙	1126	噻托溴铵	吸入剂	
					乙	★（1113）	色甘酸钠	吸入剂	
XR03C			全身用肾上腺素类药						

续表

药品分类代码	药品分类					编号	药品名称	剂型	备注
					甲	1127	班布特罗	口服常释剂型	
					甲	★（1118）	沙丁胺醇	口服常释剂型	
					甲	★（1123）	特布他林	口服常释剂型	
					乙	★（1127）	班布特罗	口服液体剂	
					乙	★（1127）	班布特罗	颗粒剂	
					乙	1128	丙卡特罗	口服常释剂型	
					乙	★（1128）	丙卡特罗	口服液体剂	
					乙	★（1128）	丙卡特罗	颗粒剂	
					乙	1129	复方甲氧那明	口服常释剂型	
					乙	1130	克仑特罗	栓剂	
					乙	★（1118）	沙丁胺醇 沙丁胺醇Ⅱ	缓释控释剂型	
					乙	★（1118）	沙丁胺醇	注射剂	
					乙	★（1123）	特布他林	注射剂	
					乙	1131	茚达特罗	粉雾剂	限二线用药
XR03D			治疗阻塞性气道疾病的其他全身用药物						
XR03DA				黄嘌呤类					
					甲	1132	氨茶碱	口服常释剂型	

药品分类代码	药品分类					编号	药品名称	剂型	备注
					甲	★（1132）	氨茶碱	缓释控释剂型	
					甲	★（1132）	氨茶碱	注射剂	
					甲	1133	茶碱	口服常释剂型	
					甲	★（1133）	茶碱 茶碱Ⅱ	缓释控释剂型	
					乙	1134	多索茶碱	口服常释剂型	
					乙	★（1134）	多索茶碱	注射剂	限无法口服且氨茶碱不能耐受的患者
					乙	1135	二羟丙茶碱	口服常释剂型	
					乙	★（1135）	二羟丙茶碱	注射剂	
XR03DC				白三烯受体拮抗剂					
					乙	1136	孟鲁司特	口服常释剂型	
					乙	★（1136）	孟鲁司特	咀嚼片	限儿童
					乙	★（1136）	孟鲁司特	颗粒剂	限儿童
XR05		咳嗽和感冒制剂							
XR05C			不含复方镇咳药的祛痰药						
					甲	1137	氨溴索	口服常释剂型	
					甲	1138	半胱氨酸	注射剂	

续表

药品分类代码	药品分类					编号	药品名称	剂型	备注
					甲	1139	溴己新	口服常释剂型	
					甲	1140	羧甲司坦	口服常释剂型	
					乙	★（1137）	氨溴索	口服液体剂	
					乙	1141	桉柠蒎	口服常释剂型	▲
					乙	★（1137）	氨溴索	颗粒剂	
					乙	★（1137）	氨溴索	注射剂	限无法使用氨溴索口服制剂的排痰困难患者
					乙	1142	福多司坦	口服常释剂型	限二线用药
					乙	★（1140）	羧甲司坦	口服液体剂	
					乙	★（1139）	溴己新	注射剂	限无法使用溴己新口服制剂的排痰困难患者
					乙	1143	乙酰半胱氨酸	口服常释剂型	
					乙	★（1143）	乙酰半胱氨酸	颗粒剂	
					乙	★（1143）	乙酰半胱氨酸	吸入剂	
XR05D			不含复方祛痰药的镇咳药						
					甲	★（945）	可待因	口服常释剂型	
					甲	1144	喷托维林	口服常释剂型	
					乙	1145	二氧丙嗪	口服常释剂型	
					乙	1146	右美沙芬	口服常释剂型	▲

续表

药品分类代码	药品分类					编号	药品名称	剂型	备注
					乙	★（1146）	右美沙芬	口服液体剂	▲
					乙	★（1146）	右美沙芬	颗粒剂	▲
					乙	★（1146）	右美沙芬	缓释混悬剂	▲
XR05F			镇咳药与祛痰药的复方						
					甲	1147	复方甘草	口服常释剂型	
					甲	★（1147）	复方甘草	口服液体剂	
					乙	1148	可愈	口服液体剂	▲；限二线用药
XR05X			其他感冒制剂						
					乙	1149	缓解感冒症状的复方OTC 制剂		◇；▲
XR06		全身用抗组胺药							
					甲	1150	苯海拉明	口服常释剂型	
					甲	★（1150）	苯海拉明	注射剂	
					甲	1151	氯苯那敏	口服常释剂型	
					甲	1152	氯雷他定	口服常释剂型	
					甲	1153	赛庚啶	口服常释剂型	
					甲	1154	异丙嗪	注射剂	
					甲	★（1154）	异丙嗪	口服常释剂型	
					甲	1155	小儿异丙嗪	口服常释剂型	

续表

药品分类代码	药品分类					编号	药品名称	剂型	备注
					乙	1156	阿伐斯汀	口服常释剂型	
					乙	1157	贝他斯汀	口服常释剂型	限二线用药
					乙	1158	茶苯海明	口服常释剂型	
					乙	1159	地氯雷他定	口服常释剂型	限二线用药
					乙	★（1159）	地氯雷他定	口服液体剂	限儿童
					乙	★（1151）	氯苯那敏	注射剂	
					乙	★（1152）	氯雷他定	口服液体剂	
					乙	1160	咪唑斯汀	缓释控释剂型	
					乙	1161	曲普利啶	口服常释剂型	
					乙	1162	去氯羟嗪	口服常释剂型	
					乙	1163	酮替芬	口服常释剂型	
					乙	★（1163）	酮替芬	吸入剂	
					乙	1164	西替利嗪	口服常释剂型	
					乙	★（1164）	西替利嗪	口服液体剂	限儿童
					乙	1165	依巴斯汀	口服常释剂型	
					乙	1166	依美斯汀	缓释控释剂型	限二线用药
					乙	1167	左西替利嗪	口服常释剂型	限二线用药
					乙	★（1167）	左西替利嗪	口服液体剂	限儿童

续表

药品分类代码	药品分类					编号	药品名称	剂型	备注
XR07		其他呼吸系统药物							
					甲	1168	贝美格	注射剂	
					甲	1169	洛贝林	注射剂	
					甲	1170	尼可刹米	注射剂	
					乙	1171	多沙普仑	注射剂	
					乙	1172	二甲弗林	注射剂	
					乙	1173	牛肺表面活性剂	注射剂	限新生儿
					乙	1174	猪肺磷脂	注射剂	限新生儿
XS	感觉器官药物								
XS01		眼科用药							
XS01A			抗感染药						
					甲	★（459）	阿昔洛韦	滴眼剂	
					甲	★（489）	红霉素	眼膏剂	
					甲	★（467）	金霉素	眼膏剂	
					甲	★（707）	利巴韦林	滴眼剂	
					甲	★（691）	利福平	滴眼剂	
					甲	★（595）	氯霉素	滴眼剂	
					甲	1175	羟苄唑	滴眼剂	

续表

药品分类代码	药品分类					编号	药品名称	剂型	备注
					甲	★（654）	庆大霉素	滴眼剂	
					甲	★（659）	左氧氟沙星	滴眼剂	
					乙	★（683）	氟康唑	滴眼剂	
					乙	★（710）	更昔洛韦	眼用凝胶	
					乙	★（431）	环丙沙星	眼膏剂	
					乙	★（431）	环丙沙星	滴眼剂	
					乙	1176	磺胺醋酰钠	滴眼剂	
					乙	★（493）	林可霉素	滴眼剂	
					乙	1177	那他霉素	滴眼剂	
					乙	★（486）	诺氟沙星	滴眼剂	
					乙	★（656）	妥布霉素	眼膏剂	
					乙	★（656）	妥布霉素	滴眼剂	
					乙	1178	氧氟沙星	眼膏剂	
					乙	★（1178）	氧氟沙星	滴眼剂	
					乙	★（659）	左氧氟沙星	眼用凝胶	
					乙	1179	加替沙星	滴眼剂	
					乙	★（1179）	加替沙星	眼用凝胶剂	限二线用药
					乙	★（663）	莫西沙星	滴眼剂	限二线用药

续表

药品分类代码	药品分类					编号	药品名称	剂型	备注
XS01B			抗炎药						
					甲	★(476)	地塞米松	滴眼剂	
					甲	★(577)	可的松	眼膏剂	
					甲	★(577)	可的松	滴眼剂	
					乙	★(476)	地塞米松	植入剂	
					乙	1180	氟米龙	滴眼剂	
					乙	★(578)	泼尼松龙	滴眼剂	
					乙	1181	普拉洛芬	滴眼剂	
					乙	1182	庆大霉素氟米龙	滴眼剂	
					乙	1183	双氯芬酸钠	滴眼剂	
					乙	1184	溴芬酸钠	滴眼剂	限眼部手术后炎症患者
					乙	★(867)	吲哚美辛	滴眼剂	
XS01C			抗炎药与抗感染药的复方						
					乙	1185	妥布霉素地塞米松	眼膏剂	
					乙	★(1185)	妥布霉素地塞米松	滴眼剂	
XS01E			抗青光眼制剂和缩瞳剂						
					甲	1186	毛果芸香碱	滴眼剂	
					甲	★(1186)	毛果芸香碱	注射剂	

续表

药品分类代码	药品分类					编号	药品名称	剂型	备注
					甲	1187	噻吗洛尔	滴眼剂	
					甲	1188	乙酰唑胺	口服常释剂型	
					乙	1189	贝美前列素	滴眼剂	限二线用药
					乙	1190	倍他洛尔	滴眼剂	
					乙	1191	布林佐胺	滴眼剂	
					乙	1192	醋甲唑胺	口服常释剂型	
					乙	1193	卡替洛尔	滴眼剂	
					乙	1194	拉坦前列素	滴眼剂	限二线用药
					乙	★（1186）	毛果芸香碱	口服常释剂型	
					乙	★（1186）	毛果芸香碱	眼用凝胶剂	
					乙	1195	曲伏前列素	滴眼剂	限二线用药
					乙	1196	溴莫尼定	滴眼剂	
					乙	1197	左布诺洛尔	滴眼剂	
XS01F			散瞳药及睫状肌麻痹药						
					甲	★（31）	阿托品	眼膏剂	
					甲	1198	托吡卡胺	滴眼剂	
					乙	★（31）	阿托品	眼用凝胶剂	
					乙	1199	复方托吡卡胺	滴眼剂	

续表

药品分类代码	药品分类					编号	药品名称	剂型	备注
XS01G			减充血药及抗过敏药						
					乙	★（1111）	奥洛他定	滴眼剂	
					乙	★（1112）	氮草斯汀	滴眼剂	
					乙	★（1113）	色甘酸钠	滴眼剂	
					乙	★（1163）	酮替芬	滴眼剂	
					乙	★（1166）	依美斯汀	滴眼剂	
XS01H			局部麻醉药						
					乙	1200	奥布卡因	滴眼剂	
XS01J			诊断用药						
					乙	1201	吲哚菁绿	注射剂	
					乙	1202	荧光素钠	注射剂	
XS01K			手术辅助用药						
					乙	★（921）	玻璃酸钠	滴眼剂	
XS01X			其他眼科用药						
					甲	1203	普罗碘铵	注射剂	
					乙	★（860）	环孢素	滴眼剂	
					乙	1204	羟苯磺酸	口服常释剂型	
					乙	★（502）	他克莫司	滴眼剂	限有眼睑结膜巨大乳头增殖的患者

续表

药品分类代码	药品分类					编号	药品名称	剂型	备注
					乙	1205	维生素 A 棕榈酸酯	眼用凝胶剂	限有 Sjögren-Larsson 综合征、神经麻痹性角膜炎、暴露性角膜炎的患者
					乙	★（447）	重组牛碱性成纤维细胞生长因子	滴眼剂	
					乙	★（447）	重组牛碱性成纤维细胞生长因子	眼用凝胶	
					乙	★（448）	重组人表皮生长因子	滴眼剂	限有明确角膜溃疡或角膜损伤的患者
					乙	★（448）	重组人表皮生长因子（酵母）	滴眼剂	限有明确角膜溃疡或角膜损伤的患者
XS02		耳科用药							
					甲	★（493）	林可霉素	滴耳剂	
					甲	★（1178）	氧氟沙星	滴耳剂	
					乙	★（662）	洛美沙星	滴耳剂	
					乙	★（659）	左氧氟沙星	滴耳剂	
XS03		眼科和耳科制剂							
					乙	★（431）	环丙沙星	滴耳剂	
XV	其他								
XV01		肠内营养剂							
					乙	1206	肠内营养剂（SP）	口服混悬剂	限重症患者

续表

药品分类代码	药品分类					编号	药品名称	剂型	备注
					乙	1207	肠内营养剂（TP）	口服粉剂	限重症患者
					乙	★（1207）	肠内营养剂（TP）	口服混悬剂	限重症患者
					乙	★（1207）	肠内营养剂（TP）	口服乳剂	限重症患者
					乙	1208	肠内营养剂（TPF）	口服混悬剂	限重症患者
					乙	★（1208）	肠内营养剂（TPF）	乳剂	限重症患者
					乙	1209	肠内营养剂（TPF-D）	口服混悬剂	限糖尿病患者
					乙	★（1209）	肠内营养剂（TPF-D）	乳剂	限糖尿病患者
					乙	1210	肠内营养剂（TPF-DM）	口服混悬剂	限糖尿病患者
					乙	1211	肠内营养剂（TPF-FOS）	口服混悬剂	限重症患者
					乙	1212	肠内营养剂（TPF-T）	乳剂	限肿瘤患者
					乙	1213	肠内营养剂（TP-HE）	乳剂	限重症患者
					乙	1214	肠内营养剂（TP-MCT）	口服混悬剂	限重症患者
					乙	1215	肠内营养剂（TPSPA）	口服混悬剂	限重症患者
					乙	1216	肠内营养剂Ⅱ（TP）	口服混悬剂	限呼吸系统疾病患者
					乙	1217	肠内营养粉（AA）	口服粉剂	限重症患者
					乙	1218	短肽型肠内营养剂	口服粉剂	限重症患者
					乙	1219	整蛋白型肠内营养剂	口服粉剂	限重症患者
					乙	1220	肠内营养粉（AA-PA）	口服粉剂	限经营养风险筛查，明确具有营养风险的1岁以下住院患儿

续表

药品分类代码	药品分类					编号	药品名称	剂型	备注
XV02		其他营养剂							
					乙	1221	多种微量元素 多种微量元素Ⅰ 多种微量元素Ⅱ	注射剂	限配合肠外营养用
					乙	1222	辅酶A	注射剂	限急救、抢救
					乙	1223	辅酶 Q_{10}	注射剂	限急救、抢救
					乙	1224	复方α-酮酸	口服常释剂型	
					乙	1225	环磷腺苷	注射剂	
					乙	★（268）	葡萄糖	口服散剂	
					乙	1226	三磷酸腺苷	注射剂	限急救、抢救
XV03		其他治疗药物							
XV03A			其他治疗药物						
XV03AB				解毒药					
					甲	1227	碘解磷定	注射剂	
					甲	1228	二巯丙醇	注射剂	
					甲	1229	二巯丙磺钠	注射剂	
					甲	1230	二巯丁二钠	注射剂	
					甲	1231	二巯丁二酸	口服常释剂型	
					甲	1232	氟马西尼	注射剂	

续表

药品分类代码	药品分类					编号	药品名称	剂型	备注
					甲	1233	硫代硫酸钠	注射剂	
					甲	1234	氯解磷定	注射剂	
					甲	1235	纳洛酮	注射剂	
					甲	1236	烯丙吗啡	注射剂	
					甲	1237	亚甲蓝	注射剂	
					甲	1238	亚硝酸钠	注射剂	
					甲	1239	亚硝酸异戊酯	吸入剂	
					甲	1240	依地酸钙钠	注射剂	
					甲	1241	乙酰胺	注射剂	
					甲	1242	鱼精蛋白	注射剂	
					乙	1243	复方氯解磷定	注射剂	
					乙	1244	戊乙奎醚	注射剂	
					乙	★（1240）	依地酸钙钠	口服常释剂型	
XV03AC				铁螯合剂					
					甲	1245	去铁胺	注射剂	
XV03AF				抗肿瘤治疗用解毒药					
					甲	1246	亚叶酸钙	口服常释剂型	

续表

药品分类代码	药品分类					编号	药品名称	剂型	备注
					甲	★（1246）	亚叶酸钙	注射剂	
					甲	★（1246）	亚叶酸钙氯化钠	注射剂	
					乙	1247	美司钠（美司那）	注射剂	
					乙	1248	右丙亚胺（右雷佐生）	注射剂	限在使用阿霉素（多柔比星）后并有心脏损害临床证据
XV04		诊断用药							
XV04C			其他诊断试剂						
					甲	1249	布氏菌素	注射剂	
					甲	1250	结核菌素纯蛋白衍生物	注射剂	
					甲	1251	旧结核菌素	注射剂	
XV08		造影剂							
XV08A			碘化 X 射线造影剂						
					甲	1252	碘比醇	注射剂	
					甲	1253	碘佛醇	注射剂	
					甲	1254	碘海醇	注射剂	
					甲	1255	碘化油	注射剂	
					甲	1256	碘帕醇	注射剂	
					甲	1257	碘普罗胺	注射剂	

续表

药品分类代码	药品分类					编号	药品名称	剂型	备注
					甲	1258	泛影葡胺	注射剂	
					乙	1259	罂粟乙碘油	注射剂	
					乙	1260	碘克沙醇	注射剂	
					乙	1261	碘美普尔	注射剂	
					乙	1262	泛影酸钠	注射剂	
					乙	1263	复方泛影葡胺	注射剂	
XV08B			非碘化 X 射线造影剂						
					甲	1264	硫酸钡 硫酸钡 Ⅰ 型 硫酸钡 Ⅱ 型	口服液体剂	
					乙	★（1264）	硫酸钡 Ⅰ 型	灌肠剂	
XV08C			磁共振成像造影剂						
					甲	1265	钆双胺	注射剂	
					乙	1266	钆贝葡胺	注射剂	
					乙	1267	钆喷酸葡胺	注射剂	
					乙	1268	钆特酸葡胺	注射剂	
XV08D			超声造影剂						
					乙	1269	六氟化硫微泡	注射剂	
					乙	1270	双重造影产气	颗粒剂	

续表

药品分类代码	药品分类					编号	药品名称	剂型	备注
XV09		诊断用放射性药物							
					乙	1271	锝[^{99m}Tc]二巯丁二酸盐	注射剂	
					乙	1272	锝[^{99m}Tc]聚合白蛋白	注射剂	
					乙	1273	锝[^{99m}Tc]喷替酸盐	注射剂	
					乙	1274	锝[^{99m}Tc]双半胱氨酸	注射剂	
					乙	1275	锝[^{99m}Tc]亚甲基二膦酸盐	注射剂	
					乙	1276	锝[^{99m}Tc]依替菲宁	注射剂	
					乙	1277	碘[^{125}I]密封籽源	放射密封籽源	
					乙	1278	碘[^{131}I]化钠	口服溶液剂	
					乙	1279	氯化锶[^{89}Sr]	注射剂	

中成药部分

药品分类代码	药品分类					编号	药品名称	备注
ZA	内科用药							
ZA01		解表剂						
ZA01A			辛温解表剂					
					甲	1	九味羌活丸（颗粒）	
					甲	2	正柴胡饮颗粒	
					甲	3	小儿清热感冒片	
					甲	4	感冒清热颗粒（片、胶囊）	
					乙	5	感冒疏风丸（片、胶囊、颗粒）	
					乙	6	葛根汤片（颗粒、合剂）	
					乙	7	桂枝颗粒	
					乙	8	荆防颗粒（合剂）	
					乙	★（1）	九味羌活片（口服液）	
					乙	9	麻黄止嗽丸（胶囊）	
					乙	10	小儿至宝丸	
					乙	★（2）	正柴胡饮胶囊（合剂）	
ZA01B			辛凉解表剂					
					甲	11	柴胡注射液	
					甲	12	感冒清片（胶囊）	

续表

药品分类代码	药品分类					编号	药品名称	备注
					甲	13	疏风解毒胶囊	
					甲	14	双黄连片（胶囊、颗粒、合剂、口服液）	
					甲	15	银翘解毒丸（片、胶囊、颗粒）	
					甲	16	小儿宝泰康颗粒	
					甲	17	芎菊上清丸（片、颗粒）	
					乙	★（11）	柴胡口服液（滴丸）	
					乙	18	柴黄片（颗粒）	
					乙	19	柴银颗粒（口服液）	
					乙	20	儿感退热宁颗粒（口服液）	
					乙	21	复方感冒灵片（胶囊、颗粒）	
					乙	22	复方芩兰口服液	▲
					乙	23	芩香清解口服液	▲
					乙	24	桑菊感冒丸（片、颗粒）	▲
					乙	★（14）	双黄连注射液 注射用双黄连（冻干）	限二级及以上医疗机构重症患者
					乙	25	维 C 银翘片（颗粒）	
					乙	26	五粒回春丸	
					乙	27	小儿百寿丸	
					乙	28	小儿感冒舒颗粒	

续表

药品分类代码	药品分类					编号	药品名称	备注
					乙	29	小儿感冒颗粒	
					乙	30	小儿感冒退热糖浆	
					乙	31	小儿热速清颗粒（口服液、糖浆）	
					乙	32	小儿退热合剂（口服液）	
					乙	33	小儿保安丸	
					乙	★（15）	银翘解毒液（合剂、软胶囊）	▲
					乙	34	山蜡梅叶颗粒	
ZA01C			表里双解剂					
					甲	35	防风通圣丸（颗粒）	
					甲	36	小柴胡丸（片、胶囊、颗粒）	
					乙	37	柴石退热颗粒	
					乙	38	九味双解口服液	▲
					乙	39	小柴胡汤丸	
					乙	40	小儿柴桂退热颗粒（口服液）	
					乙	41	小儿豉翘清热颗粒	▲
					乙	42	小儿双清颗粒	
					乙	43	小儿双解止泻颗粒	
					乙	44	玉枢散	
ZA01D			扶正解表剂					

续表

药品分类代码	药品分类					编号	药品名称	备注
					甲	45	玉屏风颗粒	
					乙	46	表虚感冒颗粒	
					乙	47	参苏丸（片、胶囊）	
					乙	★（45）	玉屏风胶囊	▲
ZA02		祛暑剂						
ZA02A			解表祛暑剂					
					甲	48	保济丸（口服液）	
					甲	49	藿香正气水（丸、片、胶囊、颗粒、口服液、软胶囊）	
					乙	50	复方香薷水	▲
ZA02B			清热祛暑剂					
					甲	51	十滴水	
					乙	52	甘露消毒丸	
					乙	53	三仁合剂	
					乙	54	小儿暑感宁糖浆	
ZA02C			健胃祛暑剂					
					乙	55	避瘟散	
					乙	56	六合定中丸	
					乙	57	紫金锭（散）	
ZA03		泻下剂						

续表

药品分类代码	药品分类					编号	药品名称	备注
ZA03A			泻火通便剂					
					甲	58	三黄片（胶囊）	
					乙	59	大黄通便片（胶囊、颗粒）	
					乙	60	降脂通便胶囊	▲
					乙	★（58）	三黄膏（丸）	▲
					乙	61	通便灵胶囊	
					乙	62	通便宁片	▲
					乙	63	新复方芦荟胶囊	
ZA03B			润肠通便剂					
					甲	64	麻仁润肠丸（软胶囊）	
					乙	65	蓖麻油	
					乙	66	便通片（胶囊）	
					乙	67	肠舒通栓	
					乙	68	苁蓉通便口服液	▲
					乙	69	麻仁丸（胶囊、软胶囊）	
					乙	70	麻仁滋脾丸	
					乙	71	芪蓉润肠口服液	▲
					乙	72	养阴通秘胶囊	
					乙	73	益气通便颗粒	

续表

药品分类代码	药品分类					编号	药品名称	备注
ZA03C			除满通便剂					
					乙	74	厚朴排气合剂	
ZA04		清热剂						
ZA04A			清热泻火剂					
					甲	75	黄连上清丸(片、胶囊、颗粒)	
					甲	76	牛黄解毒丸(片、胶囊、软胶囊)	
					甲	77	牛黄上清丸(片、胶囊)	
					乙	78	当归龙荟丸(片、胶囊)	▲
					乙	79	牛黄清火丸	
					乙	80	牛黄清胃丸	
					乙	81	牛黄至宝丸	
					乙	82	清宁丸	▲
					乙	83	上清丸(片、胶囊)	▲
					乙	84	小儿导赤片	
					乙	85	一清片(胶囊、颗粒)	
					乙	86	黄栀花口服液	▲
ZA04B			清热解毒剂					
					甲	87	板蓝根颗粒	
					甲	88	穿心莲片(胶囊)	

续表

药品分类代码	药品分类					编号	药品名称	备注
					甲	89	清开灵片(胶囊、颗粒、软胶囊)	
					甲	★(89)	清开灵注射液	限二级及以上医疗机构并有急性中风偏瘫患者和上呼吸道感染、肺炎导致的高热患者
					甲	90	清热解毒片(胶囊、颗粒)	▲
					甲	91	小儿化毒散(胶囊)	
					甲	92	金叶败毒颗粒	
					甲	93	新癀片	
					甲	94	新清宁片	
					乙	★(87)	板蓝根片(口服液)	▲
					乙	95	穿心莲内酯胶囊(滴丸)	▲
					乙	★(88)	穿心莲丸	▲
					乙	96	胆木浸膏片	
					乙	★(96)	胆木浸膏糖浆	▲
					乙	97	冬凌草片(胶囊)	
					乙	98	复方板蓝根颗粒	▲
					乙	99	复方双花片(颗粒、口服液)	▲
					乙	100	复方银花解毒颗粒	
					乙	101	桂黄清热颗粒	

续表

药品分类代码	药品分类					编号	药品名称	备注
					乙	102	桂林西瓜霜	
					乙	103	活血解毒丸	
					乙	104	健儿清解液	
					乙	105	解毒活血栓	
					乙	106	金莲花片（胶囊、颗粒、口服液、软胶囊）	▲
					乙	107	金莲清热胶囊（颗粒）	▲
					乙	108	抗病毒胶囊（颗粒、口服液）	▲
					乙	109	四季抗病毒合剂	
					乙	110	抗骨髓炎片	
					乙	111	蓝芩颗粒（口服液）	▲
					乙	112	莲必治注射液	限二级及以上医疗机构
					乙	113	六味丁香片	
					乙	114	千喜胶囊	
					乙	★（90）	清热解毒口服液	▲
					乙	115	清热散结片（胶囊）	▲
					乙	116	清瘟解毒丸（片）	
					乙	117	热毒宁注射液	限二级及以上医疗机构重症患者
					乙	118	万应胶囊	

续表

药品分类代码	药品分类					编号	药品名称	备注
					乙	119	喜炎平注射液	限二级及以上医疗机构重症患者
					乙	120	夏枯草膏（片、胶囊、颗粒、口服液）	
					乙	★（94）	新清宁胶囊	
					乙	121	炎宁糖浆	限儿童
					乙	122	银蒲解毒片	
					乙	123	玉叶解毒颗粒	▲
					乙	124	肿节风片（胶囊、颗粒）	
					乙	★（124）	肿节风注射液	限二级及以上医疗机构
					乙	125	蛇伤解毒片	
					乙	126	重楼解毒酊	
ZA04C			清脏腑热剂					
ZA04CA				清热理肺剂				
					甲	127	连花清瘟片（胶囊、颗粒）	
					甲	128	银黄片（胶囊、颗粒）	
					乙	129	黛蛤散	
					乙	130	清肺抑火丸（片、胶囊）	
					乙	131	痰热清注射液	限二级及以上医疗机构重症患者

续表

药品分类代码	药品分类					编号	药品名称	备注
					乙	132	小儿清热利肺口服液	
					乙	133	儿童清肺口服液	
					乙	★（128）	银黄丸（口服液）	
					乙	134	鱼腥草注射液	限二级及以上医疗机构
ZA04CB				清肝解毒剂				
					甲	135	护肝片（胶囊、颗粒）	
					甲	136	益肝灵片（胶囊）	
					甲	137	五灵胶囊	
					乙	138	安络化纤丸	限有乙型肝炎导致肝硬化的明确诊断证据
					乙	139	复方益肝灵片（胶囊）	
					乙	140	肝爽颗粒	
					乙	141	肝苏片（胶囊、颗粒）	
					乙	142	护肝宁丸（片、胶囊）	
					乙	★（135）	护肝丸	
					乙	143	利肝隆片（胶囊、颗粒）	
					乙	144	双虎清肝颗粒	
					乙	145	五酯丸（片、胶囊、颗粒）	
					乙	146	乙肝健片	

续表

药品分类代码	药品分类					编号	药品名称	备注
					乙	147	乙肝清热解毒片（胶囊、颗粒）	
					乙	148	茵莲清肝颗粒（合剂）	
					乙	149	健肝乐颗粒	
					乙	150	猪苓多糖胶囊	
ZA04CC				清肝胆湿热剂				
					甲	151	龙胆泻肝丸（片、胶囊、颗粒）	
					甲	152	茵栀黄颗粒（口服液）	
					甲	★（152）	茵栀黄注射液	限二级及以上医疗机构
					乙	153	八宝丹、八宝丹胶囊	
					乙	154	参芪肝康片（胶囊）	
					乙	155	垂盆草片（颗粒）	
					乙	156	大黄利胆片（胶囊）	
					乙	157	胆胃康胶囊	
					乙	158	当飞利肝宁片（胶囊）	
					乙	159	肝泰舒胶囊	
					乙	160	金黄利胆胶囊	
					乙	161	苦黄颗粒	
					乙	★（161）	苦黄注射液	限二级及以上医疗机构
					乙	162	利胆片	

续表

药品分类代码	药品分类					编号	药品名称	备注
					乙	163	舒胆片（胶囊）	
					乙	164	舒肝宁注射液	限急性肝炎、慢性肝炎活动期的患者
					乙	165	胰胆舒胶囊（颗粒）	
					乙	166	乙肝宁片（颗粒）	
					乙	167	茵陈五苓丸	
					乙	168	茵芪肝复颗粒	
					乙	★（152）	茵栀黄片（胶囊）	
					乙	169	茵陈退黄胶囊	
ZA04CD				清利肠胃湿热剂				
					甲	170	小儿泻速停颗粒	
					甲	171	复方黄连素片	
					甲	172	香连丸（片、胶囊）	
					甲	173	克痢痧胶囊	
					乙	174	苍苓止泻口服液	
					乙	175	肠胃舒胶囊	
					乙	176	肠炎宁片（颗粒）	
					乙	177	达立通颗粒	
					乙	178	儿泻停颗粒	

续表

药品分类代码	药品分类					编号	药品名称	备注
					乙	179	枫蓼肠胃康片（胶囊、颗粒、合剂）	
					乙	180	葛根芩连丸（片、胶囊、颗粒、口服液）	
					乙	181	黄厚止泻滴丸	
					乙	182	六味香连胶囊	
					乙	183	双苓止泻口服液	
					乙	184	香连化滞丸（片）	
					乙	185	小儿肠胃康颗粒	
					乙	186	泻停胶囊	
					乙	187	虎地肠溶胶囊	
					乙	188	连番止泻胶囊	
					乙	189	香连止泻片	
ZA04D			清热镇惊剂					
					乙	190	桂芍镇痫片	
					乙	191	新雪片（胶囊、颗粒）	
					乙	192	小儿珠珀散（珠珀猴枣散）	限小儿发热痰鸣
					乙	193	抱龙丸	
					乙	194	清热定惊散	
ZA05		温里剂						
ZA05A			温中散寒剂					

续表

药品分类代码	药品分类					编号	药品名称	备注
					甲	195	附子理中丸(片)	
					甲	196	理中丸	
					甲	197	海桂胶囊	
					乙	198	儿泻康贴膜	
					乙	199	复方胃痛胶囊	
					乙	200	桂附理中丸	
					乙	201	黄芪建中丸	
					乙	★(196)	理中片	
					乙	202	良附丸(滴丸)	
					乙	203	温胃舒片(胶囊、颗粒)	
					乙	204	乌梅丸	
					乙	205	小儿腹泻贴	
					乙	206	小建中片(胶囊、颗粒)	
					乙	207	虚寒胃痛胶囊(颗粒)	
					乙	208	纯阳正气丸	
					乙	209	济生橘核丸	
ZA05B			温中除湿剂					
					甲	210	香砂养胃丸(片、胶囊、颗粒)	
					甲	211	香砂平胃丸(散、颗粒)	

续表

药品分类代码	药品分类					编号	药品名称	备注
					乙	212	香砂理中丸	▲
					乙	★（210）	香砂养胃软胶囊	
ZA05C			回阳救逆剂					
					甲	213	参附注射液	限二级及以上医疗机构有阳气虚脱的急重症患者
					甲	214	四逆汤	
					乙	215	四逆散（颗粒）	
ZA06		化痰、止咳、平喘剂						
ZA06A			温化寒痰剂					
					甲	216	通宣理肺丸（片、胶囊、颗粒）	
					甲	217	小青龙胶囊（颗粒）	
					乙	218	保宁半夏颗粒	
					乙	219	二陈丸	
					乙	220	橘红痰咳颗粒（煎膏、液）	
					乙	★（216）	通宣理肺口服液	
					乙	221	杏苏止咳颗粒（糖浆）	
					乙	★（221）	杏苏止咳口服液	▲
					乙	222	镇咳宁胶囊（颗粒、口服液、糖浆）	

药品分类代码	药品分类					编号	药品名称	备注
ZA06B			理肺止咳剂					
ZA06BA				补肺止咳剂				
					乙	223	白百抗痨颗粒	
					乙	224	利肺片	
					乙	225	杏贝止咳颗粒	
ZA06BB				祛痰止咳剂				
					甲	226	祛痰止咳颗粒	
					甲	227	蛇胆陈皮散(片、胶囊)	
					甲	228	消咳喘片(胶囊、颗粒)	
					甲	229	强力枇杷膏(蜜炼)	
					甲	230	强力枇杷露(胶囊、颗粒)	
					乙	231	金荞麦片(胶囊)	▲
					乙	232	克咳片(胶囊)	
					乙	233	祛痰灵口服液	
					乙	★(226)	祛痰止咳胶囊	
					乙	★(227)	蛇胆陈皮液(口服液)	▲
					乙	★(228)	消咳喘糖浆	
					乙	234	宣肺止嗽合剂	
					乙	235	止咳丸(片、胶囊)	

续表

药品分类代码	药品分类					编号	药品名称	备注
					乙	236	治咳川贝枇杷露（滴丸）	▲
					乙	237	标准桃金娘油肠溶胶囊	▲
					乙	238	小儿咳喘颗粒	
ZA06BC				宣肺止咳剂				
					甲	239	清宣止咳颗粒	
					甲	240	急支颗粒	
					乙	★（240）	急支糖浆	
					乙	241	苏黄止咳胶囊	
					乙	242	小儿宣肺止咳颗粒	
ZA06C			清热化痰剂					
ZA06CA				清热化痰止咳				
					甲	243	肺力咳胶囊（合剂）	
					甲	244	橘红丸（片、胶囊、颗粒）	
					甲	245	蛇胆川贝液	▲
					甲	246	矽肺宁片	
					乙	247	百蕊颗粒	
					乙	248	川贝枇杷膏（片、胶囊、颗粒、糖浆）	▲
					乙	249	复方鲜竹沥液	
					乙	250	金振口服液	

续表

药品分类代码	药品分类					编号	药品名称	备注
					乙	251	牛黄蛇胆川贝液（片、胶囊、散、滴丸）	▲
					乙	252	枇杷止咳胶囊（颗粒、软胶囊）	
					乙	253	芩暴红止咳颗粒（口服液）	▲
					乙	254	清肺消炎丸	▲
					乙	255	清气化痰丸	
					乙	256	蛇胆川贝枇杷膏	
					乙	★（245）	蛇胆川贝散（胶囊、软胶囊）	▲
					乙	257	石椒草咳喘颗粒	
					乙	258	小儿肺热清颗粒	
					乙	259	小儿咳喘灵颗粒（口服液、合剂）	
					乙	260	止咳橘红丸（胶囊、颗粒）	
					乙	261	小儿咳嗽宁糖浆	
					乙	262	小儿清热宣肺贴膏	限急性支气管炎患儿
ZA06CB				清热化痰平喘				
					乙	263	清咳平喘颗粒	
					乙	264	小儿肺热咳喘颗粒（口服液）	
					乙	265	小儿热咳口服液	
					乙	266	止嗽化痰丸（胶囊、颗粒）	
					乙	267	麻杏宣肺颗粒	

续表

药品分类代码	药品分类					编号	药品名称	备注
					乙	268	小儿麻甘颗粒	
ZA06CC				清热化痰止惊				
					乙	269	小儿金丹（小儿金丹片）	
ZA06D			润肺化痰剂					
					甲	270	二母宁嗽丸（片、颗粒）	
					甲	271	养阴清肺丸（膏、颗粒、口服液、糖浆）	
					乙	272	蜜炼川贝枇杷膏	▲
					乙	273	枇杷叶膏	▲
					乙	274	润肺膏	▲
					乙	275	小儿清热止咳口服液（合剂、糖浆）	
ZA06E			平喘剂					
					甲	276	桂龙咳喘宁片（胶囊）	
					甲	277	蛤蚧定喘丸	
					甲	278	海珠喘息定片	
					乙	279	喘可治注射液	限二级及以上医疗机构支气管哮喘急性发作的患者
					乙	280	丹葶肺心颗粒	
					乙	281	定喘膏	

药品分类代码	药品分类					编号	药品名称	备注
					乙	282	复方川贝精片（胶囊）	
					乙	283	固本咳喘片（胶囊、颗粒）	▲
					乙	284	固肾定喘丸	
					乙	★（276）	桂龙咳喘宁颗粒	
					乙	★（277）	蛤蚧定喘胶囊	
					乙	285	黑锡丹	
					乙	286	咳喘宁、咳喘宁片（胶囊、颗粒、合剂、口服液）	
					乙	287	咳喘顺丸	
					乙	288	苓桂咳喘宁胶囊	
					乙	289	三拗片	
					乙	290	苏子降气丸	
					乙	291	小儿定喘口服液	
					乙	292	小儿肺咳颗粒	
					乙	293	哮喘丸	
					乙	294	止喘灵口服液	
					乙	★（294）	止喘灵注射液	限二级及以上医疗机构
					乙	295	丹龙口服液	
ZA06F			消积化痰					
					甲	296	小儿消积止咳口服液	

续表

药品分类代码	药品分类					编号	药品名称	备注
					乙	★（296）	小儿消积止咳颗粒	
ZA07		开窍剂						
ZA07A			清热开窍剂					
					甲	297	安宫牛黄丸	限高热惊厥或中风所致的昏迷急救、抢救时使用
					甲	298	紫雪、紫雪胶囊（颗粒）	限高热惊厥急救、抢救时使用
					乙	299	安脑丸（片）	限高热、出血性脑中风引起的神昏急救、抢救时使用
					乙	300	瓜霜退热灵胶囊	
					乙	301	局方至宝丸	限高热惊厥急救、抢救时使用
					乙	302	速效牛黄丸	
					乙	303	万氏牛黄清心丸（片）	
					乙	304	醒脑静注射液	限二级及以上医疗机构并有中风昏迷、脑外伤昏迷或酒精中毒昏迷抢救的患者
					乙	305	珍黄安宫片	
ZA07B			芳香、化痰开窍剂					
					甲	306	礞石滚痰丸	

续表

药品分类代码	药品分类					编号	药品名称	备注
					甲	307	苏合香丸	
					乙	★（306）	礞石滚痰片	
					乙	308	十香返生丸	
					乙	309	痫愈胶囊	
ZA08		固涩剂						
ZA08A			固精止遗剂					
					乙	310	金锁固精丸	
ZA08B			固涩止泻剂					
					乙	311	参倍固肠胶囊	
					乙	312	固本益肠片（胶囊）	
					乙	313	固肠止泻丸（胶囊）	
					乙	314	秋泻灵颗粒	
					乙	315	涩肠止泻散	
					乙	316	痛泻宁颗粒	
					乙	317	小儿腹泻散	
					乙	318	肉蔻四神丸	
					乙	319	小儿广朴止泻口服液	
ZA08C			补肾缩尿剂					
					甲	320	缩泉丸（胶囊）	

续表

药品分类代码	药品分类					编号	药品名称	备注
ZA09		扶正剂						
ZA09A			补气剂					
ZA09AA				健脾益气剂				
					甲	321	补中益气丸（颗粒）	
					甲	322	参苓白术丸（散、颗粒）	
					乙	★（321）	补中益气片（合剂、口服液）	▲
					乙	★（322）	参苓白术片（胶囊）	▲
					乙	323	参芪十一味片（胶囊、颗粒）	
					乙	324	刺五加片（胶囊、颗粒）	
					乙	★（324）	刺五加注射液	限二级及以上医疗机构
					乙	325	黄芪片（颗粒）	▲
					乙	326	十一味参芪片（胶囊）	▲
					乙	327	四君子丸（颗粒）	
					乙	328	潞党参口服液	限儿童
ZA09AB				健脾和胃剂				
					甲	329	香砂六君丸	
					乙	330	安胃疡胶囊	
					乙	331	宝儿康散	
					乙	332	补脾益肠丸	

药品分类代码	药品分类					编号	药品名称	备注
					乙	333	儿脾醒颗粒	
					乙	334	健儿消食合剂(口服液)	
					乙	335	健脾生血片(颗粒)	
					乙	336	健脾丸	
					乙	337	健脾止泻宁颗粒	
					乙	338	六君子丸	
					乙	339	启脾丸(口服液)	
					乙	340	人参健脾丸(片)	▲
					乙	341	胃复春片(胶囊)	
					乙	★(329)	香砂六君片	
					乙	342	醒脾养儿颗粒	
					乙	343	醒脾胶囊	▲
					乙	344	延参健胃胶囊	▲
					乙	345	养胃片(颗粒)	
					乙	346	养胃舒胶囊(片、颗粒、软胶囊)	▲
					乙	347	益气和胃胶囊	
					乙	348	半夏和胃颗粒	
					乙	349	小儿腹泻宁	
					乙	350	小儿厌食颗粒	▲

药品分类代码	药品分类					编号	药品名称	备注
ZA09B			养血剂					
					甲	351	八珍丸（片、胶囊、颗粒）	
					甲	352	归脾丸（合剂）	
					乙	353	养阴生血合剂	限肿瘤放化疗患者且有白细胞减少的检验证据
					乙	354	益血生片（胶囊）	▲
					乙	355	当归补血丸（胶囊、颗粒、口服液）	
					乙	356	地榆升白片（胶囊）	
					乙	357	复方阿胶浆	▲；限有重度贫血检验证据
					乙	★（352）	归脾片（胶囊、颗粒）	
					乙	358	升血小板胶囊	
					乙	359	生血宁片	
					乙	360	四物片（胶囊、颗粒）	
					乙	361	通脉养心丸	
					乙	362	维血宁颗粒（合剂）	▲
					乙	363	小儿生血糖浆	
					乙	364	益气维血片（胶囊、颗粒）	
					乙	365	再造生血片（胶囊）	

续表

药品分类代码	药品分类					编号	药品名称	备注
ZA09C			滋阴剂					
ZA09CA				滋补肾阴剂				
					甲	366	六味地黄丸	▲
					甲	367	知柏地黄丸	▲
					乙	368	补肾固齿丸	▲
					乙	369	苁蓉益肾颗粒	▲
					乙	370	大补阴丸	
					乙	★（366）	六味地黄片（胶囊、颗粒、口服液）	▲
					乙	371	麦味地黄丸（片、胶囊、口服液）	▲
					乙	★（367）	知柏地黄片（胶囊、颗粒）	▲
					乙	372	左归丸	▲
					乙	373	青蒿鳖甲片	
ZA09CB				滋补心肺剂				
					甲	374	滋心阴胶囊（颗粒、口服液）	
					乙	375	百合固金丸（片、颗粒、口服液）	
					乙	376	补肺活血胶囊	
					乙	377	结核丸	
ZA09CC				滋补肝肾剂				
					甲	378	杞菊地黄丸（片、胶囊）	▲

续表

药品分类代码	药品分类					编号	药品名称	备注
					乙	379	二至丸	
					乙	380	六味五灵片	限有转氨酶增高的慢性乙型肝炎且经过中医辨证有符合说明书标明证候的患者
					乙	381	慢肝养阴片（胶囊）	▲
					乙	★（378）	杞菊地黄口服液	▲
					乙	382	天麻醒脑胶囊	▲
					乙	383	眩晕宁片（颗粒）	
					乙	384	乙肝养阴活血颗粒	
ZA09CD				养阴清热、和胃剂				
					乙	385	消渴康颗粒	
					乙	386	阴虚胃痛片（胶囊、颗粒）	▲
ZA09D			温阳剂					
					甲	387	济生肾气丸（片）	
					甲	388	金匮肾气丸（片）	
					甲	389	四神丸（片）	
					乙	390	杜仲颗粒	
					乙	391	桂附地黄丸（片、胶囊、颗粒）	

续表

药品分类代码	药品分类					编号	药品名称	备注
					乙	392	右归丸（胶囊）	
ZA09E			阴阳双补剂					
					乙	393	复方苁蓉益智胶囊	
					乙	394	心脑欣片（胶囊）	▲
ZA09F			气血双补剂					
ZA09FA				补气养血剂				
					甲	395	生血宝颗粒（合剂）	
					乙	396	百令片（胶囊）	▲；限器官移植抗排异、肾功能衰竭及肺纤维化的患者
					乙	397	金水宝片（胶囊）	▲；限器官移植抗排异、肾功能衰竭及肺纤维化的患者
					乙	398	宁心宝胶囊	▲；限器官移植抗排异、肾功能衰竭及肺纤维化的患者
					乙	399	至灵胶囊	▲；限器官移植抗排异、肾功能衰竭及肺纤维化的患者
					乙	400	芪胶升白胶囊	
					乙	401	强肝片（胶囊、颗粒）	

药品分类代码	药品分类					编号	药品名称	备注
					乙	402	人参归脾丸	▲
					乙	403	人参养荣丸	▲
					乙	404	养心定悸胶囊（颗粒）	
ZA09FB				补肾养血剂				
					乙	405	补肾益脑丸（片、胶囊）	▲
ZA09G			益气养阴剂					
					甲	406	消渴丸	
					甲	407	玉泉丸（胶囊、颗粒）	
					甲	408	参芪降糖片（胶囊、颗粒）	
					乙	409	固本丸	
					乙	410	金芪降糖丸（片、胶囊、颗粒）	
					乙	411	津力达颗粒（口服液）	
					乙	412	渴络欣胶囊	
					乙	413	芪冬颐心颗粒（口服液）	
					乙	414	芪蛭降糖片（胶囊）	
					乙	415	生脉饮（党参方） 生脉片（颗粒）（党参方）	▲
					乙	416	十味玉泉片（胶囊）	
					乙	417	糖脉康片（胶囊、颗粒）	

续表

药品分类代码	药品分类					编号	药品名称	备注
					乙	418	天麦消渴片	
					乙	419	天芪降糖胶囊	
					乙	420	消渴清颗粒	
					乙	421	心通颗粒（口服液）	
					乙	422	虚汗停胶囊（颗粒）	▲
					乙	423	养心生脉颗粒	
					乙	424	益脑片（胶囊）	▲
					乙	425	振源片（胶囊）	▲
					乙	426	复方皂矾丸	
					乙	427	参芪消渴颗粒	▲
					乙	428	麦芪降糖丸	▲
ZA09H			益气复脉剂					
					甲	429	参麦注射液	限二级及以上医疗机构并有急救抢救临床证据或肿瘤放化疗证据的患者
					甲	430	参松养心胶囊	限有室性早搏的诊断证据
					甲	431	生脉饮、生脉胶囊（颗粒）	▲

续表

药品分类代码	药品分类					编号	药品名称	备注
					甲	★（431）	生脉注射液	限二级及以上医疗机构并有急救抢救临床证据的患者
					乙	★（431）	生脉饮口服液	▲
					乙	432	生脉饮（人参方）	▲
					乙	433	稳心片（胶囊、颗粒）	限有室性早搏、房性早搏的诊断证据
					乙	434	益气复脉胶囊（颗粒）	
					乙	435	炙甘草合剂	
ZA10		安神剂						
ZA10A			养心安神剂					
					甲	436	柏子养心丸（片、胶囊）	
					甲	437	天王补心丹	
					甲	438	天王补心丸（片）	
					乙	439	安神补心丸（片、胶囊、颗粒）	
					乙	440	刺五加脑灵液	
					乙	441	九味镇心颗粒	限有明确的焦虑症诊断证据
					乙	442	清脑复神液	
					乙	443	益心宁神片	▲

续表

药品分类代码	药品分类					编号	药品名称	备注
					乙	444	枣仁安神胶囊（颗粒、液）	▲
					乙	445	六味安神胶囊	▲
ZA10B			益气养血安神剂					
					乙	446	参芪五味子片（胶囊、颗粒）	
					乙	447	活力苏口服液	▲
					乙	448	七叶神安片	
					乙	449	养血安神片（颗粒）	▲
ZA10C			清肝安神剂					
					乙	450	百乐眠胶囊	▲
					乙	451	舒眠片（胶囊）	
ZA10D			补肾安神剂					
					甲	452	乌灵胶囊	▲
					乙	453	安神补脑片（胶囊、颗粒、液）	▲
					乙	454	补脑安神片（胶囊）	
					乙	455	甜梦胶囊（口服液）	
					乙	456	小儿黄龙颗粒	
ZA10E			重镇安神剂					
					乙	457	朱砂安神丸（片）	
ZA11		止血剂						

续表

药品分类代码	药品分类					编号	药品名称	备注
					甲	458	槐角丸	
					甲	459	十灰散（丸）	
					乙	460	独一味丸（片、胶囊、颗粒、软胶囊）	
					乙	461	裸花紫珠片（胶囊、颗粒）	
					乙	★（461）	裸花紫珠栓	
					乙	462	三七血伤宁散（胶囊）	
					乙	463	止血镇痛胶囊	
					乙	464	致康胶囊	
					乙	465	紫地宁血散	
					乙	466	榆栀止血颗粒	
ZA12		祛瘀剂						
ZA12A			益气活血剂					
					甲	467	麝香保心丸	
					甲	468	通心络片（胶囊）	
					甲	469	血栓心脉宁片（胶囊）	
					乙	470	补心气口服液	
					乙	471	参芍片（胶囊）	
					乙	472	大株红景天胶囊（片）	限有冠心病、心绞痛的明确诊断证据

续表

药品分类代码	药品分类					编号	药品名称	备注
					乙	473	灯银脑通胶囊	
					乙	474	复方地龙片（胶囊）	
					乙	475	冠心静片（胶囊）	
					乙	476	龙生蛭胶囊	▲
					乙	477	脉络通、脉络通片（胶囊、颗粒）	限周围血管血栓性病变的患者
					乙	478	木丹颗粒	
					乙	479	脑安片（胶囊、颗粒、滴丸）	
					乙	480	脑脉泰胶囊	
					乙	481	脑心通丸（片、胶囊）	限中重度脑梗塞、冠心病心绞痛患者
					乙	482	芪参胶囊	
					乙	483	芪参益气滴丸	
					乙	484	芪参通络胶囊	
					乙	485	芪龙胶囊	
					乙	486	肾衰宁片（胶囊、颗粒）	
					乙	487	舒心口服液	
					乙	488	消栓颗粒（肠溶胶囊）	
					乙	489	心悦胶囊	

续表

药品分类代码	药品分类					编号	药品名称	备注
					乙	490	养心氏片	
					乙	491	益心舒丸（片、胶囊、颗粒）	
					乙	492	益心丸（胶囊、颗粒）	
					乙	493	愈心痛胶囊	
					乙	494	补虚通瘀颗粒	
					乙	495	灵宝护心丹	
					乙	496	龙加通络胶囊	▲
					乙	497	芪丹通脉片	
ZA12B			行气活血剂					
					甲	498	地奥心血康胶囊	
					甲	499	复方丹参片（丸、胶囊、颗粒、滴丸）	
					甲	500	速效救心丸	
					甲	501	香丹注射液	限二级及以上医疗机构
					甲	502	血府逐瘀丸（片、胶囊）	
					乙	★（499）	复方丹参喷雾剂	▲
					乙	503	冠脉宁片（胶囊）	
					乙	504	冠心丹参片（胶囊、颗粒、滴丸）	
					乙	505	冠心舒通胶囊	
					乙	506	黄杨宁片	

续表

药品分类代码	药品分类					编号	药品名称	备注
					乙	507	乐脉丸（片、胶囊、颗粒）	
					乙	508	理气活血滴丸	
					乙	509	利脑心片（胶囊）	
					乙	510	脑得生丸（片、胶囊、颗粒）	
					乙	★（498）	地奥心血康片（软胶囊）	
					乙	511	心可舒丸（片、胶囊、颗粒）	
					乙	512	心脑宁胶囊	
					乙	★（502）	血府逐瘀颗粒（口服液）	
					乙	513	银丹心脑通软胶囊	
ZA12C			养血活血剂					
					甲	514	丹参注射液	限二级及以上医疗机构并有明确的缺血性心脑血管疾病急性发作证据的患者
					乙	★（514）	丹参片（胶囊、颗粒、口服液、合剂、滴丸）	
					乙	515	丹参舒心胶囊	
					乙	516	丹参益心胶囊	
					乙	517	丹红注射液	限二级及以上医疗机构并有明确的缺血性心脑血管疾病急性发作证据的重症抢救患者

续表

药品分类代码	药品分类					编号	药品名称	备注
					乙	518	丹七片（胶囊、软胶囊）	
					乙	519	扶正化瘀片（胶囊）	
					乙	520	复方川芎片（胶囊）	
					乙	521	双丹片（胶囊、颗粒）	
					乙	522	银丹心泰滴丸	
ZA12D			温阳活血剂					
					甲	523	芪苈强心胶囊	
					乙	524	参桂胶囊	
ZA12E			滋阴活血剂					
					甲	525	脉络宁注射液	限二级及以上医疗机构
					乙	★（525）	脉络宁颗粒（口服液）	
					乙	526	通塞脉片（胶囊、颗粒）	
ZA12F			补肾活血剂					
					乙	527	参仙升脉口服液	▲
					乙	528	丹鹿通督片	
					乙	529	黄根片	
					乙	530	培元通脑胶囊	
					乙	531	心宝丸	
					乙	532	心可宁胶囊	

续表

药品分类代码	药品分类					编号	药品名称	备注
					乙	533	心元胶囊	
					乙	534	正心泰片（胶囊、颗粒）	
ZA12G			化瘀宽胸剂					
					甲	535	冠心苏合丸（胶囊、软胶囊）	
					甲	536	活心丸	
					乙	537	葛兰心宁软胶囊	
					乙	★（535）	冠心苏合滴丸	
					乙	538	红花注射液	限二级及以上医疗机构并有急救抢救临床证据的患者
					乙	539	救心丸	
					乙	540	苦碟子注射液	限二级及以上医疗机构并有明确冠心病、心绞痛诊断的患者
					乙	541	宽胸气雾剂	
					乙	542	脉平片	▲
					乙	543	脑心清片（胶囊）	
					乙	544	麝香通心滴丸	
					乙	545	速效心痛滴丸	
					乙	546	心安胶囊	

续表

药品分类代码	药品分类					编号	药品名称	备注
					乙	547	心脉通片（胶囊）	
					乙	548	心血宁片（胶囊）	
					乙	549	延丹胶囊	▲
					乙	550	愈风宁心丸（片、胶囊、颗粒、滴丸）	
					乙	551	注射用丹参多酚酸盐	限二级及以上医疗机构并有明确冠心病稳定型心绞痛诊断的患者
					乙	552	通心舒胶囊	▲
ZA12H			化瘀通脉剂					
					甲	553	灯盏花素片	
					甲	554	血塞通注射液	限二级及以上医疗机构的中风偏瘫或视网膜中央静脉阻塞的患者
					甲	★（554）	注射用血塞通（冻干）	限二级及以上医疗机构的中风偏瘫或视网膜中央静脉阻塞的患者
					甲	555	血栓通注射液	限二级及以上医疗机构的中风偏瘫或视网膜中央静脉阻塞的患者
					甲	★（555）	注射用血栓通（冻干）	限二级及以上医疗机构的中风偏瘫或视网膜中央静脉阻塞的患者

续表

药品分类代码	药品分类					编号	药品名称	备注
					甲	556	龙心素胶囊	
					乙	557	大川芎片（口服液）	
					乙	558	丹灯通脑片（胶囊、滴丸）	
					乙	559	灯盏生脉胶囊	
					乙	560	灯盏细辛胶囊（颗粒、软胶囊）	
					乙	★（560）	灯盏细辛注射液	限二级及以上医疗机构并有明确的缺血性心脑血管疾病急性发作证据的患者
					乙	★（553）	灯盏花素注射液	限二级及以上医疗机构并有明确的缺血性心脑血管疾病急性发作证据的患者
					乙	★（553）	注射用灯盏花素	限二级及以上医疗机构并有明确的缺血性心脑血管疾病急性发作证据的患者
					乙	561	葛酮通络胶囊	▲
					乙	562	冠心宁片	
					乙	★（562）	冠心宁注射液	限二级及以上医疗机构
					乙	563	龙血通络胶囊	

续表

药品分类代码	药品分类					编号	药品名称	备注
					乙	564	脉管复康片（胶囊）	
					乙	565	脉血康胶囊（肠溶片）	
					乙	566	脑脉利颗粒	
					乙	567	三七通舒胶囊	▲
					乙	★（554）	血塞通片（颗粒、胶囊、软胶囊、滴丸、分散片）	▲
					乙	★（555）	血栓通胶囊	▲
					乙	568	疏血通注射液	限二级及以上医疗机构并有明确的缺血性脑血管疾病急性发作证据的重症患者
					乙	569	天丹通络片（胶囊）	
					乙	570	豨莶通栓胶囊	
					乙	571	消栓通络片（胶囊、颗粒）	▲
					乙	572	消栓再造丸	
					乙	573	心达康片（胶囊）	
					乙	574	心脑康片（胶囊）	
					乙	575	心脑舒通片（胶囊）	
					乙	576	银杏叶丸（片、颗粒、胶囊、滴丸、口服液、酊）	▲
					乙	577	银杏酮酯片（颗粒、胶囊、滴丸、分散片）	▲
					乙	578	杏灵分散片	▲

续表

药品分类代码	药品分类					编号	药品名称	备注
					乙	579	舒血宁注射液	限二级及以上医疗机构并有明确的缺血性心脑血管疾病急性发作证据的患者
					乙	★(325)	黄芪注射液	限二级及以上医疗机构的病毒性心肌炎患者
					乙	580	银盏心脉滴丸	
					乙	581	逐瘀通脉胶囊	
					乙	582	复脉定胶囊	
					乙	583	复方龙血竭胶囊	
ZA12I			活血消癥剂					
					乙	584	鳖甲煎丸	
					乙	585	大黄䗪虫丸(片、胶囊)	
					乙	586	复方鳖甲软肝片	
					乙	587	活血通脉片(胶囊)	
					乙	588	脑栓通胶囊	
					乙	589	脑血康片(滴丸)	
					乙	590	脑栓康复胶囊	
					乙	591	脑血疏口服液	限患者出血性中风急性期及恢复早期

续表

药品分类代码	药品分类					编号	药品名称	备注
					乙	592	消癥丸	
ZA12J			祛瘀化痰剂					
					乙	593	丹蒌片	
					乙	594	瓜蒌皮注射液	限二级及以上医疗机构并有冠心病稳定型心绞痛明确诊断证据的患者
					乙	595	醒脑再造丸（胶囊）	
					乙	596	心速宁胶囊	
ZA13		理气剂						
ZA13A			疏肝解郁剂					
					甲	597	丹栀逍遥丸	
					甲	598	逍遥丸（颗粒）	
					乙	599	柴胡舒肝丸	▲
					乙	★（597）	丹栀逍遥片（胶囊）	
					乙	600	红花逍遥片（胶囊、颗粒）	
					乙	601	加味逍遥丸（片、胶囊、颗粒）	
					乙	602	九味肝泰胶囊	
					乙	603	平肝舒络丸	
					乙	604	舒肝解郁胶囊	

药品分类代码	药品分类					编号	药品名称	备注
					乙	605	舒肝丸（散、片、颗粒）	
					乙	★（598）	逍遥片	
					乙	606	乙肝益气解郁颗粒	
					乙	607	越鞠丸	▲
ZA13B			疏肝和胃剂					
					甲	608	气滞胃痛片（胶囊、颗粒）	
					甲	609	三九胃泰颗粒（胶囊）	
					甲	610	胃苏颗粒	
					甲	611	元胡止痛片（胶囊、颗粒、滴丸）	
					甲	612	金胃泰胶囊	
					甲	613	枳术宽中胶囊	
					乙	614	荜铃胃痛颗粒	
					乙	615	颠茄片	
					乙	616	复方陈香胃片	
					乙	617	复方田七胃痛片（胶囊）	
					乙	618	肝达康片（胶囊、颗粒）	
					乙	619	加味左金丸	
					乙	620	健胃消炎颗粒	
					乙	621	健胃愈疡片（胶囊、颗粒）	

续表

药品分类代码	药品分类					编号	药品名称	备注
					乙	622	荆花胃康胶丸	
					乙	623	快胃片	
					乙	624	摩罗丹	
					乙	625	木香顺气丸（颗粒）	
					乙	626	舒肝健胃丸	
					乙	627	舒肝止痛丸	
					乙	628	胃肠安丸	
					乙	629	胃康胶囊	
					乙	630	胃康灵丸（片、胶囊、颗粒）	
					乙	631	胃力康颗粒	
					乙	632	胃痛宁片	
					乙	633	香砂枳术丸	
					乙	634	小儿香橘丸	
					乙	★（611）	元胡止痛口服液	▲
					乙	635	枳术丸（颗粒）	▲
					乙	636	中满分消丸	
					乙	637	左金丸（片、胶囊）	
					乙	638	猴头健胃灵片	
					乙	639	舒肝消积丸	▲

续表

药品分类代码	药品分类					编号	药品名称	备注
ZA14		消导剂						
ZA14A			健脾消食					
					乙	640	王氏保赤丸	
					乙	641	小儿七星茶颗粒（口服液、糖浆）	
					乙	642	小儿消食片（颗粒）	
					乙	643	健胃消食口服液	▲
					乙	644	胃痞消颗粒	▲；限有明确诊断证据的萎缩性胃炎患者
ZA14B			消食导滞					
					甲	645	保和丸（片、颗粒）	
					甲	646	小儿化食丸（口服液）	
					乙	647	槟榔四消丸（片）	
					乙	648	沉香化滞丸	
					乙	649	化积颗粒（口服液）	限儿童
					乙	650	开胸顺气丸（胶囊）	
					乙	651	木香槟榔丸	
					乙	652	神曲消食口服液	
					乙	653	四磨汤口服液	
					乙	654	一捻金、一捻金胶囊	限儿童

续表

药品分类代码	药品分类					编号	药品名称	备注
					乙	655	越鞠保和丸	
					乙	656	枳实导滞丸	
ZA15		治风剂						
ZA15A			疏散外风剂					
					甲	657	川芎茶调丸（散、片、颗粒）	
					乙	★（657）	川芎茶调口服液	▲
					乙	658	都梁滴丸（软胶囊）	
					乙	659	秦归活络口服液	
					乙	660	祛风止痛丸（片、胶囊）	
					乙	661	疏风活络丸（片）	
					乙	662	通天口服液	
					乙	663	头风痛丸（胶囊）	
					乙	664	镇脑宁胶囊	
ZA15B			平肝息风剂					
					甲	665	牛黄降压丸（片、胶囊）	
					甲	666	松龄血脉康胶囊	
					甲	667	丹珍头痛胶囊	
					乙	668	九味熄风颗粒	
					乙	669	牛黄抱龙丸	

续表

药品分类代码	药品分类					编号	药品名称	备注
					乙	670	强力定眩片（胶囊）	▲
					乙	671	清肝降压胶囊	
					乙	672	清脑降压片（胶囊、颗粒）	
					乙	673	全天麻片（胶囊）	▲
					乙	674	天菊脑安胶囊	▲
					乙	675	天麻钩藤颗粒	
					乙	676	消眩止晕片	
					乙	677	珍菊降压片	
ZA15C			平肝潜阳剂					
					甲	678	平眩胶囊	
					乙	679	安宫降压丸	
					乙	680	复方罗布麻颗粒	
					乙	681	脑立清丸（片、胶囊）	
					乙	682	天智颗粒	
ZA15D			化痰息风剂					
					乙	683	半夏天麻丸	
					乙	684	癫痫康胶囊	
					乙	685	癫痫平片	
					乙	686	化风丹	

续表

药品分类代码	药品分类					编号	药品名称	备注
					乙	687	天黄猴枣散	
ZA15E			化瘀祛风剂					
					甲	688	正天丸（胶囊）	
					甲	689	天舒片（胶囊）	
					乙	690	丹膝颗粒	
					乙	691	复方夏天无片	
					乙	692	强力天麻杜仲丸（胶囊）	
					乙	693	头痛宁胶囊	
					乙	694	肿痛安胶囊	
ZA15F			养血祛风剂					
					甲	695	养血清脑丸（颗粒）	
					乙	696	养血荣筋丸	
ZA15G			祛风通络剂					
					甲	697	华佗再造丸	
					甲	698	人参再造丸	
					甲	699	小活络丸（片）	
					乙	700	川蛭通络胶囊	限脑梗塞恢复期的患者
					乙	701	大活络丸（胶囊）	
					乙	702	骨龙胶囊	

续表

药品分类代码	药品分类					编号	药品名称	备注
					乙	703	散风活络丸	
					乙	704	麝香海马追风膏	
					乙	705	天和追风膏	
					乙	706	天麻丸（片、胶囊）	
					乙	707	通络开痹片	
					乙	708	再造丸	
					乙	709	中风回春丸（片、胶囊）	
					乙	710	祖师麻膏药	
					乙	★（710）	祖师麻片	
					乙	711	复方小活络丸	
					乙	712	祛风骨痛巴布膏	▲
ZA16		祛湿剂						
ZA16A			散寒除湿剂					
					甲	713	风湿骨痛片（胶囊、颗粒）	
					甲	714	追风透骨丸（片、胶囊）	
					乙	715	风湿祛痛胶囊	
					乙	716	附桂骨痛片（胶囊、颗粒）	
					乙	717	复方雪莲胶囊	
					乙	718	关节止痛膏	▲

续表

药品分类代码	药品分类					编号	药品名称	备注
					乙	719	寒湿痹片（胶囊、颗粒）	
					乙	720	金乌骨通胶囊	
					乙	721	罗浮山风湿膏药	
					乙	722	木瓜丸（片）	▲
					乙	723	七味通痹口服液	
					乙	724	万通筋骨片	▲
					乙	725	威灵骨刺膏	▲
ZA16B			清热除湿剂					
					甲	726	四妙丸	
					甲	727	二妙丸	
					甲	728	滑膜炎片	
					甲	729	正清风痛宁缓释片	
					甲	★（729）	正清风痛宁片（胶囊）	
					乙	★（728）	滑膜炎颗粒（胶囊）	
					乙	730	当归拈痛丸（颗粒）	
					乙	731	湿热痹片（胶囊、颗粒）	
					乙	732	痛风定片（胶囊）	
					乙	733	痛风舒片	
					乙	★（729）	正清风痛宁注射液	

续表

药品分类代码	药品分类					编号	药品名称	备注
ZA16C			祛风除湿剂					
					甲	734	复方风湿宁片（胶囊、颗粒）	
					甲	735	雷公藤片 雷公藤多苷［甙］片	
					乙	736	风湿马钱片	
					乙	737	关节克痹丸	
					乙	738	黑骨藤追风活络胶囊	
					乙	739	虎力散、虎力散片（胶囊）	
					乙	740	加味天麻胶囊	
					乙	741	金骨莲片（胶囊）	
					乙	742	抗狼疮散	
					乙	743	昆仙胶囊	
					乙	744	麝香追风膏	
					乙	745	疏风定痛丸	
					乙	746	通络骨质宁膏	
					乙	747	狼疮丸	
					乙	748	舒筋通络颗粒	
ZA16D			化瘀祛湿剂					
					甲	749	肾炎四味片（胶囊）	
					甲	750	盘龙七片	

药品分类代码	药品分类					编号	药品名称	备注
					乙	751	马栗种子提取物片	
					乙	752	迈之灵片	
					乙	753	脉络舒通丸（颗粒）	
					乙	754	肾康栓	限有明确慢性肾功能衰竭诊断的患者
					乙	★（754）	肾康注射液	限二级及以上医疗机构慢性肾功能衰竭的患者
					乙	★（749）	肾炎四味丸（颗粒）	
					乙	755	通络祛痛膏	▲
					乙	756	瘀血痹片（胶囊、颗粒）	
					乙	757	补肾通淋颗粒	
ZA16E			消肿利水剂					
					甲	758	尿毒清颗粒	
					甲	759	五苓散（片、胶囊）	
					乙	760	复方雪参胶囊	
					乙	761	黄葵胶囊	
					乙	762	肾炎舒片（胶囊、颗粒）	
					乙	763	肾炎消肿片	
					乙	764	舟车丸	

续表

药品分类代码	药品分类					编号	药品名称	备注
ZA16F			清热通淋剂					
					甲	765	癃清片（胶囊）	
					甲	766	三金片（胶囊）	
					甲	767	双石通淋胶囊	
					甲	768	银花泌炎灵片	
					乙	769	八正片（胶囊、颗粒）	
					乙	770	导赤丸	
					乙	771	复方金钱草颗粒	
					乙	772	复方石淋通片（胶囊）	
					乙	773	克淋通胶囊	
					乙	774	泌淋胶囊（颗粒）	
					乙	775	泌淋清胶囊	
					乙	776	泌宁胶囊	
					乙	777	尿感宁颗粒	
					乙	778	尿清舒颗粒	
					乙	779	宁泌泰胶囊	
					乙	780	前列安栓	
					乙	781	前列安通片（胶囊）	
					乙	782	前列倍喜胶囊	

续表

药品分类代码	药品分类					编号	药品名称	备注
					乙	783	前列平胶囊	
					乙	784	前列舒通胶囊	
					乙	785	前列舒丸	
					乙	786	前列泰丸（片、胶囊、颗粒）	
					乙	787	前列通片（胶囊）	
					乙	788	清热通淋丸（片、胶囊）	
					乙	789	清浊祛毒丸	
					乙	790	热淋清片（胶囊、颗粒）	
					乙	★（766）	三金颗粒	
					乙	791	肾安胶囊	
					乙	792	肾复康片（胶囊）	
					乙	793	肾舒颗粒	
					乙	794	舒泌通胶囊	
					乙	795	翁沥通片（胶囊、颗粒）	
					乙	796	血尿安片（胶囊）	
					乙	797	野菊花栓	
					乙	798	分清五淋丸	▲
					乙	799	黄莪胶囊	
					乙	800	龙金通淋胶囊	▲

药品分类代码	药品分类					编号	药品名称	备注
					乙	801	双冬胶囊	▲
ZA16G			化瘀通淋剂					
					甲	802	癃闭舒片（胶囊）	
					乙	803	海昆肾喜胶囊	限患者慢性肾功能衰竭失代偿期并在住院期间使用
					乙	804	灵泽片	
					乙	805	尿塞通片（胶囊）	
					乙	806	前列癃闭通片（胶囊、颗粒）	
					乙	807	前列舒乐片（胶囊、颗粒）	
					乙	808	前列欣胶囊	
					乙	809	夏荔芪胶囊	
					乙	810	泽桂癃爽片（胶囊）	
ZA16H			扶正祛湿剂					
					甲	811	风湿液	
					甲	812	普乐安片（胶囊）	
					甲	813	肾炎康复片	
					甲	814	尪痹片（胶囊、颗粒）	
					乙	815	萆薢分清丸	

续表

药品分类代码	药品分类					编号	药品名称	备注
					乙	816	痹祺胶囊	
					乙	817	独活寄生丸（颗粒、合剂）	
					乙	818	金天格胶囊	▲
					乙	819	肾康宁片（胶囊、颗粒）	▲
					乙	820	天麻壮骨丸	
					乙	821	通痹片（胶囊）	
					乙	822	益肾蠲痹丸	
					乙	823	壮骨伸筋胶囊	
					乙	824	壮腰健肾丸（片）	▲
					乙	825	益肾化湿颗粒	▲
ZA17		化浊降脂剂						
					甲	826	血脂康胶囊	
					甲	827	脂必妥片	
					甲	828	脂必泰胶囊	
					乙	829	丹香清脂颗粒	
					乙	★（826）	血脂康片	
					乙	★（827）	脂必妥胶囊	
					乙	830	荷丹片（胶囊）	
					乙	831	化滞柔肝颗粒	

续表

药品分类代码	药品分类					编号	药品名称	备注
					乙	832	降脂灵片（颗粒）	
					乙	833	降脂通脉胶囊	
					乙	834	绞股蓝总甙片（胶囊）	▲
					乙	835	绞股蓝总苷胶囊（颗粒）	▲
					乙	836	壳脂胶囊	
					乙	837	蒲参胶囊	
					乙	838	血脂平胶囊	
					乙	839	血滞通胶囊	
ZB	外科用药							
ZB01		清热剂						
ZB01A			清利肝胆剂					
					甲	840	消炎利胆片（胶囊、颗粒）	
					乙	★（840）	消炎利胆分散片	
					乙	841	大柴胡颗粒	
					乙	842	胆康片（胶囊）	
					乙	843	胆宁片	
					乙	844	胆石利通片（胶囊）	
					乙	845	胆石通胶囊	
					乙	846	胆舒片（胶囊、软胶囊）	

续表

药品分类代码	药品分类					编号	药品名称	备注
					乙	847	复方胆通片（胶囊）	
					乙	848	金胆片	
					乙	★（840）	消炎利胆软胶囊	
					乙	849	益胆片（胶囊）	
ZB01B			清热解毒剂					
					甲	850	地榆槐角丸	
					甲	851	季德胜蛇药片	
					甲	852	京万红软膏	
					甲	853	连翘败毒丸（片、膏）	
					甲	854	拔毒膏	
					甲	855	拔毒生肌散	
					乙	856	锡类散	
					乙	857	蟾酥锭	
					乙	858	丹参酮胶囊	
					乙	859	肤痔清软膏	
					乙	860	复方黄柏液涂剂	
					乙	861	虎黄烧伤搽剂	
					乙	862	积雪苷霜软膏	
					乙	863	解毒烧伤软膏	

续表

药品分类代码	药品分类					编号	药品名称	备注
					乙	864	解毒生肌膏	
					乙	865	康复新液	
					乙	866	连柏烧伤膏	
					乙	867	六神凝胶	
					乙	868	六应丸	
					乙	869	龙珠软膏	▲
					乙	870	牛黄醒消丸	
					乙	871	青龙蛇药片	
					乙	872	麝香痔疮栓	
					乙	873	生肌玉红膏	
					乙	874	湿润烧伤膏	
					乙	875	烫疮油	
					乙	876	烫伤油	
					乙	877	外用应急软膏	
					乙	878	外用紫金锭	
					乙	879	五福化毒丸（片）	限儿童
					乙	880	五黄膏	
					乙	881	小败毒膏	
					乙	882	湛江蛇药	

续表

药品分类代码	药品分类					编号	药品名称	备注
					乙	883	痔血丸	
					乙	884	生肌八宝散	
					乙	885	提毒散	
ZB01C			清热利湿剂					
					甲	886	马应龙麝香痔疮膏	▲
					甲	887	如意金黄散	
					甲	888	消痔灵注射液	
					甲	889	肛泰栓（软膏）	
					乙	890	参蛇花痔疮膏	
					乙	891	创灼膏	
					乙	892	肛安栓	▲
					乙	893	槐榆清热止血胶囊	▲
					乙	894	九华膏	
					乙	895	九华痔疮栓	
					乙	896	普济痔疮栓	
					乙	897	消炎止痛膏	
					乙	898	消痔栓（软膏）	
					乙	★（898）	消痔丸	
					乙	899	痔疮片（胶囊）	

续表

药品分类代码	药品分类					编号	药品名称	备注
					乙	★（899）	痔疮栓	
					乙	900	痔康片（胶囊）	
ZB01D			通淋消石剂					
					甲	901	结石通片（胶囊）	
					甲	902	排石颗粒	
					乙	903	琥珀消石颗粒	
					乙	904	结石康胶囊	
					乙	905	金钱草片（胶囊、颗粒）	
					乙	906	金钱胆通颗粒	
					乙	907	利胆排石散（片、胶囊、颗粒）	
					乙	908	尿石通丸	
					乙	909	肾石通丸（片、颗粒）	
ZB02		温经理气活血散结剂						
					甲	910	内消瘰疬丸	
					乙	911	代温灸膏	
					乙	912	复方夏枯草膏	
					乙	913	茴香橘核丸	
					乙	★（910）	内消瘰疬片	
					乙	914	五海瘿瘤丸	

续表

药品分类代码	药品分类					编号	药品名称	备注
					乙	915	西黄丸（胶囊）	限恶性肿瘤患者
					乙	916	小金丸（片、胶囊）	
					乙	917	阳和解凝膏	
					乙	918	腰肾膏	
ZC	肿瘤用药							
ZC01		抗肿瘤药						
					甲	919	华蟾素片（胶囊）	限癌症疼痛的患者
					甲	★（919）	华蟾素注射液	限癌症疼痛且吞咽困难的患者
					甲	920	平消片（胶囊）	限恶性实体肿瘤患者
					乙	921	艾迪注射液	限二级及以上医疗机构中晚期癌症患者
					乙	922	安替可胶囊	限食道癌患者
					乙	923	参莲胶囊（颗粒）	限中晚期癌症患者
					乙	924	慈丹胶囊	限肝癌患者
					乙	925	复方斑蝥胶囊	
					乙	926	复方红豆杉胶囊	限中晚期癌症患者
					乙	927	复方苦参注射液	限二级及以上医疗机构中晚期癌症患者
					乙	928	肝复乐片（胶囊）	限肝癌患者

续表

药品分类代码	药品分类					编号	药品名称	备注
					乙	929	化癥回生口服液	限中晚期肺癌和肝癌患者
					乙	930	回生口服液	限中晚期肺癌和肝癌患者
					乙	931	金龙胶囊	限肝癌患者
					乙	932	康莱特软胶囊	限中晚期肺癌患者
					乙	★（932）	康莱特注射液	限二级及以上医疗机构中晚期肺癌或中晚期肝癌患者
					乙	933	威麦宁胶囊	限中晚期癌症患者
					乙	934	消癌平丸（胶囊、颗粒、口服液）、消癌平片（通关藤片）	限中晚期癌症患者
					乙	935	通关藤注射液（消癌平注射液）	限二级及以上医疗机构中晚期癌症患者
					乙	936	鸦胆子油乳注射液	限二级及以上医疗机构中晚期癌症患者
					乙	★（936）	鸦胆子油软胶囊（口服乳液）	限中晚期癌症患者
					乙	937	紫龙金片	限肺癌患者
ZC02		肿瘤辅助用药						
					甲	938	贞芪扶正片（胶囊、颗粒）	限恶性肿瘤放化疗血象指标低下的患者

续表

药品分类代码	药品分类					编号	药品名称	备注
					乙	939	艾愈胶囊	限恶性肿瘤放化疗并有白细胞减少的检验证据的患者
					乙	940	安康欣胶囊	限中晚期癌症患者
					乙	941	参丹散结胶囊	限中晚期癌症患者
					乙	942	参芪扶正注射液	限二级及以上医疗机构；与肺癌、胃癌放化疗同步使用并有血象指标低下及免疫功能低下证据的患者
					乙	943	复方蟾酥膏	限晚期癌性疼痛的患者
					乙	944	槐耳颗粒	限肝癌患者
					乙	945	健脾益肾颗粒	限恶性肿瘤放化疗血象指标低下及免疫功能低下的患者
					乙	946	金复康口服液	限原发性非小细胞肺癌患者
					乙	947	康艾注射液	限二级及以上医疗机构说明书标明恶性肿瘤的中晚期治疗
					乙	948	康力欣胶囊	限中晚期癌症患者
					乙	949	芪珍胶囊	限中晚期癌症患者

药品分类代码	药品分类					编号	药品名称	备注
					乙	950	生白颗粒（口服液、合剂）	限恶性肿瘤放化疗期间白细胞检验指标明显低下的患者
					乙	951	养血饮口服液	限肿瘤放化疗患者
					乙	952	养正合剂	限恶性肿瘤放化疗期间白细胞检验指标明显低下的患者
					乙	953	养正消积胶囊	限肝癌采用肝动脉介入治疗术后的辅助治疗
					乙	954	益肺清化膏	限晚期肺癌患者
					乙	★（150）	猪苓多糖注射液	限恶性肿瘤化疗免疫功能低下的患者
ZD	妇科用药							
ZD01		理血剂						
ZD01A			理气养血剂					
					甲	955	妇科十味片	
					甲	956	补血益母丸（颗粒）	
					甲	957	坤宁颗粒（口服液）	
					乙	958	补血生乳颗粒	
					乙	959	妇科调经片（胶囊、颗粒、滴丸）	▲
					乙	960	妇科再造丸（胶囊）	▲

续表

药品分类代码	药品分类					编号	药品名称	备注
					乙	961	妇女痛经丸（颗粒）	▲
					乙	962	复方益母片（胶囊、颗粒）	
					乙	★（962）	复方益母口服液	▲
					乙	963	经舒胶囊（颗粒）	▲
					乙	964	七制香附丸	
					乙	965	五加生化胶囊	
					乙	966	经前舒颗粒	▲
					乙	967	香附调经止痛丸	▲
ZD01B			活血化瘀剂					
					甲	968	桂枝茯苓丸（片、胶囊）	
					甲	969	鲜益母草胶囊	▲
					甲	970	益母草膏（片、胶囊、颗粒）	▲
					甲	971	少腹逐瘀丸（胶囊、颗粒）	
					甲	972	生化丸	
					乙	973	丹莪妇康煎膏（颗粒）	
					乙	974	丹黄祛瘀片（胶囊）	
					乙	975	坤复康片（胶囊）	
					乙	976	散结镇痛胶囊	
					乙	977	舒尔经片（胶囊、颗粒）	▲

续表

药品分类代码	药品分类					编号	药品名称	备注
					乙	978	田七痛经胶囊	
					乙	979	调经活血片（胶囊）	
					乙	980	痛经宝颗粒	
					乙	981	新生化片（颗粒）	
					乙	★（970）	益母草注射液	限生育保险
					乙	982	化瘀散结灌肠液	
					乙	983	加味生化颗粒	
ZD01C			止血剂					
					甲	984	安宫止血颗粒	
					甲	985	葆宫止血颗粒	
					甲	986	茜芷胶囊	
					乙	987	断血流片（胶囊、颗粒、口服液）	
					乙	988	妇科断红饮胶囊	限崩漏症患者
					乙	★（986）	茜芷片	
					乙	989	血平片	
ZD02		清热剂						
ZD02A			内服药					
					甲	990	妇科千金片（胶囊）	
					甲	991	妇炎消胶囊	

续表

药品分类代码	药品分类					编号	药品名称	备注
					甲	992	宫血宁胶囊	
					甲	993	宫炎平片（胶囊）	
					甲	994	花红片（胶囊、颗粒）	
					甲	995	金刚藤糖浆	
					乙	996	妇乐片（胶囊、颗粒）	
					乙	997	妇炎平胶囊	
					乙	998	妇炎舒片（胶囊）	
					乙	999	固经丸	
					乙	★（995）	金刚藤丸（片、胶囊、颗粒）	
					乙	1000	金鸡片（胶囊、颗粒）	
					乙	1001	康妇炎胶囊	
					乙	1002	抗妇炎胶囊	
					乙	1003	抗宫炎片（胶囊、颗粒）	
					乙	1004	盆炎净片（胶囊、颗粒、口服液）	▲
					乙	1005	妇可靖胶囊	
ZD02B			外用药					
					甲	1006	保妇康栓	
					乙	★（1006）	保妇康凝胶	
					乙	★（997）	妇炎平栓	

续表

药品分类代码	药品分类					编号	药品名称	备注
					乙	1007	妇阴康洗剂	▲
					乙	1008	复方沙棘籽油栓	
					乙	1009	宫颈炎康栓	▲
					乙	1010	康妇凝胶	
					乙	1011	康妇消炎栓	
					乙	1012	苦参软膏（凝胶）	
					乙	1013	治糜康栓	
					乙	1014	椿乳凝胶	
					乙	1015	妇必舒阴道泡腾片	▲
ZD03		扶正剂						
					甲	1016	艾附暖宫丸	
					甲	1017	八珍益母丸（片、胶囊）	
					甲	1018	更年安片	
					甲	1019	乌鸡白凤丸（片、胶囊）	
					甲	1020	坤泰胶囊	
					乙	1021	安坤颗粒（片、胶囊）	▲
					乙	1022	安坤赞育丸	▲
					乙	★（1017）	八珍益母膏	▲
					乙	1023	产复康颗粒	▲

续表

药品分类代码	药品分类					编号	药品名称	备注
					乙	1024	地贞颗粒	▲
					乙	1025	定坤丹（丸）	▲；限月经不调，行经腹痛患者
					乙	★（1018）	更年安丸（胶囊）	
					乙	1026	女金丸（片、胶囊）	▲
					乙	1027	女珍颗粒	
					乙	1028	千金止带丸	
					乙	★（1019）	乌鸡白凤颗粒	▲
					乙	1029	孕康颗粒（口服液）	
					乙	1030	滋肾育胎丸	
ZD04		消肿散结剂						
					甲	1031	宫瘤清片（胶囊、颗粒）	
					甲	1032	乳癖消片（胶囊、颗粒）	
					甲	1033	红金消结片（胶囊）	
					乙	1034	丹鹿胶囊	▲；限乳腺增生患者
					乙	1035	宫瘤宁片（胶囊、颗粒）	
					乙	1036	宫瘤消胶囊	
					乙	1037	乳核散结片（胶囊）	
					乙	1038	乳康丸（片、胶囊、颗粒）	

续表

药品分类代码	药品分类					编号	药品名称	备注
					乙	1039	乳块消片（胶囊、颗粒）	
					乙	1040	乳宁丸（片、胶囊）	▲
					乙	1041	乳宁颗粒	▲
					乙	1042	乳癖散结片（胶囊、颗粒）	
					乙	★（1032）	乳癖消丸	
					乙	1043	乳增宁片（胶囊）	▲
					乙	1044	消结安胶囊	
					乙	1045	消乳散结胶囊	
					乙	1046	岩鹿乳康片（胶囊）	
					乙	1047	止痛化癥片（胶囊、颗粒）	
ZE	眼科用药							
ZE01		清热剂						
					甲	1048	黄连羊肝丸	
					甲	1049	明目上清丸（片）	
					甲	1050	熊胆眼药水	
					乙	1051	明目蒺藜丸	
					乙	1052	复方熊胆滴眼液	
					乙	★（87）	板蓝根滴眼液	
					乙	1053	拨云退翳丸	

续表

药品分类代码	药品分类					编号	药品名称	备注
					乙	★(1048)	黄连羊肝片	
					乙	1054	马应龙八宝眼膏	
					乙	1055	麝珠明目滴眼液	
					乙	★(14)	双黄连滴眼剂	
					乙	1056	消朦眼膏	
					乙	★(134)	鱼腥草滴眼液	
ZE02		扶正剂						
					甲	1057	明目地黄丸	
					甲	1058	石斛夜光丸	▲
					甲	1059	障眼明片(胶囊)	
					甲	1060	珍珠明目滴眼液	
					乙	★(1057)	明目地黄胶囊	
					乙	1061	复明片(胶囊、颗粒)	
					乙	1062	和血明目片	
					乙	1063	金花明目丸	
					乙	1064	芪明颗粒	限2型糖尿病视网膜病变单纯型患者
					乙	1065	芎杞颗粒	限弱视患者
					乙	1066	石斛明目丸	

药品分类代码	药品分类					编号	药品名称	备注
					乙	★（1058）	石斛夜光颗粒	
					乙	1067	双丹明目胶囊	限2型糖尿病视网膜病变单纯型患者
					乙	1068	止血祛瘀明目片	
ZE03		祛瘀剂						
					甲	1069	复方血栓通胶囊	▲
					乙	1070	丹红化瘀口服液	
					乙	1071	复方血栓通片（颗粒、软胶囊、滴丸）	▲
					乙	1072	夏天无眼药水	
ZF	耳鼻喉科用药							
ZF01		耳病						
					甲	1073	耳聋左慈丸	
					甲	1074	通窍耳聋丸	
					乙	1075	耳聋丸（胶囊）	
					乙	1076	冰连滴耳剂	
ZF02		鼻病						
					甲	1077	鼻炎康片	
					甲	1078	藿胆丸（片、滴丸）	
					甲	1079	香菊片（胶囊）	

续表

药品分类代码	药品分类					编号	药品名称	备注
					甲	1080	辛芩颗粒	
					乙	1081	鼻窦炎口服液	
					乙	1082	鼻咽清毒颗粒（鼻咽清毒剂）	
					乙	1083	鼻炎片	
					乙	1084	小儿鼻炎片	
					乙	1085	鼻渊舒胶囊（口服液）	
					乙	1086	鼻渊通窍颗粒	
					乙	1087	千柏鼻炎片	
					乙	1088	散风通窍滴丸	
					乙	1089	通窍鼻炎片（胶囊、颗粒）	
					乙	★（1080）	辛芩片	
					乙	1090	辛夷鼻炎丸	
					乙	1091	苍耳子鼻炎滴丸	
ZF03		咽喉病						
					甲	1092	冰硼散	
					甲	1093	黄氏响声丸	
					甲	★（867）	六神丸	
					甲	1094	清咽滴丸	
					甲	1095	玄麦甘桔胶囊（颗粒）	

续表

药品分类代码	药品分类					编号	药品名称	备注
					乙	1096	北豆根胶囊	
					乙	1097	川射干黄酮胶囊	
					乙	1098	儿童清咽解热口服液	
					乙	1099	复方珍珠口疮颗粒	
					乙	1100	甘桔冰梅片	
					乙	1101	喉咽清颗粒（口服液）	
					乙	1102	金喉健喷雾剂	▲
					乙	1103	金嗓开音丸（片、胶囊、颗粒）	
					乙	1104	金嗓散结丸（片、胶囊、颗粒）	
					乙	1105	开喉剑喷雾剂（含儿童型）	
					乙	★（867）	六神胶囊	
					乙	1106	梅花点舌丸（片、胶囊）	
					乙	1107	清喉咽颗粒	▲
					乙	1108	清咽润喉丸	
					乙	1109	清音丸	
					乙	1110	双料喉风散	
					乙	1111	退热清咽颗粒	
					乙	1112	小儿青翘颗粒（小儿金翘颗粒）	
					乙	1113	小儿咽扁颗粒	

续表

药品分类代码	药品分类					编号	药品名称	备注
					乙	1114	咽立爽口含滴丸	
					乙	1115	粘膜溃疡散	
					乙	1116	珠黄散	
					乙	1117	八味锡类散	
					乙	1118	甘桔清咽颗粒	
ZF04		牙病						
					乙	1119	齿痛冰硼散	
					乙	1120	丁细牙痛胶囊	
					乙	1121	复方牙痛酊	
					乙	1122	速效牙痛宁酊	
ZF05		口腔病						
					甲	1123	口腔溃疡散	
					甲	1124	口炎清颗粒	
					乙	1125	口腔炎气雾剂（喷雾剂）	
					乙	★（1124）	口炎清片（胶囊）	
					乙	1126	连芩珍珠滴丸	
ZG	骨伤科用药							
ZG01		活血化瘀剂						
ZG01A			内服药					

续表

药品分类代码	药品分类					编号	药品名称	备注
					甲	1127	跌打丸	
					甲	1128	接骨七厘散（丸、片、胶囊）	
					甲	1129	七厘散（胶囊）	
					甲	1130	三七伤药片（胶囊、颗粒）	
					甲	1131	伤科接骨片	
					甲	1132	云南白药、云南白药片（胶囊）	
					乙	1133	跌打活血散（胶囊）	
					乙	★（1127）	跌打片	
					乙	1134	跌打七厘散（片）	
					乙	1135	复方伤痛胶囊	
					乙	1136	骨折挫伤胶囊	
					乙	1137	红药片（胶囊）	
					乙	1138	龙血竭散（片、胶囊）	
					乙	1139	沈阳红药、沈阳红药胶囊	
					乙	1140	愈伤灵胶囊	
					乙	1141	云南红药胶囊	
					乙	1142	正骨紫金丸	
ZG01B			外用药					
					甲	★（1132）	云南白药酊（膏、气雾剂）	▲

续表

药品分类代码	药品分类					编号	药品名称	备注
					乙	★（1137）	红药贴膏（气雾剂）	
					乙	1143	活血风湿膏	
					乙	1144	筋骨伤喷雾剂	
					乙	1145	伤科灵喷雾剂	▲
					乙	1146	麝香活血化瘀膏	
					乙	1147	神农镇痛膏	
					乙	1148	消肿止痛酊	▲
					乙	1149	肿痛气雾剂	▲
ZG02		活血通络剂						
ZG02A			内服药					
					甲	1150	活血止痛散（片、胶囊、软胶囊）	
					甲	1151	颈舒颗粒	
					甲	1152	舒筋活血丸（片、胶囊）	
					甲	1153	颈复康颗粒	
					甲	1154	腰痹通胶囊	
					乙	1155	骨刺宁片（胶囊）	▲
					乙	1156	活络丸	
					乙	1157	活血舒筋酊	▲
					乙	1158	颈通颗粒	▲

续表

药品分类代码	药品分类					编号	药品名称	备注
					乙	1159	颈痛颗粒	
					乙	1160	扭伤归胶囊	
					乙	1161	痛舒片（胶囊）	
					乙	1162	痛血康胶囊	
					乙	1163	腰痛宁胶囊	
					乙	1164	治伤胶囊	
					乙	1165	归芪活血胶囊	▲；限神经根型颈椎病患者
ZG02B			外用药					
					甲	1166	狗皮膏	
					甲	★（1166）	狗皮膏（改进型）	
					甲	★（1166）	精制狗皮膏	
					甲	★（1166）	新型狗皮膏	
					甲	1167	复方南星止痛膏	
					甲	1168	麝香追风止痛膏	
					乙	1169	跌打万花油	
					乙	1170	骨通贴膏	▲
					乙	1171	骨痛灵酊	
					乙	1172	骨友灵搽剂	▲

续表

药品分类代码	药品分类					编号	药品名称	备注
					乙	1173	骨质宁搽剂	▲
					乙	★(1150)	活血止痛膏	▲
					乙	1174	六味祛风活络膏	▲
					乙	1175	展筋活血散	
					乙	1176	镇痛活络酊	▲
					乙	1177	正骨水	▲
					乙	1178	正红花油	▲
					乙	★(1164)	治伤软膏	▲
					乙	1179	壮骨麝香止痛膏	▲
					乙	1180	关节镇痛巴布膏	
ZG03		补肾壮骨剂						
					甲	1181	骨刺丸(片、胶囊)	
					甲	1182	仙灵骨葆胶囊	限中、重度骨质疏松患者
					乙	1183	复方杜仲健骨颗粒	▲
					乙	1184	骨康胶囊	▲
					乙	1185	骨疏康胶囊(颗粒)	
					乙	1186	骨松宝胶囊(颗粒)	
					乙	1187	骨仙片	
					乙	1188	骨愈灵片(胶囊)	

续表

药品分类代码	药品分类					编号	药品名称	备注
					乙	1189	护骨胶囊	
					乙	1190	抗骨增生丸（片、胶囊、颗粒）	
					乙	1191	抗骨质增生丸	▲
					乙	1192	龙牡壮骨颗粒	限小儿佝偻病患者
					乙	1193	芪骨胶囊	限女性绝经后骨质疏松症患者
					乙	1194	强骨胶囊	
					乙	1195	藤黄健骨丸（片、胶囊）	
					乙	★（1182）	仙灵骨葆片（颗粒）	限中、重度骨质疏松患者
					乙	1196	壮骨关节丸（胶囊）	▲
					乙	1197	壮骨止痛胶囊	限有原发性骨质疏松的诊断并有骨痛的临床症状的患者
					乙	1198	恒古骨伤愈合剂	
					乙	1199	全杜仲胶囊	限肾虚腰痛患者
ZH	皮肤科用药							
					甲	1200	金蝉止痒胶囊	限荨麻疹患者
					甲	1201	润燥止痒胶囊	
					甲	1202	消银片（胶囊、颗粒）	
					乙	1203	疤痕止痒软化乳膏（软化膏）	限工伤保险

续表

药品分类代码	药品分类					编号	药品名称	备注
					乙	1204	白灵片(胶囊)	
					乙	1205	斑秃丸	▲
					乙	1206	除湿止痒软膏	▲
					乙	1207	当归苦参丸	▲
					乙	1208	肤痒颗粒	
					乙	1209	复方青黛丸(片、胶囊)	
					乙	1210	复方土槿皮酊	
					乙	1211	复方紫草油	▲
					乙	1212	黑豆馏油软膏	
					乙	1213	荆肤止痒颗粒	
					乙	1214	皮肤康洗液	▲
					乙	1215	皮敏消胶囊	
					乙	1216	乌蛇止痒丸	▲
					乙	1217	消风止痒颗粒	限儿童
					乙	1218	癣湿药水	▲
					乙	1219	鱼鳞病片	▲
					乙	1220	复方硫黄乳膏	▲
					乙	1221	蛇脂参黄软膏	▲
					乙	1222	银屑胶囊(颗粒)	▲

续表

药品分类代码	药品分类					编号	药品名称	备注
					乙	1223	郁金银屑片	
ZI	民族药							
ZI01		藏药						
					乙	1224	八味沉香丸	
					乙	1225	白脉软膏	
					乙	1226	冰黄肤乐软膏	
					乙	1227	常松八味沉香散	
					乙	1228	大月晶丸	
					乙	1229	二十味沉香丸	
					乙	1230	二十味肉豆蔻丸	
					乙	1231	二十五味大汤丸	
					乙	1232	二十五味儿茶丸	
					乙	1233	二十五味驴血丸	
					乙	1234	二十五味珊瑚丸（胶囊）	
					乙	1235	二十五味松石丸	
					乙	1236	二十五味珍珠丸	
					乙	1237	洁白丸（胶囊）	
					乙	1238	九味牛黄丸	
					乙	1239	利舒康胶囊	

续表

药品分类代码	药品分类					编号	药品名称	备注
					乙	1240	流感丸	
					乙	1241	六味能消丸（胶囊）	
					乙	1242	诺迪康片（胶囊、颗粒、口服液）	▲
					乙	1243	帕朱丸	
					乙	1244	七十味珍珠丸	▲
					乙	1245	七味红花殊胜散（丸）	
					乙	1246	青鹏膏剂（软膏）	
					乙	1247	仁青常觉	▲
					乙	1248	仁青芒觉、仁青芒觉胶囊	
					乙	1249	如意珍宝丸	
					乙	1250	三十五味沉香丸	
					乙	1251	珊瑚七十味丸	
					乙	1252	十味蒂达胶囊	
					乙	1253	十味黑冰片丸	
					乙	1254	十味龙胆花胶囊（颗粒）	
					乙	1255	十五味沉香丸	
					乙	1256	十五味黑药丸	
					乙	1257	十五味龙胆花丸	
					乙	1258	石榴健胃丸（片、胶囊、散）	

药品分类代码	药品分类					编号	药品名称	备注
					乙	1259	五味麝香丸	
					乙	1260	消痛贴膏	▲
					乙	1261	雪山金罗汉止痛涂膜剂	
					乙	1262	智托洁白丸	
					乙	1263	坐珠达西	
					乙	1264	安神丸	
					乙	1265	六味明目丸	
					乙	1266	六味安消丸	
ZI02		蒙药						
					乙	1267	阿拉坦五味丸	
					乙	1268	安神补心六味丸	
					乙	1269	巴特日七味丸	
					乙	1270	大黄三味片	
					乙	1271	风湿二十五味丸	
					乙	1272	寒水石二十一味散	
					乙	1273	红花清肝十三味丸	
					乙	1274	黄柏八味片	
					乙	1275	吉祥安坤丸	

续表

药品分类代码	药品分类					编号	药品名称	备注
					乙	1276	六味安消散（片、胶囊）	
					乙	1277	那如三味丸	
					乙	1278	暖宫七味丸（散）	
					乙	1279	清感九味丸	
					乙	1280	清热八味丸（散、胶囊）	
					乙	1281	清心沉香八味丸（散）	
					乙	1282	肉蔻五味丸	
					乙	1283	扫日劳清肺止咳胶囊	
					乙	1284	四味土木香散	
					乙	1285	调元大补二十五味汤散	
					乙	1286	外用溃疡散	
					乙	1287	乌兰十三味汤散	
					乙	1288	消积洁白丸	
					乙	1289	小儿石蔻散	
					乙	1290	益肾十七味丸	
					乙	1291	扎冲十三味丸	
					乙	1292	珍宝丸	
					乙	1293	珍珠通络丸	

续表

药品分类代码	药品分类					编号	药品名称	备注
					乙	1294	凉血十味散（片）	
ZI03		维药						
					乙	1295	阿娜尔妇洁液	
					乙	1296	爱维心口服液	
					乙	1297	百癣夏塔热片（胶囊）	
					乙	1298	复方高滋斑片	
					乙	1299	复方卡力孜然酊	
					乙	1300	复方木尼孜其颗粒	
					乙	1301	寒喘祖帕颗粒	
					乙	1302	护肝布祖热颗粒	
					乙	1303	健心合米尔高滋斑安比热片	
					乙	1304	罗补甫克比日丸	▲
					乙	1305	玛木然止泻胶囊	
					乙	1306	玫瑰花口服液	▲
					乙	1307	尿通卡克乃其片	
					乙	1308	清热卡森颗粒	
					乙	1309	石榴补血糖浆	
					乙	1310	通滞苏润江片（胶囊）	

续表

药品分类代码	药品分类					编号	药品名称	备注
					乙	1311	西帕依固龈液	
					乙	1312	炎消迪娜儿糖浆	
					乙	1313	养心达瓦依米西克蜜膏	
					乙	1314	益心巴迪然吉布亚颗粒	▲
					乙	1315	祖卡木颗粒	
					乙	1316	消白软膏	

协议期内谈判药品部分

（一）西　　药

药品分类代码	药品分类					编号	药品名称	剂型	医保支付标准	备注	协议有效期
XA	消化道和代谢方面的药物										
XA02		治疗胃酸相关类疾病的药物									
XA02B			治疗消化性溃疡病和胃食道反流病的药物								
XA02BC				质子泵抑制剂							
					乙	1	艾普拉唑	注射剂	156 元（10mg/ 支）	限有说明书标明的疾病诊断且有禁食医嘱或吞咽困难的患者	2020 年 1 月 1 日至 2021 年 12 月 31 日
XA05		胆和肝治疗药									
XA05B			肝治疗药、抗脂肪肝药								
					乙	2	甘草酸单铵半胱氨酸氯化钠	注射剂	40 元（100ml/ 瓶）；81.16 元（250ml/ 瓶）	限肝功能衰竭或无法使用甘草酸口服制剂的患者	2020 年 1 月 1 日至 2021 年 12 月 31 日
					乙	3	精氨酸谷氨酸	注射剂	54 元（200ml∶20g/ 瓶）54 元（200ml∶20g/ 袋）	限肝性脑病患者	2020 年 1 月 1 日至 2021 年 12 月 31 日
XA10		糖尿病用药									
XA10B			降血糖药物（不含胰岛素）								

续表

药品分类代码	药品分类					编号	药品名称	剂型	医保支付标准	备注	协议有效期
XA10BF				α 葡糖苷酶抑制剂							
					乙	4	阿卡波糖	咀嚼片	*		2020 年 1 月 1 日至 2021 年 12 月 31 日
XA10BJ				胰高血糖素样肽 -1（GLP-1）类似物							
					乙	5	艾塞那肽	注射剂	*	限二甲双胍等口服降糖药或胰岛素控制效果不佳的 BMI ≥ 25 的患者，首次处方时需由二级及以上医疗机构专科医师开具处方	2020 年 1 月 1 日至 2021 年 12 月 31 日
					乙	6	利拉鲁肽	注射剂	*	限二甲双胍等口服降糖药或胰岛素控制效果不佳的 BMI ≥ 25 的患者，首次处方时需由二级及以上医疗机构专科医师开具处方	2020 年 1 月 1 日至 2021 年 12 月 31 日
					乙	7	利司那肽	注射剂	*	限二甲双胍等口服降糖药或胰岛素控制效果不佳的 BMI ≥ 25 的患者，首次处方时需由二级及以上医疗机构专科医师开具处方	2020 年 1 月 1 日至 2021 年 12 月 31 日

续表

药品分类代码	药品分类					编号	药品名称	剂型	医保支付标准	备注	协议有效期
XA10BK				钠－葡萄糖协同转运蛋白 2（SGLT-2）抑制剂							
					乙	8	达格列净	口服常释剂型	2.56 元（5mg/ 片）；4.36 元（10mg/ 片）	限二线用药	2020 年 1 月 1 日至 2021 年 12 月 31 日
					乙	9	恩格列净	口服常释剂型	*	限二线用药	2020 年 1 月 1 日至 2021 年 12 月 31 日
					乙	10	卡格列净	口服常释剂型	*	限二线用药	2020 年 1 月 1 日至 2021 年 12 月 31 日
XA16		其他消化道及代谢用药									
					乙	11	麦格司他	口服常释剂型	*	限 C 型尼曼匹克病患者	2020 年 1 月 1 日至 2021 年 12 月 31 日
XB	血液和造血器官药										
XB01		抗血栓形成药									
XB01A			抗血栓形成药								
XB01AC				血小板凝聚抑制剂，不含肝素							

续表

药品分类代码	药品分类					编号	药品名称	剂型	医保支付标准	备注	协议有效期
					乙	12	司来帕格	口服常释剂型	*	限 WHO 功能分级 Ⅱ ~ Ⅲ 级的肺动脉高压（WHO 第 1 组）的患者	2020 年 1 月 1 日至 2021 年 12 月 31 日
XB01AD				酶类							
					乙	13	重组人组织型纤溶酶原激酶衍生物	注射剂	1399 元（18mg/10ml/ 支）	限急性心肌梗死发病 12 小时内使用	2020 年 1 月 1 日至 2021 年 12 月 31 日
					乙	14	重组人尿激酶原	注射剂	508 元［5mg（50 万 IU）/ 支］	限急性心肌梗死发病 12 小时内使用	2020 年 1 月 1 日至 2021 年 12 月 31 日
XB02		抗出血药									
XB02B			维生素 K 和其他止血药								
					乙	15	重组人凝血因子Ⅶa	注射剂	*	限以下情况方可支付：①凝血因子Ⅷ或Ⅸ的抑制物 >5BU 的先天性血友病患者；②获得性血友病患者；③先天性 FⅦ缺乏症患者；④具有 GPⅡb-Ⅲa 和 / 或 HLA 抗体和既往或现在对血小板输注无效或不佳的血小板无力症患者	2020 年 1 月 1 日至 2021 年 12 月 31 日
XB03		抗贫血药									

续表

药品分类代码	药品分类					编号	药品名称	剂型	医保支付标准	备注	协议有效期
XB03B			维生素 B_{12} 和叶酸								
					乙	16	罗沙司他	口服常释剂型	*	限慢性肾脏病引起贫血的患者	2020 年 1 月 1 日至 2021 年 12 月 31 日
XB05		血液代用品和灌注液									
XB05A			血液和相关制品								
					乙	17	羟乙基淀粉 130/0.4 电解质	注射剂	*	限低血容量性休克或手术创伤、烧伤等引起的显著低血容量患者	2020 年 1 月 1 日至 2021 年 12 月 31 日
XB05B			静脉注射液								
XB05BA				胃肠外营养液							
					乙	18	多种油脂肪乳（$C_{6\sim24}$）	注射剂	*	限经营养风险筛查，明确具有营养风险的肝功能不全（严重肝功能不全者除外）患者的二线用药。消化道有功能患者使用时不予支付	2020 年 1 月 1 日至 2021 年 12 月 31 日
					乙	19	复方氨基酸（18AA-V-SF）	注射剂	30 元（100ml/ 瓶）；70.08 元（250ml/ 瓶）；133.16 元（500ml/ 瓶）	限经营养风险筛查，明确具有营养风险的患者。消化道有功能患者使用时不予支付	2020 年 1 月 1 日至 2021 年 12 月 31 日
XC	心血管系统										
XC01		心脏治疗药									
XC01E			其他心脏疾病用药								

续表

药品分类代码	药品分类					编号	药品名称	剂型	医保支付标准	备注	协议有效期
					乙	20	重组人脑利钠肽	注射剂	445 元（0.5mg/ 支）	限二级及以上医疗机构用于规范治疗效果不佳的急性失代偿性心力衰竭短期治疗，单次住院支付不超过 3 天	2020 年 1 月 1 日至 2021 年 12 月 31 日
XC02K			其他抗高血压药								
					乙	21	波生坦	口服常释剂型	*	32mg/ 片（分散片）限 3~12 岁特发性或先天性肺动脉高压患者；125mg/ 片限 WHO 功能分级 Ⅱ ~ Ⅳ级的肺动脉高压（WHO 第 1 组）的患者	2020 年 1 月 1 日至 2021 年 12 月 31 日
					乙	22	利奥西呱	口服常释剂型	*	限以下情况方可支付：①术后持续性或复发性慢性血栓栓塞性肺动脉高压（CTEPH）或不能手术的 CTEPH，且 WHO FC 为 Ⅱ ~ Ⅲ级的患者；②动脉性肺动脉高压（PAH）且 WHO FC 为 Ⅱ ~ Ⅲ级患者的二线用药	2020 年 1 月 1 日至 2021 年 12 月 31 日
					乙	23	马昔腾坦	口服常释剂型	*	限 WHO 功能分级 Ⅱ ~ Ⅲ级的肺动脉高压（WHO 第 1 组）的患者	2020 年 1 月 1 日至 2021 年 12 月 31 日
XC03		利尿剂									
XC03X			其他利尿剂								

续表

药品分类代码	药品分类					编号	药品名称	剂型	医保支付标准	备注	协议有效期
					乙	24	托伐普坦	口服常释剂型	99元（15mg/片）；168.3元（30mg/片）	限以下情况方可支付：①明显的高容量性和正常容量性低钠血症（血钠浓度<125mEq/L，或低钠血症不明显但有症状且限液治疗效果不佳），包括伴有心力衰竭/肝硬化以及抗利尿剂激素分泌异常综合征的患者；②其他利尿剂治疗效果不理想的心力衰竭引起的体液潴留	2018年1月1日至2019年12月31日
XC09		作用于肾素－血管紧张素系统的药物									
XC09C			血管紧张素Ⅱ拮抗剂的单方药								
					乙	25	阿利沙坦酯	口服常释剂型	2.62元（80mg/片）；6.08元（240mg/片）		2020年1月1日至2021年12月31日
XC09D			血管紧张素Ⅱ拮抗剂的复方制剂								
					乙	26	沙库巴曲缬沙坦	口服常释剂型	*	限慢性心力衰竭（NYHA Ⅱ～Ⅳ级）患者，首次处方时应有射血分数降低的证据	2020年1月1日至2021年12月31日
XH	除性激素和胰岛素外的全身激素制剂										
XH01		垂体和下丘脑激素及类似物									

续表

药品分类代码	药品分类					编号	药品名称	剂型	医保支付标准	备注	协议有效期
XH01C			下丘脑激素								
XH01CB				抗生长激素							
					乙	27	奥曲肽	微球注射剂	5 800 元（20mg/ 瓶）；7 911 元（30mg/ 瓶）	限胃肠胰内分泌肿瘤、肢端肥大症，按说明书用药	2019 年 1 月 1 日至 2020 年 12 月 31 日
XJ	全身用抗感染药										
XJ01		全身用抗菌药									
XJ01M			喹诺酮类抗菌药								
XJ01MB				其他喹诺酮类药							
					乙	28	奈诺沙星	口服常释剂型	16.2 元（250mg/ 粒）	限二线用药	2020 年 1 月 1 日至 2021 年 12 月 31 日
XJ01X			其他抗菌药								
XJ01XD				咪唑衍生物							
					乙	29	吗啉硝唑氯化钠	注射剂	97 元（0.5g∶100ml/ 瓶）	限二线用药	2020 年 1 月 1 日至 2021 年 12 月 31 日
XJ02		全身用抗真菌药									
XJ02A			全身用抗真菌药								
XJ02AC				三唑类衍生物							

续表

药品分类代码	药品分类					编号	药品名称	剂型	医保支付标准	备注	协议有效期
					乙	30	泊沙康唑	口服液体剂	*	限以下情况方可支付：①预防移植后（干细胞及实体器官移植）及恶性肿瘤患者有重度粒细胞缺乏的侵袭性曲霉菌和念珠菌感染；②伊曲康唑或氟康唑难治性口咽念珠菌病患者；③接合菌纲类感染的患者	2020年1月1日至2021年12月31日
XJ04		抗分枝杆菌药									
XJ04A			治疗结核病药								
XJ04AK				其他治疗结核病药							
					乙	31	贝达喹啉	口服常释剂型	*	限耐多药结核患者	2020年1月1日至2021年12月31日
					乙	32	德拉马尼	口服常释剂型	*	限耐多药结核患者	2020年1月1日至2021年12月31日
XJ05		全身用抗病毒药									
XJ05A			直接作用的抗病毒药								
XJ05AF				核苷及核苷酸逆转录酶抑制剂							
					乙	33	丙酚替诺福韦	口服常释剂型	17.98元（25mg/片）	限慢性乙型肝炎患者	2020年1月1日至2021年12月31日

续表

药品分类代码	药品分类					编号	药品名称	剂型	医保支付标准	备注	协议有效期
XJ05AP				用于治疗 HCV 感染的抗病毒药物							
					乙	34	艾尔巴韦格拉瑞韦	口服常释剂型	*	限经 HCV 基因分型检测确诊为基因 1b 型的慢性丙型肝炎患者	2020 年 1 月 1 日至 2021 年 12 月 31 日
					乙	35	来迪派韦索磷布韦	口服常释剂型	*	限经 HCV 基因分型检测确诊为基因 1b 型的慢性丙型肝炎患者	2020 年 1 月 1 日至 2021 年 12 月 31 日
					乙	36	索磷布韦维帕他韦	口服常释剂型	*	限经 HCV 基因分型检测确诊为基因 1b 型以外的慢性丙型肝炎患者	2020 年 1 月 1 日至 2021 年 12 月 31 日
XJ05AR				艾滋病毒感染的抗病毒药物							
					乙	37	艾考恩丙替	口服常释剂型	43 元（每片含 150mg 艾维雷韦，150mg 考比司他，200mg 恩曲他滨，10mg 丙酚替诺福韦）	限艾滋病病毒感染患者	2020 年 1 月 1 日至 2021 年 12 月 31 日
XJ05AX				其他抗病毒药							
					乙	38	重组细胞因子基因衍生蛋白	注射剂	325 元（10μg/ 瓶）	限 HBeAg 阳性的慢性乙型肝炎患者	2020 年 1 月 1 日至 2021 年 12 月 31 日

续表

药品分类代码	药品分类					编号	药品名称	剂型	医保支付标准	备注	协议有效期
XL	抗肿瘤药及免疫调节剂										
XL01		抗肿瘤药									
XL01B			抗代谢药								
XL01BA				叶酸类似物							
					乙	39	雷替曲塞	注射剂	669 元（2mg/ 支）	限氟尿嘧啶类药物不耐受的晚期结直肠癌患者	2020 年 1 月 1 日至 2021 年 12 月 31 日
XL01BC				嘧啶类似物							
					乙	40	阿扎胞苷	注射剂	1 055 元（100mg/ 支）	成年患者中①国际预后评分系统（IPSS）中的中危-2及高危骨髓增生异常综合征（MDS）；②慢性粒-单核细胞白血病（CMML）；③按照世界卫生组织（WHO）分类的急性髓系白血病（AML）、骨髓原始细胞为 20%~30% 伴多系发育异常的治疗	2019 年 1 月 1 日至 2020 年 12 月 31 日
XL01X			其他抗肿瘤药								
XL01XC				单克隆抗体							
					乙	41	西妥昔单抗	注射剂	1 295 元（20ml : 100mg/ 瓶）	限 RAS 基因野生型的转移性结直肠癌患者	2019 年 1 月 1 日至 2020 年 12 月 31 日

药品分类代码	药品分类					编号	药品名称	剂型	医保支付标准	备注	协议有效期
					乙	42	贝伐珠单抗	注射剂	*	限晚期转移性结直肠癌或晚期非鳞非小细胞肺癌患者	2020年1月1日至2021年12月31日
					乙	43	尼妥珠单抗	注射剂	*	限与放疗联合治疗表皮生长因子受体（EGFR）表达阳性的Ⅲ/Ⅳ期鼻咽癌患者	2020年1月1日至2021年12月31日
					乙	44	曲妥珠单抗	注射剂	*	限以下情况方可支付：①HER2阳性的转移性乳腺癌患者；②HER2阳性的早期乳腺癌患者的辅助和新辅助治疗，支付不超过12个月；③HER2阳性的转移性胃癌患者	2020年1月1日至2021年12月31日
					乙	45	帕妥珠单抗	注射剂	*	限以下情况方可支付，且支付不超过12个月：①HER2阳性的局部晚期、炎性或早期乳腺癌患者的新辅助治疗；②具有高复发风险HER2阳性早期乳腺癌患者的辅助治疗	2020年1月1日至2021年12月31日
					乙	46	信迪利单抗	注射剂	2 843元（10ml：100mg/瓶）	限至少经过二线系统化疗的复发或难治性经典型霍奇金淋巴瘤的患者	2020年1月1日至2021年12月31日
XL01XE			蛋白激酶抑制剂								

续表

药品分类代码	药品分类					编号	药品名称	剂型	医保支付标准	备注	协议有效期
					乙	47	拉帕替尼	口服常释剂型	66.7 元（250mg/ 片）	限 HER2 过表达且既往接受过包括蒽环类、紫杉类、曲妥珠单抗治疗的晚期或转移性乳腺癌患者	2018 年 1 月 1 日至 2019 年 12 月 31 日
					乙	48	厄洛替尼	口服常释剂型	*	限表皮生长因子受体（EGFR）基因敏感突变的晚期非小细胞肺癌患者	2020 年 1 月 1 日至 2021 年 12 月 31 日
					乙	49	阿法替尼	口服常释剂型	160.5 元（30mg/ 片）；200 元（40mg/ 片）	①具有 EGFR 基因敏感突变的局部晚期或转移性非小细胞肺癌，既往未接受过 EGFR-TKI 治疗；②含铂化疗期间或化疗后疾病进展的局部晚期或转移性鳞状组织学类型的非小细胞肺癌患者	2019 年 1 月 1 日至 2020 年 12 月 31 日
					乙	50	奥希替尼	口服常释剂型	300 元（40mg/ 片）；510 元（80mg/ 片）	限既往因表皮生长因子受体（EGFR）酪氨酸激酶抑制剂（TKI）治疗时或治疗后出现疾病进展，并且经检验确认存在 EGFR T790M 突变阳性的局部晚期或转移性非小细胞肺癌成人患者	2019 年 1 月 1 日至 2020 年 12 月 31 日
					乙	51	安罗替尼	口服常释剂型	357 元（8mg/ 粒）；423.6 元（10mg/ 粒）；487 元（12mg/ 粒）	限既往至少接受过 2 种系统化疗后出现进展或复发的局部晚期或转移性非小细胞肺癌患者	2019 年 1 月 1 日至 2020 年 12 月 31 日

续表

药品分类代码	药品分类					编号	药品名称	剂型	医保支付标准	备注	协议有效期
					乙	52	克唑替尼	口服常释剂型	219.2元(200mg/粒);260元(250mg/粒)	限间变性淋巴瘤激酶(ALK)阳性的局部晚期或转移性非小细胞肺癌患者或ROS1阳性的晚期非小细胞肺癌患者	2019年1月1日至2020年12月31日
					乙	53	塞瑞替尼	口服常释剂型	198元(150mg/粒)	接受过克唑替尼治疗后进展的或者对克唑替尼不耐受的间变性淋巴瘤激酶(ALK)阳性局部晚期或转移性非小细胞肺癌患者	2019年1月1日至2020年12月31日
					乙	54	阿来替尼	口服常释剂型	*	限间变性淋巴瘤激酶(ALK)阳性的局部晚期或转移性非小细胞肺癌患者	2020年1月1日至2021年12月31日
					乙	55	培唑帕尼	口服常释剂型	160元(200mg/片);272元(400mg/片)	限晚期肾细胞癌患者的一线治疗和曾经接受过细胞因子治疗的晚期肾细胞癌的治疗	2019年1月1日至2020年12月31日
					乙	56	阿昔替尼	口服常释剂型	60.4元(1mg/片);207元(5mg/片)	限既往接受过一种酪氨酸激酶抑制剂或细胞因子治疗失败的进展期肾细胞癌(RCC)的成人患者	2019年1月1日至2020年12月31日
					乙	57	索拉非尼	口服常释剂型	*	限以下情况方可支付:①不能手术的肾细胞癌患者;②不能手术或远处转移的肝细胞癌患者;③放射性碘治疗无效的局部复发或转移性、分化型甲状腺癌患者	2020年1月1日至2021年12月31日

续表

药品分类代码	药品分类					编号	药品名称	剂型	医保支付标准	备注	协议有效期
					乙	58	瑞戈非尼	口服常释剂型	196元(40mg/片)	①肝细胞癌二线治疗;②转移性结直肠癌三线治疗;③胃肠道间质瘤三线治疗	2019年1月1日至2020年12月31日
					乙	59	舒尼替尼	口服常释剂型	155元(12.5mg/粒);263.5元(25mg/粒);359.4元(37.5mg/粒);448元(50mg/粒)	①不能手术的晚期肾细胞癌(RCC)患者;②甲磺酸伊马替尼治疗失败或不能耐受的胃肠间质瘤(GIST)患者;③不可切除的,转移性高分化进展期胰腺神经内分泌瘤(pNET)成人患者	2019年1月1日至2020年12月31日
					乙	60	阿帕替尼	口服常释剂型	115元(250mg/片);156.86元(375mg/片);172.63元(425mg/片)	限既往至少接受过2种系统化疗后进展或复发的晚期胃腺癌或胃–食道结合部腺癌患者	2020年1月1日至2021年12月31日
					乙	61	呋喹替尼	口服常释剂型	94.5元(1mg/粒);378元(5mg/粒)	限转移性结直肠癌患者的三线治疗	2020年1月1日至2021年12月31日
					乙	62	吡咯替尼	口服常释剂型	*	限表皮生长因子受体2(HER2)阳性的复发或转移性乳腺癌患者的二线治疗	2020年1月1日至2021年12月31日
					乙	63	尼洛替尼	口服常释剂型	76元(150mg/粒);94.7元(200mg/粒)	限治疗新诊断的费城染色体阳性的慢性髓性白血病(Ph+CML)慢性期成人患者,或对既往治疗(包括伊马替尼)耐药或不耐受的费城染色体阳性的慢性髓性白血病(Ph+CML)慢性期或加速期成人患者	2019年1月1日至2020年12月31日

续表

药品分类代码	药品分类					编号	药品名称	剂型	医保支付标准	备注	协议有效期
					乙	64	伊布替尼	口服常释剂型	189 元（140mg/ 粒）	①既往至少接受过一种治疗的套细胞淋巴瘤（MCL）患者的治疗；②慢性淋巴细胞白血病 / 小淋巴细胞淋巴瘤（CLL/SLL）患者的治疗	2019 年 1 月 1 日至 2020 年 12 月 31 日
					乙	65	维莫非尼	口服常释剂型	112 元（240mg/ 片）	治疗经 CFDA 批准的检测方法确定的 BRAF V600 突变阳性的不可切除或转移性黑色素瘤患者	2019 年 1 月 1 日至 2020 年 12 月 31 日
					乙	66	芦可替尼	口服常释剂型	*	限中危或高危的原发性骨髓纤维化（PMF）、真性红细胞增多症继发的骨髓纤维化（PPV-MF）或原发性血小板增多症继发的骨髓纤维化（PET-MF）的患者	2020 年 1 月 1 日至 2021 年 12 月 31 日
XL01XX				其他抗肿瘤药							
					乙	67	伊沙佐米	口服常释剂型	3 229.4 元（2.3mg/ 粒）；3 957.9 元（3mg/ 粒）；4 933 元（4mg/ 粒）	①每两个疗程需提供治疗有效的证据后方可继续支付；②由三级医院血液专科或血液专科医院医师处方；③与来那度胺联合使用时，只支付伊沙佐米或来那度胺中的一种	2019 年 1 月 1 日至 2020 年 12 月 31 日
					乙	68	培门冬酶	注射剂	1 477.7 元（2ml : 1 500IU/ 支）；2 980 元（5ml : 3 750IU/ 支）	儿童急性淋巴细胞白血病患者的一线治疗	2019 年 1 月 1 日至 2020 年 12 月 31 日

药品分类代码	药品分类					编号	药品名称	剂型	医保支付标准	备注	协议有效期
					乙	69	奥拉帕利	口服常释剂型	*	限铂敏感的复发性上皮性卵巢癌、输卵管癌或原发性腹膜癌患者	2020 年 1 月 1 日至 2021 年 12 月 31 日
					乙	70	重组人血管内皮抑制素	注射剂	490 元（3ml : 15mg/ 支）	限晚期非小细胞肺癌患者	2020 年 1 月 1 日至 2021 年 12 月 31 日
					乙	71	西达本胺	口服常释剂型	343 元（5mg/ 片）	限既往至少接受过 1 次全身化疗的复发或难治的外周 T 细胞淋巴瘤（PTCL）患者	2020 年 1 月 1 日至 2021 年 12 月 31 日
XL02		内分泌治疗用药									
XL02B			激素拮抗剂及相关药物								
					乙	72	氟维司群	注射剂	2 306 元（5ml : 0.25g/ 支）	限芳香化酶抑制剂治疗失败后的晚期、激素受体（ER/PR）阳性乳腺癌治疗	2018 年 1 月 1 日至 2019 年 12 月 31 日
XL03		免疫兴奋剂									
XL03A			免疫兴奋剂								
XL03AA				集落刺激因子							
					乙	73	硫培非格司亭	注射剂	*	限前次化疗曾发生重度中性粒细胞减少合并发热的患者	2020 年 1 月 1 日至 2021 年 12 月 31 日
XL03AB				干扰素类							

续表

药品分类代码	药品分类					编号	药品名称	剂型	医保支付标准	备注	协议有效期
					乙	74	重组人干扰素β-1b	注射剂	590元（0.3mg/支）	限常规治疗无效的多发性硬化患者	2018年1月1日至2019年12月31日
XL04		免疫抑制剂									
XL04A			免疫抑制剂								
XL04AA				选择性免疫抑制剂							
					乙	75	托法替布	口服常释剂型	*	限诊断明确的类风湿关节炎经传统DMARDs治疗3~6个月疾病活动度下降低于50%者，并需风湿病专科医师处方	2020年1月1日至2021年12月31日
					乙	76	特立氟胺	口服常释剂型	*	限常规治疗无效的多发性硬化患者	2020年1月1日至2021年12月31日
					乙	77	依维莫司	口服常释剂型	*	限以下情况方可支付：①接受舒尼替尼或索拉非尼治疗失败的晚期肾细胞癌成人患者；②不可切除的、局部晚期或转移性的、分化良好的（中度分化或高度分化）进展期胰腺神经内分泌瘤成人患者；③无法手术切除的、局部晚期或转移性的、分化良好的、进展期非功能性胃肠道或肺源神经内分泌肿瘤患者；④不需立即手术治疗的结节性硬化症相关的肾血管平滑肌脂肪瘤（TSC-AML）成人患者；⑤不能手术的结节性硬化症相关的室管膜下巨细胞星型细胞瘤的患者	2020年1月1日至2021年12月31日

续表

药品分类代码	药品分类					编号	药品名称	剂型	医保支付标准	备注	协议有效期
XL04AB				肿瘤坏死因子 -α（TNF-α）抑制剂							
					乙	78	阿达木单抗	注射剂	1 290 元（40mg/0.4ml 预填充式注射笔，40mg/0.4ml 预填充式注射器，40mg/0.8ml 预填充式注射笔，40mg/0.8ml 预填充式注射器）	限以下情况方可支付：①诊断明确的类风湿关节炎经传统 DMARDs 治疗 3~6 个月疾病活动度下降低于 50% 者；诊断明确的强直性脊柱炎（不含放射学前期中轴性脊柱关节炎）NSAIDs 充分治疗 3 个月疾病活动度下降低于 50% 者；并需风湿病专科医师处方；②对系统性治疗无效、禁忌或不耐受的中重度斑块状银屑病患者，需按说明书用药	2020 年 1 月 1 日至 2021 年 12 月 31 日
					乙	79	英夫利西单抗	注射剂	*	限以下情况方可支付：①诊断明确的类风湿关节炎经传统 DMARDs 治疗 3~6 个月疾病活动度下降低于 50% 者；诊断明确的强直性脊柱炎（不含放射学前期中轴性脊柱关节炎）NSAIDs 充分治疗 3 个月疾病活动度下降低于 50% 者；并需风湿病专科医师处方；②对系统性治疗无效、禁忌或不耐受的重度斑块状银屑病患者，需按说明书用药；③克罗恩病患者的二线治疗；④中重度溃疡性结肠炎患者的二线治疗	2020 年 1 月 1 日至 2021 年 12 月 31 日

续表

药品分类代码	药品分类					编号	药品名称	剂型	医保支付标准	备注	协议有效期
XN	神经系统药物										
XN01		麻醉剂									
XN01B			局部麻醉剂								
XN01BB				酰胺类							
					乙	80	利多卡因	凝胶贴膏	19 元（700mg/ 片）	限带状疱疹患者	2020 年 1 月 1 日至 2021 年 12 月 31 日
XN05		精神安定药									
XN05A			抗精神病药								
XN05AH				二氮䓬类、去甲羟二氮䓬类和硫氮杂䓬类							
					乙	81	喹硫平	缓释控释剂型	*		2020 年 1 月 1 日至 2021 年 12 月 31 日
XN06		精神兴奋药									
XN06A			抗抑郁药								
XN06AB				选择性 5- 羟色胺再摄取抑制剂							
					乙	82	帕罗西汀	肠溶缓释片	2.07 元（12.5mg/ 片）；3.52 元（25mg/ 片）		2020 年 1 月 1 日至 2021 年 12 月 31 日

续表

药品分类代码	药品分类					编号	药品名称	剂型	医保支付标准	备注	协议有效期
XN07		其他神经系统药物									
XN07X			其他神经系统药物								
					乙	83	尤瑞克林	注射剂	*	限新发的急性中度缺血性脑卒中患者，应在发作48小时内开始使用，支付不超过21天	2020年1月1日至2021年12月31日
XR	呼吸系统										
XR03		用于阻塞性气道疾病的药物									
XR03A			吸入的肾上腺素能类药								
					乙	84	乌美溴铵维兰特罗	吸入粉雾剂	219元[（乌美溴铵62.5μg，维兰特罗25μg）× 30吸]	限中重度慢性阻塞性肺疾病	2020年1月1日至2021年12月31日
					乙	85	茚达特罗格隆溴铵	吸入粉雾剂用胶囊	*	限中重度慢性阻塞性肺疾病	2020年1月1日至2021年12月31日
XR03D			治疗阻塞性气道疾病的其他全身用药物								
					乙	86	奥马珠单抗	注射剂	*	限经吸入型糖皮质激素和长效吸入型β_2-肾上腺素受体激动剂治疗后，仍不能有效控制症状的中至重度持续性过敏性哮喘患者，并需IgE（免疫球蛋白E）介导确诊证据	2020年1月1日至2021年12月31日

续表

药品分类代码	药品分类		编号	药品名称	剂型	医保支付标准	备注	协议有效期
XS	感觉器官药物							
XS01	眼科用药							
XS01E	抗青光眼制剂和缩瞳剂							
		乙	87	他氟前列素	滴眼剂	74.8 元（2.5ml : 37.5μg/ 支）		2020 年 1 月 1 日至 2021 年 12 月 31 日
XS01L	眼血管病用药							
		乙	88	地塞米松	玻璃体内植入剂	4 000 元（0.7mg/ 支）	限视网膜静脉阻塞（RVO）的黄斑水肿患者，并应同时符合以下条件：①需三级综合医院眼科或二级及以上眼科专科医院医师处方；②首次处方时病眼基线矫正视力 0.05~0.5；③事前审查后方可用，初次申请需有血管造影或 OCT（全身情况不允许的患者可以提供 OCT 血管成像）证据；④每眼累计最多支付 5 支，每个年度最多支付 2 支	2020 年 1 月 1 日至 2021 年 12 月 31 日

续表

药品分类代码	药品分类					编号	药品名称	剂型	医保支付标准	备注	协议有效期
					乙	89	康柏西普	眼用注射液	4 160 元（0.2ml/ 支）	限以下疾病：①50 岁以上的湿性年龄相关性黄斑变性（AMD）；②糖尿病性黄斑水肿（DME）引起的视力损害；③脉络膜新生血管（CNV）导致的视力损害。 应同时符合以下条件：①需三级综合医院眼科或二级及以上眼科专科医院医师处方；②首次处方时病眼基线矫正视力 0.05~0.5；③事前审查后方可用，初次申请需有血管造影或 OCT（全身情况不允许的患者可以提供 OCT 血管成像）证据；④每眼累计最多支付 9 支，第 1 年度最多支付 5 支。阿柏西普、雷珠单抗和康柏西普的药品支数合并计算	2020 年 1 月 1 日至 2021 年 12 月 31 日
					乙	90	阿柏西普	眼内注射溶液	*	限以下疾病：①50 岁以上的湿性年龄相关性黄斑变性（AMD）；②糖尿病性黄斑水肿（DME）引起的视力损害。 应同时符合以下条件：①需三级综合医院眼科或二级及以上眼科专科医院医师处方；②首次处方时病眼基线矫正视力 0.05~0.5；③事前审查后方可用，初次申请需有血管造影或 OCT（全身情况不允许的患者可以提供 OCT 血管成像）证据；④每眼累计最多支付 9 支，第 1 年度最多支付 5 支。阿柏西普、雷珠单抗和康柏西普的药品支数合并计算	2020 年 1 月 1 日至 2021 年 12 月 31 日

续表

药品分类代码	药品分类					编号	药品名称	剂型	医保支付标准	备注	协议有效期
					乙	91	雷珠单抗	注射剂	*	限以下疾病:①50岁以上的湿性年龄相关性黄斑变性(AMD);②糖尿病性黄斑水肿(DME)引起的视力损害;③脉络膜新生血管(CNV)导致的视力损害;④继发于视网膜静脉阻塞(RVO)的黄斑水肿引起的视力损害。 应同时符合以下条件:①需三级综合医院眼科或二级及以上眼科专科医院医师处方;②首次处方时病眼基线矫正视力0.05~0.5;③事前审查后方可用,初次申请需有血管造影或OCT(全身情况不允许的患者可以提供OCT血管成像)证据;④每眼累计最多支付9支,第1年度最多支付5支。阿柏西普、雷珠单抗和康柏西普的药品支数合并计算	2020年1月1日至2021年12月31日
XV	其他										
XV03		其他治疗药物									
XV03A			其他治疗药物								
XV03AC				铁螯合剂							

续表

药品分类代码	药品分类					编号	药品名称	剂型	医保支付标准	备注	协议有效期
					乙	92	地拉罗司	口服常释剂型	*		2020年1月1日至2021年12月31日
XV03AE				高钾血症和高磷血症治疗药							
					乙	93	司维拉姆	口服常释剂型	*	限透析患者高磷血症	2020年1月1日至2021年12月31日
					乙	94	碳酸镧	咀嚼片	*	限透析患者高磷血症	2020年1月1日至2021年12月31日
XV08		造影剂									
XV08C			磁共振成像造影剂								
					乙	95	钆特醇	注射剂	106.89元(10ml/支); 145.8元(15ml/支); 181.72元(20ml/支)		2020年1月1日至2021年12月31日

协议期内谈判药品部分

（二）中　成　药

药品分类代码	药品分类					编号	药品名称	医保支付标准	备注	协议有效期
ZA	内科用药									
ZA03		泻下剂								
ZA03B			润肠通便剂							
					乙	1	芪黄通秘软胶囊	2.1 元（0.5g/ 粒）		2020 年 1 月 1 日至 2021 年 12 月 31 日
ZA04		清热剂								
ZA04B			清热解毒剂							
					乙	2	冬凌草滴丸	0.19 元（40mg/ 丸）	限放疗后急性咽炎的轻症患者	2020 年 1 月 1 日至 2021 年 12 月 31 日
ZA04C			清脏腑热剂							
ZA04CA				清热理肺剂						
					乙	3	痰热清胶囊	4.3 元（0.4g/ 粒）		2020 年 1 月 1 日至 2021 年 12 月 31 日
ZA06		化痰、止咳、平喘剂								
ZA06C			清热化痰剂							
ZA06CA				清热化痰止咳						

续表

药品分类代码	药品分类					编号	药品名称	医保支付标准	备注	协议有效期
					乙	4	金花清感颗粒	9.26元(5g/袋)		2020年1月1日至2021年12月31日
					乙	5	麻芩消咳颗粒	4.79元(8g/袋)		2020年1月1日至2021年12月31日
					乙	6	射麻口服液	*		2020年1月1日至2021年12月31日
ZA09G			益气养阴剂							
					乙	7	参乌益肾片	1.44元(0.4g/片)	限慢性肾衰竭患者	2020年1月1日至2021年12月31日
					乙	8	芪黄颗粒	7.5元(5g/袋)		2020年1月1日至2021年12月31日
ZA09H			益气复脉剂							
					乙	9	注射用益气复脉(冻干)	16.5元(0.65g/瓶)	限二级及以上医疗机构冠心病心绞痛及冠心病所致左心功能不全Ⅱ～Ⅲ级的患者,单次住院最多支付14天	2020年1月1日至2021年12月31日
ZA12		祛瘀剂								
ZA12A			益气活血剂							

续表

药品分类代码	药品分类					编号	药品名称	医保支付标准	备注	协议有效期
					乙	10	八味芪龙颗粒	2.93 元（6g/ 袋）	限中风病中经络（轻中度脑梗塞）恢复期患者	2020 年 1 月 1 日至 2021 年 12 月 31 日
					乙	11	杜蛭丸	6.49 元（5g/25 粒）	限中风病中经络恢复期患者	2020 年 1 月 1 日至 2021 年 12 月 31 日
					乙	12	脑心安胶囊	1.38 元（0.3g/ 粒）	限中重度脑梗塞、冠心病心绞痛患者	2020 年 1 月 1 日至 2021 年 12 月 31 日
					乙	13	芪丹通络颗粒	4.16 元（8g/ 袋）		2020 年 1 月 1 日至 2021 年 12 月 31 日
					乙	14	芪芎通络胶囊	0.69 元（0.5g/ 粒）	限中风病中经络（轻中度脑梗塞）恢复期患者	2020 年 1 月 1 日至 2021 年 12 月 31 日
ZA12G			化瘀宽胸剂							
					乙	15	西红花总苷片	16.5 元（12mg/ 片）	限化疗产生心脏毒性引起的心绞痛患者	2020 年 1 月 1 日至 2021 年 12 月 31 日
					乙	16	注射用丹参多酚酸	58.5 元（0.13g/ 支）	限二级及以上医疗机构脑梗死恢复期患者，单次住院最多支付 14 天	2020 年 1 月 1 日至 2021 年 12 月 31 日
ZA12H			化瘀通脉剂							

续表

药品分类代码	药品分类					编号	药品名称	医保支付标准	备注	协议有效期
					乙	17	血必净注射液	22.08 元（10ml/ 支）	限二级及以上医疗机构重症患者的急救抢救	2020 年 1 月 1 日至 2021 年 12 月 31 日
					乙	18	银杏内酯注射液	19.68 元（2ml/ 支）	限二级及以上医疗机构脑梗死恢复期患者，单次住院最多支付 14 天	2020 年 1 月 1 日至 2021 年 12 月 31 日
					乙	19	银杏二萜内酯葡胺注射液	93.7 元（5ml/ 支）	限二级及以上医疗机构脑梗死恢复期患者，单次住院最多支付 14 天	2020 年 1 月 1 日至 2021 年 12 月 31 日
ZC	肿瘤用药									
ZC01		抗肿瘤药								
					乙	20	复方黄黛片	10.19 元（0.27g/ 片）	限初治的急性早幼粒细胞白血病患者	2020 年 1 月 1 日至 2021 年 12 月 31 日
					乙	21	食道平散	163 元（10g/ 瓶）	限中晚期食道癌所致食道狭窄梗阻的患者	2020 年 1 月 1 日至 2021 年 12 月 31 日
ZC02		肿瘤辅助用药								
					乙	22	参一胶囊	6.18 元（每粒含人参皂苷 Rg_3 10mg）	限原发性肺癌、肝癌化疗期间使用	2020 年 1 月 1 日至 2021 年 12 月 31 日
					乙	23	注射用黄芪多糖	200 元（250mg/ 支）	限二级及以上医疗机构肿瘤患者，单次住院最多支付 14 天	2020 年 1 月 1 日至 2021 年 12 月 31 日

中药饮片部分

（一）基金予以支付的中药饮片

序号	饮片名称	备　注
1	一枝黄花	
2	丁公藤	
3	丁香	□
4	人工牛黄	
5	人参片	□
6	人参叶	
7	八角枫	
8	八角茴香	□
9	九节菖蒲	
10	九里香	
11	九香虫	
12	儿茶	
13	了哥王	
14	刀豆	□
15	三七粉	□
16	三白草	
17	三棱	
18	三颗针	
19	干石斛	□
20	干鱼腥草	
21	干姜	□
22	干益母草	

续表

序号	饮片名称	备　注
23	干漆	
24	土木香	
25	土贝母	
26	土荆皮	
27	土茯苓	
28	土鳖虫（䗪虫）	
29	大叶紫珠	
30	大血藤	
31	大豆黄卷	
32	大皂角	
33	大青叶	
34	大青盐	
35	大枣	□
36	大黄	
37	大黄炭	
38	大蓟	
39	大蓟炭	
40	大腹毛	
41	大腹皮	
42	小驳骨	
43	小茴香	□
44	小通草	
45	小蓟	
46	小蓟炭	
47	山麦冬	
48	山豆根	
49	山药	□
50	山药片	□

续表

序号	饮片名称	备　注
51	山柰	
52	山香圆叶	
53	山萸肉	
54	山银花	
55	山楂叶	
56	山慈菇	
57	千年健	
58	千里光	
59	千金子	
60	千金子霜	
61	川木香	
62	川木通	
63	川贝母	□
64	川牛膝	
65	川芎	
66	川射干	
67	川楝子	
68	广东紫珠	
69	广豆根	
70	广枣	
71	广金钱草	
72	广藿香	□
73	女贞子	
74	飞扬草	
75	马齿苋	
76	马勃	
77	马钱子粉	
78	马兜铃	

续表

序号	饮片名称	备　注
79	马鞭草	
80	王不留行	
81	天仙子	
82	天仙藤	
83	天冬	
84	天花粉	
85	天竺黄	
86	天麻	□
87	天葵子	
88	天然冰片（右旋龙脑）	
89	无名异	
90	无花果	
91	云芝	
92	木瓜	
93	木芙蓉叶	
94	木香	
95	木贼	
96	木通	
97	木棉花	
98	木蝴蝶	
99	木鳖子	
100	木鳖子仁	
101	木鳖子霜	
102	五加皮	
103	五灵脂	
104	五味子	
105	五倍子	
106	太子参	

续表

序号	饮片名称	备　注
107	车前子	
108	车前草	
109	瓦松	
110	瓦楞子	
111	内蒙紫草	
112	水飞蓟	
113	水牛角	
114	水红花子	
115	水蛭	
116	牛蒡子	
117	牛膝	
118	毛冬青	
119	毛诃子	
120	升麻	
121	片姜黄	
122	化橘红	
123	分心木	
124	月季花	□
125	丹参	
126	乌药	
127	乌梢蛇	□
128	乌梢蛇肉	□
129	乌梅	□
130	乌梅肉	□
131	乌梅炭	
132	凤仙透骨草	
133	凤尾草	
134	凤凰衣	

续表

序号	饮片名称	备　注
135	六月雪	
136	火麻仁	
137	巴豆霜	
138	巴戟天	
139	巴戟肉	
140	玉竹	□
141	玉米须	
142	功劳木	
143	甘松	
144	甘草片	
145	艾片（左旋龙脑）	
146	艾叶	□
147	石韦	
148	石见穿	
149	石吊兰	
150	石决明	
151	石莲子	
152	石菖蒲	
153	石楠叶	
154	石榴皮	
155	石榴皮炭	
156	石燕	
157	布渣叶	
158	龙齿	
159	龙骨	
160	龙胆	
161	龙眼肉	□
162	龙脷叶	

续表

序号	饮片名称	备　注
163	龙葵	
164	平贝母	
165	北刘寄奴	
166	北豆根	
167	北沙参	
168	北柴胡	
169	北寒水石	
170	四季青	
171	生川乌	
172	生马钱子	
173	生天南星	
174	生巴豆	
175	生甘遂	
176	生石膏	
177	生白附子	
178	生半夏	
179	生草乌	
180	生姜	□
181	生狼毒	
182	生商陆	
183	生斑蝥	
184	生蒲黄	
185	代代花	
186	仙茅	
187	仙鹤草	
188	白及	
189	白术	
190	白头翁	

续表

序号	饮片名称	备　注
191	白芍	
192	白芷	
193	白花菜子	
194	白芥子	
195	白英	
196	白茅根	
197	白矾	
198	白果仁	□
199	白屈菜	
200	白胡椒	□
201	白药子	
202	白前	
203	白扁豆	
204	白梅花	
205	白蔹	
206	白鲜皮	
207	白薇	
208	瓜子金	
209	瓜蒌	
210	瓜蒌子	
211	瓜蒌皮	
212	冬瓜子	
213	冬瓜皮	
214	冬凌草	
215	冬葵果	
216	玄明粉	
217	玄参	
218	玄精石	

续表

序号	饮片名称	备　注
219	半边莲	
220	半枝莲	
221	辽藁本片	
222	母丁香	
223	丝瓜络	
224	老鹳草	
225	地龙	
226	地耳草（田基黄）	
227	地枫皮	
228	地肤子	
229	地骨皮	
230	地黄	
231	地榆	
232	地榆炭	
233	地锦草	
234	芒硝	
235	亚麻子	
236	过岗龙	
237	西瓜皮	
238	西瓜霜	
239	西青果	
240	西河柳	
241	百合	□
242	百草霜	
243	百部	
244	光慈姑	
245	当归	□
246	当药	

续表

序号	饮片名称	备　注
247	肉苁蓉片	□
248	肉豆蔻	□
249	肉桂	□
250	朱砂根	
251	朱砂粉	
252	竹节参	
253	竹节香附	
254	竹茹	
255	伏龙肝	
256	延胡索	
257	华山参	
258	自然铜	
259	血余炭	
260	全蝎	□
261	合欢皮	
262	合欢花	
263	冰片（合成龙脑）	
264	决明子	□
265	关白附	
266	关黄柏	
267	关黄柏炭	
268	米炒党参	
269	米斑蝥	
270	灯心草	
271	灯心炭	
272	灯盏细辛（灯盏花）	
273	安息香	
274	寻骨风	

续表

序号	饮片名称	备　　注
275	阳起石	
276	阴起石	
277	防己	
278	防风	
279	红大戟	
280	红花	
281	红花龙胆	
282	红芪	
283	红豆蔻	
284	红参	□；限临床危重患者抢救
285	红参片	□；限临床危重患者抢救
286	红粉	
287	红景天	□
288	麦冬	
289	麦芽	□
290	远志	
291	赤小豆	□
292	赤石脂	
293	赤芍	
294	芙蓉叶	
295	芫花	
296	芫荽子	
297	花椒	□
298	花蕊石	
299	芥子	
300	苍术	
301	苍耳子	
302	芡实	□

续表

序号	饮片名称	备　　注
303	苎麻根	
304	芦荟	□
305	芦根	
306	苏木	
307	苏合香	
308	杜仲	
309	杜仲叶	
310	杠板归	
311	巫山淫羊藿	□
312	豆蔻	
313	连钱草	
314	连翘	
315	旱莲草	
316	吴茱萸	
317	牡丹皮	
318	牡蛎	
319	何首乌	
320	伸筋草	
321	皂角刺	
322	皂矾	
323	佛手	□
324	佛手花	
325	余甘子	□
326	谷芽	
327	谷精草	
328	龟甲	
329	龟甲胶	□
330	龟板	

续表

序号	饮片名称	备　　注
331	龟板胶	□
332	辛夷	
333	羌活	
334	沙苑子	
335	沙棘	□
336	没药	
337	沉香	□
338	诃子	
339	诃子肉	
340	补骨脂	
341	灵芝	□
342	灵砂	
343	陆英	
344	阿胶珠	□
345	阿魏	
346	陈皮	□
347	附片	
348	忍冬藤	
349	鸡内金	
350	鸡矢藤	
351	鸡血藤	
352	鸡骨草	
353	鸡冠花	
354	鸡冠花炭	
355	青风藤	
356	青皮	
357	青果	□
358	青葙子	

续表

序号	饮片名称	备　　注
359	青蒿	
360	青黛	
361	青礞石	
362	玫瑰花	□
363	苦木	
364	苦地丁	
365	苦杏仁	
366	苦参	
367	苦楝子	
368	苦楝皮	
369	苘麻子	
370	茅根炭	
371	枇杷叶	
372	板栗壳	
373	板蓝根	
374	松花粉	
375	松香	
376	刺五加	
377	刺猬皮	
378	郁李仁	□
379	郁金	
380	虎耳草	
381	虎杖	
382	昆布	□
383	明党参	
384	岩陀	
385	罗布麻叶	
386	罗汉果	□

续表

序号	饮片名称	备　注
387	败酱草	
388	制川乌	
389	制马钱子	
390	制天南星	
391	制巴戟天	
392	制白附子	
393	制远志	
394	制吴茱萸	
395	制何首乌	
396	制草乌	
397	制硫黄	
398	知母	
399	垂盆草	
400	委陵菜	
401	使君子	
402	使君子仁	
403	侧柏叶	
404	侧柏炭	
405	佩兰	
406	金龙胆草	
407	金果榄	
408	金沸草	
409	金荞麦	
410	金钱白花蛇	□
411	金钱草	
412	金铁锁	
413	金银花	□
414	金精石	

续表

序号	饮片名称	备　注
415	金樱子肉	
416	金礞石	
417	乳香	
418	肿节风	
419	狗脊	
420	炙甘草	
421	炙红芪	
422	炙巫山淫羊藿	□
423	炙黄芪	□
424	炙淫羊藿	□
425	京大戟	
426	净山楂	□
427	闹羊花	
428	卷柏	
429	卷柏炭	
430	炒九香虫	
431	炒山桃仁	
432	炒山楂	
433	炒川楝子	
434	炒王不留行	
435	炒牛蒡子	
436	炒火麻仁	
437	炒白芍	
438	炒白果仁	□
439	炒白扁豆	
440	炒瓜蒌子	
441	炒决明子	□
442	炒麦芽	

续表

序号	饮片名称	备　注
443	炒花椒	□
444	炒芥子	
445	炒苍耳子	
446	炒谷芽	
447	炒鸡内金	
448	炒苦杏仁	
449	炒使君子仁	
450	炒茺蔚子	
451	炒栀子	
452	炒牵牛子	
453	炒莱菔子	
454	炒桃仁	
455	炒桑枝	
456	炒常山	
457	炒葶苈子	
458	炒紫苏子	
459	炒黑芝麻	□
460	炒蒺藜	
461	炒槐花	
462	炒蔓荆子	
463	炒槟榔	
464	炒酸枣仁	
465	炒稻芽	
466	炒僵蚕	
467	炉甘石	
468	法半夏	
469	油松节	
470	泽兰	

续表

序号	饮片名称	备　注
471	泽泻	
472	建曲	
473	降香	
474	细辛	
475	贯叶金丝桃	
476	珍珠母	
477	珍珠粉	□
478	荆芥	
479	荆芥炭	
480	荆芥穗	
481	荆芥穗炭	
482	茜草	
483	茜草炭	
484	荜茇	
485	荜澄茄	
486	草乌叶	
487	草豆蔻	□
488	草果仁	
489	茵陈	
490	茴香	□
491	茯苓	□
492	茯苓皮	
493	茺蔚子	
494	胡芦巴	
495	胡桃仁	
496	胡黄连	
497	胡椒	□
498	荔枝核	

序号	饮片名称	备　注
499	南五味子	
500	南五味子根	
501	南沙参	
502	南板蓝根	
503	南柴胡	
504	南寒水石	
505	南鹤虱	
506	枯矾	
507	枳壳	
508	枳实	
509	枳椇子	
510	柏子仁	
511	柏子仁霜	
512	栀子	□
513	枸杞子	□
514	枸骨叶	
515	柿蒂	
516	威灵仙	
517	厚朴	
518	厚朴花	
519	砂仁	□
520	牵牛子	
521	轻粉	
522	鸦胆子	
523	韭菜子	
524	虻虫	
525	骨碎补	
526	钟乳石	

续表

序号	饮片名称	备　注
527	钩藤	
528	香加皮	
529	香附	
530	香橼	□
531	香薷	
532	重楼	
533	鬼箭羽	
534	禹州漏芦	
535	禹余粮	
536	禹粮石	
537	胆矾	
538	胆南星	
539	胖大海	□
540	独一味	
541	独活	
542	急性子	
543	姜半夏	
544	姜皮	
545	姜竹茹	
546	姜草果仁	
547	姜厚朴	
548	姜炭	
549	姜黄	
550	姜黄连	
551	前胡	
552	首乌藤	
553	炮附片	
554	炮姜	

续表

序号	饮片名称	备　注
555	洋金花	
556	穿山龙	
557	穿心莲	
558	扁豆花	
559	祖司麻	
560	络石藤	
561	秦艽	
562	秦皮	
563	珠子参	
564	蚕沙	
565	盐小茴香	
566	盐车前子	
567	盐巴戟天	
568	盐关黄柏	
569	盐杜仲	
570	盐沙苑子	
571	盐补骨脂	
572	盐知母	
573	盐泽泻	
574	盐胡芦巴	
575	盐韭菜子	
576	盐益智仁	
577	盐黄柏	
578	盐菟丝子	
579	盐续断	
580	盐橘核	
581	莱菔子	□
582	莲子	□

续表

序号	饮片名称	备　注
583	莲子心	□
584	莲房炭	
585	莲须	
586	莪术	
587	荷叶	□
588	荷叶炭	
589	荷梗	
590	莨菪	
591	莨菪子	
592	桂枝	
593	桔梗	
594	栝楼	
595	栝楼子	
596	桃仁	
597	桃枝	
598	核桃仁	□
599	夏天无	
600	夏枯草	
601	党参片	
602	鸭跖草	
603	积雪草	
604	倒扣草	
605	臭灵丹草	
606	臭梧桐叶	
607	射干	
608	徐长卿	
609	凌霄花	
610	高良姜	

续表

序号	饮片名称	备　注
611	拳参	
612	粉萆薢	
613	粉葛	□
614	益智仁	
615	浙贝母	
616	酒大黄	
617	酒川牛膝	
618	酒女贞子	
619	酒牛膝	
620	酒丹参	
621	酒乌梢蛇	□
622	酒白芍	
623	酒当归	□
624	酒苁蓉	□
625	酒黄芩	
626	酒黄连	
627	酒黄精	
628	酒萸肉	
629	酒蛇蜕	
630	酒续断	
631	酒蛤蚧	□
632	酒豨莶草	
633	酒蕲蛇	□
634	娑罗子	
635	海风藤	
636	海金沙	
637	海桐皮	
638	海螵蛸	

续表

序号	饮片名称	备　注
639	海藻	
640	浮小麦	
641	浮石	
642	浮海石	
643	浮萍	
644	烫水蛭	
645	烫狗脊	
646	烫骨碎补	
647	通草	
648	预知子	
649	桑叶	
650	桑白皮	
651	桑枝	
652	桑寄生	
653	桑椹	□
654	桑螵蛸	
655	麸炒山药	
656	麸炒白术	
657	麸炒苍术	
658	麸炒芡实	
659	麸炒枳壳	
660	麸炒枳实	
661	麸炒椿皮	
662	麸炒薏苡仁	
663	麸煨肉豆蔻	
664	菝葜	
665	黄山药	
666	黄芩片	

续表

序号	饮片名称	备　注
667	黄芪	□
668	黄连片	
669	黄药子	
670	黄柏	
671	黄柏炭	
672	黄蜀葵花	
673	黄精	
674	黄藤	
675	萸黄连	
676	菟丝子	
677	菊苣	□
678	菊花	□
679	梧桐子	
680	梅花	
681	救必应	
682	雪上一枝蒿	
683	常山	
684	野马追	
685	野木瓜	
686	野菊花	
687	曼陀罗	
688	蛇床子	
689	蛇蜕	
690	银杏叶	
691	银柴胡	
692	甜瓜子	
693	甜瓜蒂	
694	猪牙皂	

续表

序号	饮片名称	备　注
695	猪苓	
696	猪殃殃	
697	猪胆粉	
698	猫爪草	
699	猫眼草	
700	麻黄	
701	麻黄根	
702	鹿角	
703	鹿角胶	□
704	鹿角霜	□
705	鹿衔草	
706	旋覆花	
707	断血流	
708	清叶胆	
709	清半夏	
710	淫羊藿	□
711	淡竹叶	
712	淡豆豉	□
713	淡附片	
714	密佗僧	
715	密蒙花	
716	续断片	
717	绵马贯众	
718	绵马贯众炭	
719	绵萆薢	
720	琥珀	□
721	款冬花	
722	葛花	

续表

序号	饮片名称	备　注
723	葛根	
724	葱子	
725	葶苈子	
726	萹蓄	
727	楮实子	
728	棕榈	
729	棕榈子	
730	棕榈炭	
731	硫黄	
732	雄黄粉	
733	紫贝齿	
734	紫石英	
735	紫花地丁	
736	紫花前胡	
737	紫苏子	
738	紫苏叶	
739	紫苏梗	
740	紫珠叶	
741	紫萁贯众	
742	紫菀	
743	景天三七	
744	蛤壳	
745	蛤蚧	□
746	黑芝麻	□
747	黑豆	□
748	黑胡椒	□
749	锁阳	
750	鹅不食草	

续表

序号	饮片名称	备注
751	筋骨草	
752	焦山楂	
753	焦麦芽	
754	焦谷芽	
755	焦栀子	
756	焦槟榔	
757	焦稻芽	
758	番木鳖	
759	番泻叶	
760	湖北贝母	
761	滑石	
762	滑石粉	
763	蓍草	
764	蓝布正	
765	蓖麻子	
766	蒺藜	
767	蒲公英	
768	蒲黄炭	
769	椿皮	
770	槐米	
771	槐花	
772	槐花炭	
773	槐角	
774	雷丸	
775	路路通	
776	蜈蚣	
777	蜂房	
778	蜂胶	

续表

序号	饮片名称	备　注
779	蜂蜡	
780	蜣螂	
781	锦灯笼	
782	矮地茶	
783	新疆紫草	
784	煨川木香	
785	煨木香	
786	煅瓦楞子	
787	煅石决明	
788	煅石膏	
789	煅自然铜	
790	煅赤石脂	
791	煅花蕊石	
792	煅牡蛎	
793	煅皂矾	
794	煅青礞石	
795	煅金礞石	
796	煅炉甘石	
797	煅珍珠母	
798	煅钟乳石	
799	煅禹余粮	
800	煅紫石英	
801	煅蛤壳	
802	煅磁石	
803	煅赭石	
804	满山红	
805	滇鸡血藤	
806	裸花紫珠	

续表

序号	饮片名称	备　注
807	蔓荆子	
808	蓼大青叶	
809	榧子	□
810	榼藤子	
811	槟榔	
812	酸枣仁	
813	磁石	
814	豨莶草	
815	蜡梅花	
816	蜘蛛香	
817	蝉蜕	
818	罂粟壳	□
819	管花肉苁蓉片	□
820	鲜竹沥	
821	鲜芦根	□
822	鲜鱼腥草	□
823	鲜益母草	
824	辣椒	□
825	漏芦	
826	蜜马兜铃	
827	蜜白前	
828	蜜百合	□
829	蜜百部	
830	蜜枇杷叶	
831	蜜前胡	
832	蜜桑白皮	
833	蜜麻黄	
834	蜜旋覆花	
835	蜜款冬花	

续表

序号	饮片名称	备　注
836	蜜紫菀	
837	蜜槐角	
838	蜜罂粟壳	□
839	熊胆粉	□
840	赭石	
841	蕤仁	
842	蕲蛇	□
843	蕲蛇肉	□
844	槲寄生	
845	醋三棱	
846	醋五味子	
847	醋甘遂	
848	醋艾炭	
849	醋北柴胡	
850	醋延胡索	
851	醋芫花	
852	醋龟甲	
853	醋没药	
854	醋鸡内金	
855	醋青皮	
856	醋乳香	
857	醋京大戟	
858	醋南五味子	
859	醋南柴胡	
860	醋香附	
861	醋莪术	
862	醋狼毒	
863	醋商陆	
864	醋鳖甲	

续表

序号	饮片名称	备　注
865	蝼蛄	
866	墨旱莲	
867	稻芽	
868	僵蚕	
869	熟大黄	
870	熟地黄	
871	鹤虱	
872	薤白	
873	薏苡仁	□
874	薄荷	□
875	橘红	□
876	橘络	
877	橘核	
878	燀山桃仁	
879	燀苦杏仁	
880	燀桃仁	
881	藁本片	
882	檀香	□
883	藕节	
884	藕节炭	
885	覆盆子	
886	瞿麦	
887	翻白草	
888	藿香	□
889	蟾酥粉	
890	鳖甲	
891	鳖甲胶	□
892	糯稻根	

（二）不得纳入基金支付范围的中药饮片

阿胶、白糖参、朝鲜红参、穿山甲（醋山甲、炮山甲）、玳瑁、冬虫夏草、蜂蜜、狗宝、龟鹿二仙胶、哈蟆油、海龙、海马、猴枣、酒制蜂胶、羚羊角尖粉（羚羊角镑片、羚羊角粉）、鹿茸（鹿茸粉、鹿茸片）、马宝、玛瑙、牛黄、珊瑚、麝香、天山雪莲、鲜石斛（铁皮石斛）、西红花（番红花）、西洋参、血竭、燕窝、野山参、移山参、珍珠、紫河车。

各种动物脏器（鸡内金除外）和胎、鞭、尾、筋、骨。

注："不得纳入基金支付范围的中药饮片" 包括药材及炮制后的饮片。

《国家基本医疗保险、工伤保险和生育保险药品目录（2019年）》更新内容

索　引

西 药 部 分

30/70 混合重组人胰岛素　注射剂　17
50/50 混合重组人胰岛素　注射剂　17
A 型肉毒毒素　注射剂　87
A 型肉毒抗毒素　注射剂　87
ω-3 鱼油脂肪乳　注射剂　35

A

阿苯达唑　口服常释剂型　130
阿比多尔　口服常释剂型　87
阿比特龙　口服常释剂型　97
阿达帕林　凝胶剂　57
阿德福韦酯　口服常释剂型　85
阿伐斯汀　口服常释剂型　137
阿法骨化醇　口服常释剂型　22
阿法骨化醇　口服液体剂　22
阿夫唑嗪　缓释控释剂型　64
阿夫唑嗪　口服常释剂型　64
阿戈美拉汀　口服常释剂型　124
阿格列汀　口服常释剂型　21
阿加曲班　注射剂　28
阿卡波糖　口服常释剂型　20
阿立哌唑　口服常释剂型　121
阿立哌唑　口腔崩解片　121
阿仑膦酸钠　口服常释剂型　109
阿罗洛尔　口服常释剂型　46
阿洛西林　注射剂　68
阿米卡星　注射剂　76
阿米洛利　口服常释剂型　43
阿米替林　口服常释剂型　124
阿莫罗芬　软膏剂　52
阿莫西林　口服常释剂型　68
阿莫西林　口服液体剂、颗粒剂　68
阿莫西林克拉维酸　口服常释剂型　69
阿莫西林克拉维酸　口服液体剂、颗粒剂、注射剂　69
阿那曲唑　口服常释剂型　97
阿哌沙班　口服常释剂型　28
阿扑吗啡　注射剂　118
阿普唑仑　口服常释剂型　122
阿奇霉素　颗粒剂　74
阿奇霉素　口服常释剂型　74
阿奇霉素　口服液体剂、注射剂　74
阿曲库铵　注射剂　108
阿柔比星　注射剂　94
阿司匹林　缓释控释剂型、肠溶缓释片　26
阿司匹林　口服常释剂型(不含分散片)　26
阿糖胞苷　注射剂　91
阿替洛尔　口服常释剂型　46
阿替普酶　注射剂　27
阿托伐他汀　口服常释剂型　51
阿托品　口服常释剂型　9
阿托品　眼膏剂　141
阿托品　眼用凝胶剂　141
阿托品　注射剂　9

阿托西班　注射剂　60
阿维 A　口服常释剂型　54
阿魏酸钠　口服常释剂型　43
阿魏酸哌嗪　口服常释剂型　28
阿昔洛韦　滴眼剂　138
阿昔洛韦　颗粒剂、注射剂　84
阿昔洛韦　口服常释剂型　84
阿昔洛韦　凝胶剂　54
阿昔洛韦　软膏剂　54
阿昔莫司　口服常释剂型　51
埃克替尼　口服常释剂型　95
埃索美拉唑（艾司奥美拉唑）　口服常释剂型　7
埃索美拉唑（艾司奥美拉唑）　注射剂　7
艾拉莫德　口服常释剂型　107
艾普拉唑　口服常释剂型　7
艾曲泊帕乙醇胺　口服常释剂型　31
艾瑞昔布　口服常释剂型　106
艾司洛尔　注射剂　46
艾司西酞普兰　口服常释剂型　124
艾司唑仑　口服常释剂型　123
爱普列特　口服常释剂型　64
安吖啶　注射剂　96
安乃近　滴鼻剂　114
安乃近　口服常释剂型　114
桉柠蒎　口服常释剂型　135
氨苯蝶啶　口服常释剂型　43
氨苯砜　口服常释剂型　84
氨苄西林　注射剂　68
氨苄西林舒巴坦　注射剂　70
氨茶碱　缓释控释剂型、注射剂　134
氨茶碱　口服常释剂型　133
氨酚待因Ⅰ　氨酚待因Ⅱ　口服常释剂型　112
氨酚羟考酮　口服常释剂型　114
氨酚曲马多　口服常释剂型　113
氨酚双氢可待因　口服常释剂型　112
氨磺必利　口服常释剂型　121
氨基己酸　口服常释剂型　29
氨基己酸　注射剂　29
氨基己酸氯化钠　注射剂　29
氨基葡萄糖　口服常释剂型　107
氨甲苯酸　口服常释剂型　29
氨甲苯酸　注射剂　29
氨甲苯酸氯化钠　注射剂　29
氨甲苯酸葡萄糖　注射剂　29
氨甲环酸　口服常释剂型　29
氨甲环酸　注射剂　29
氨甲环酸氯化钠　注射剂　29
氨氯地平　口服常释剂型　46
氨氯地平阿托伐他汀　口服常释剂型　47
氨氯地平贝那普利Ⅰ　氨氯地平贝那普利Ⅱ　口服常释剂型　49
氨曲南　注射剂　73
氨肽素　口服常释剂型　101
氨糖美辛　口服常释剂型　105
氨溴索　颗粒剂、注射剂　135
氨溴索　口服常释剂型　134
氨溴索　口服液体剂　135
胺碘酮　口服常释剂型　38
胺碘酮　注射剂　38
昂丹司琼　口服常释剂型　10
昂丹司琼　注射剂　10
奥布卡因　滴眼剂　142
奥氮平　口服常释剂型　120
奥氮平　口腔崩解片　121
奥卡西平　口服常释剂型　116
奥卡西平　口服液体剂　116
奥洛他定　滴眼剂　142
奥洛他定　口服常释剂型　131
奥美拉唑　口服常释剂型　7

奥美拉唑　注射剂　7
奥美沙坦酯　口服常释剂型　49
奥美沙坦酯氨氯地平　口服常释剂型　50
奥美沙坦酯氢氯噻嗪　口服常释剂型　50
奥曲肽　注射剂　65
奥沙利铂　注射剂　94
奥沙西泮　口服常释剂型　122
奥司他韦　颗粒剂　86
奥司他韦　口服常释剂型　86
奥昔布宁　缓释控释剂型　63
奥昔布宁　口服常释剂型　63
奥硝唑　口服常释剂型　78
奥硝唑　注射剂　78
奥硝唑氯化钠　注射剂　78
奥硝唑葡萄糖　注射剂　78
奥扎格雷　注射剂　28

B

巴利昔单抗　注射剂　102
巴氯芬　口服常释剂型　108
巴曲酶　注射剂　28
白喉抗毒素　注射剂　87
白眉蛇毒血凝酶　注射剂　30
白芍总苷　口服常释剂型　107
白消安　口服常释剂型　89
白消安　注射剂　89
班布特罗　口服常释剂型　133
班布特罗　口服液体剂、颗粒剂　133
斑蝥酸钠维生素 B_6　注射剂　93
半胱氨酸　注射剂　134
包醛氧淀粉　口服常释剂型　63
包醛氧淀粉　口服散剂　63
胞磷胆碱　口服常释剂型　127
胞磷胆碱（胞二磷胆碱）　注射剂　127
贝美格　注射剂　138
贝美前列素　滴眼剂　141
贝那普利　口服常释剂型　48
贝那普利氢氯噻嗪　口服常释剂型　49
贝尼地平　口服常释剂型　47
贝前列素　口服常释剂型　26
贝他斯汀　口服常释剂型　137
倍氯米松　软膏剂　55
倍氯米松　吸入剂　131
倍氯米松福莫特罗　气雾剂　131
倍他洛尔　滴眼剂　141
倍他米松　口服常释剂型　66
倍他米松　注射剂　66
倍他司汀　口服常释剂型　127
倍他司汀　注射剂　127
苯巴比妥　口服常释剂型　115
苯巴比妥　注射剂　115
苯丁酸氮芥　口服常释剂型　89
苯海拉明　口服常释剂型　136
苯海拉明　注射剂　136
苯海索　口服常释剂型　117
苯磺顺阿曲库铵　注射剂　108
苯甲酸雌二醇　注射剂　60
苯妥英钠　口服常释剂型　116
苯溴马隆　口服常释剂型　108
苯扎贝特　口服常释剂型　51
苯唑西林　口服常释剂型　69
苯唑西林　注射剂　69
比阿培南　注射剂　73
比卡鲁胺　口服常释剂型　97
比索洛尔　口服常释剂型　46
吡贝地尔　缓释控释剂型　118
吡非尼酮　口服常释剂型　104
吡格列酮　口服常释剂型　21
吡格列酮二甲双胍　口服常释剂型　20

吡喹酮　口服常释剂型　130
吡拉西坦　注射剂　127
吡拉西坦（乙酰胺吡咯烷酮）口服常释剂型　128
吡罗昔康　口服常释剂型　105
吡美莫司　软膏剂　57
吡哌酸　口服常释剂型　77
吡嗪酰胺　口服常释剂型　83
吡柔比星　注射剂　94
苄星青霉素　注射剂　69
表柔比星　注射剂　94
别嘌醇　缓释控释剂型　108
别嘌醇　口服常释剂型　108
丙氨瑞林　注射剂　97
丙氨酰谷氨酰胺　注射剂　37
丙吡胺　口服常释剂型　38
丙泊酚　注射剂　110
丙泊酚中/长链脂肪乳　注射剂　110
丙卡特罗　口服常释剂型　133
丙卡特罗　口服液体剂、颗粒剂　133
丙硫氧嘧啶　口服常释剂型　66
丙硫异烟胺　口服常释剂型　83
丙米嗪　口服常释剂型　124
丙酸睾酮　注射剂　60
丙酸氯倍他索　软膏剂　56
丙戊酸镁　缓释控释剂型　116
丙戊酸镁　口服常释剂型　116
丙戊酸钠　丙戊酸钠Ⅰ　缓释控释剂型　116
丙戊酸钠　口服常释剂型　116
丙戊酸钠　口服液体剂　116
丙戊酸钠　注射剂　116
玻璃酸钠　滴眼剂　142
玻璃酸钠　注射剂　109
伯氨喹　口服常释剂型　129
博来霉素　注射剂　94
补液盐Ⅰ　补液盐Ⅱ　补液盐Ⅲ　口服散剂　14
布比卡因　注射剂　111
布地奈德　吸入剂　131
布地奈德福莫特罗Ⅰ　布地奈德福莫特罗Ⅱ　吸入剂　132
布林佐胺　滴眼剂　141
布洛芬　口服常释剂型　105
布洛芬　口服液体剂、缓释控释剂型、颗粒剂、乳膏剂　106
布美他尼　口服常释剂型　43
布美他尼　注射剂　43
布氏菌素　注射剂　147
布替萘芬　软膏剂　52
布托啡诺　注射剂　113

C

草分枝杆菌 F.U.36　注射剂　101
草乌甲素　口服常释剂型　107
茶苯海明　口服常释剂型　137
茶碱　茶碱Ⅱ　缓释控释剂型　134
茶碱　口服常释剂型　134
长春地辛　注射剂　92
长春瑞滨　口服常释剂型　92
长春瑞滨　注射剂　92
长春新碱　注射剂　92
肠内营养粉（AA）口服粉剂　144
肠内营养粉（AA-PA）口服粉剂　144
肠内营养剂（SP）口服混悬剂　143
肠内营养剂（TP）口服粉剂　144
肠内营养剂（TP）口服混悬剂、口服乳剂　144
肠内营养剂（TPF）口服混悬剂　144
肠内营养剂（TPF）乳剂　144
肠内营养剂（TPF-D）口服混悬剂　144
肠内营养剂（TPF-D）乳剂　144

肠内营养剂(TPF-DM) 口服混悬剂 144
肠内营养剂(TPF-FOS) 口服混悬剂 144
肠内营养剂(TPF-T) 乳剂 144
肠内营养剂(TP-HE) 乳剂 144
肠内营养剂(TP-MCT) 口服混悬剂 144
肠内营养剂(TPSPA) 口服混悬剂 144
肠内营养剂Ⅱ(TP) 口服混悬剂 144
重组甘精胰岛素 注射剂 18
重组赖脯胰岛素 注射剂 16
重组链激酶 注射剂 27
重组牛碱性成纤维细胞生长因子 滴眼剂、眼用凝胶 143
重组牛碱性成纤维细胞生长因子 凝胶剂 53
重组牛碱性成纤维细胞生长因子 外用冻干制剂 53
重组人Ⅱ型肿瘤坏死因子受体-抗体融合蛋白 注射剂 102
重组人白介素-11 注射剂 100
重组人白介素-11(Ⅰ) 注射剂 100
重组人白介素-11(酵母) 注射剂 100
重组人白介素-2 注射剂 100
重组人白介素-2(^{125}Ala) 注射剂 100
重组人白介素-2(^{125}Ser) 注射剂 100
重组人白介素-2(Ⅰ) 注射剂 100
重组人表皮生长因子 滴眼剂 143
重组人表皮生长因子 外用冻干制剂 53
重组人表皮生长因子 外用液体剂 53
重组人表皮生长因子(酵母) 滴眼剂 143
重组人表皮生长因子(酵母) 凝胶剂 53
重组人表皮生长因子Ⅰ 外用液体剂 53
重组人促红素(CHO细胞) 注射剂 33
重组人促红素-β(CHO细胞) 注射剂 33
重组人干扰素α-1b 注射剂 98
重组人干扰素α-2a 注射剂 99
重组人干扰素α-2a(酵母) 注射剂 99
重组人干扰素α-2b 注射剂 99
重组人干扰素α-2b(假单胞菌) 注射剂 99
重组人干扰素α-2b(酵母) 注射剂 100
重组人碱性成纤维细胞生长因子 凝胶剂 53
重组人碱性成纤维细胞生长因子 外用冻干制剂 53
重组人粒细胞刺激因子 注射剂 98
重组人粒细胞刺激因子(CHO细胞) 注射剂 98
重组人粒细胞巨噬细胞刺激因子 注射剂 98
重组人凝血因子Ⅷ 注射剂 31
重组人凝血因子Ⅸ 注射剂 31
重组人生长激素 注射剂 64
重组人酸性成纤维细胞生长因子 外用冻干制剂 54
重组人血小板生成素 注射剂 31
重组人胰岛素 注射剂 16
川芎嗪 注射剂 41
垂体后叶 注射剂 64
雌二醇 凝胶剂 60
雌二醇/雌二醇地屈孕酮 口服常释剂型 62
雌莫司汀 口服常释剂型 96
促肝细胞生长素 注射剂 11
促皮质素 注射剂 64
醋甲唑胺 口服常释剂型 141

醋氯芬酸　口服常释剂型　105
醋酸钙　口服常释剂型　24

D

达比加群酯　口服常释剂型　28
达肝素钠　注射剂　25
达卡巴嗪　注射剂　90
达克罗宁　胶浆剂　111
达那唑　口服常释剂型　62
达沙替尼　口服常释剂型　96
达托霉素　注射剂　79
大观霉素　注射剂　79
大蒜素　口服常释剂型　79
大蒜素　注射剂　79
丹参酮Ⅱ$_A$　注射剂　40
单硝酸异山梨酯
单硝酸异山梨酯　口服常释剂型　39
单硝酸异山梨酯　注射剂　40
单硝酸异山梨酯Ⅰ　单硝酸异山梨酯Ⅱ　单硝酸异山梨酯Ⅲ　单硝酸异山梨酯Ⅳ　缓释控释剂型　40
胆维丁　口服常释剂型　109
胆维丁　口服乳剂　109
氮芥　注射剂　89
氮草斯汀　滴眼剂　142
氮草斯汀　吸入剂　131
锝[^{99m}Tc]二巯丁二酸盐　注射剂　149
锝[^{99m}Tc]聚合白蛋白　注射剂　149
锝[^{99m}Tc]喷替酸盐　注射剂　149
锝[^{99m}Tc]双半胱氨酸　注射剂　149
锝[^{99m}Tc]亚甲基二膦酸盐　注射剂　149
锝[^{99m}Tc]依替菲宁　注射剂　149
德谷胰岛素　注射剂　19
低分子肝素　注射剂　26
低精蛋白锌胰岛素　注射剂　17
地奥司明(柑橘黄酮)　口服常释剂型　44
地巴唑　口服常释剂型　41
地蒽酚　软膏剂　54
地尔硫䓬　地尔硫䓬Ⅱ　缓释控释剂型　48
地尔硫䓬　口服常释剂型　48
地尔硫䓬　注射剂　48
地芬尼多　口服常释剂型　127
地氟烷　溶液剂　110
地高辛　口服常释剂型　37
地高辛　口服液体剂、注射剂　37
地氯雷他定　口服常释剂型　137
地氯雷他定　口服液体剂　137
地奈德　软膏剂　56
地诺前列酮　栓剂　59
地诺孕素　口服常释剂型　62
地屈孕酮　口服常释剂型　61
地塞米松　滴眼剂　140
地塞米松　口服常释剂型、注射剂　65
地塞米松　软膏剂　56
地塞米松　植入剂　140
地塞米松磷酸钠　注射剂　65
地塞米松棕榈酸酯　注射剂　65
地特胰岛素　注射剂　19
地西泮　口服常释剂型　122
地西泮　注射剂　122
地西他滨　注射剂　91
地衣芽孢杆菌活菌　颗粒剂　15
地衣芽孢杆菌活菌　口服常释剂型　14
颠茄　口服常释剂型　9
颠茄　口服液体剂　9
碘[^{125}I]密封籽源　放射密封籽源　149
碘[^{131}I]化钠　口服溶液剂　149
碘比醇　注射剂　147
碘佛醇　注射剂　147
碘海醇　注射剂　147
碘化油　注射剂　147

碘解磷定　注射剂　145
碘克沙醇　注射剂　148
碘美普尔　注射剂　148
碘帕醇　注射剂　147
碘普罗胺　注射剂　147
丁苯酞　口服常释剂型　128
丁苯酞氯化钠　注射剂　128
丁丙诺啡　透皮贴剂　113
丁卡因　凝胶剂　111
丁卡因　注射剂　111
丁螺环酮　口服常释剂型　122
丁酸氢化可的松　软膏剂　56
丁溴东莨菪碱　口服常释剂型　9
丁溴东莨菪碱　注射剂　9
东莨菪碱　口服常释剂型　9
东莨菪碱　注射剂　9
毒毛花苷 K　注射剂　38
度洛西汀　口服常释剂型　125
短肽型肠内营养剂　口服粉剂　144
对氨基水杨酸钠　口服常释剂型　82
对氨基水杨酸钠　注射剂　82
对乙酰氨基酚　缓释控释剂型、口服液体剂、栓剂　114
对乙酰氨基酚　颗粒剂　114
对乙酰氨基酚　口服常释剂型　114
多巴胺　注射剂　38
多巴酚丁胺　注射剂　38
多巴丝肼　口服常释剂型　117
多磺酸粘多糖　软膏剂　45
多价气性坏疽抗毒素　注射剂　87
多库酯钠　口服常释剂型　12
多拉司琼　注射剂　10
多奈哌齐　口服常释剂型　126
多奈哌齐　口腔崩解片　126
多潘立酮　口服常释剂型　9
多潘立酮　口服液体剂　10
多柔比星　注射剂　93
多塞平　口服常释剂型　124
多塞平　乳膏剂　58
多沙普仑　注射剂　138
多沙唑嗪　缓释控释剂型　42
多沙唑嗪　口服常释剂型　42
多索茶碱　口服常释剂型　134
多索茶碱　注射剂　134
多糖铁复合物　口服常释剂型　32
多西环素　口服常释剂型　67
多西环素　注射剂　67
多西他赛　注射剂　92
多烯磷脂酰胆碱　口服常释剂型　11
多烯磷脂酰胆碱　注射剂　11
多粘菌素 B（多粘菌素）　注射剂　78
多种微量元素　多种微量元素Ⅰ　多种微量元素Ⅱ　注射剂　145

E

厄贝沙坦　口服常释剂型　50
厄贝沙坦氢氯噻嗪　口服常释剂型　50
厄他培南　注射剂　73
恩夫韦肽　注射剂　85
恩氟烷　液体剂　110
恩曲他滨　口服常释剂型　85
恩曲他滨替诺福韦　口服常释剂型　85
恩他卡朋　口服常释剂型　118
恩他卡朋双多巴　恩他卡朋双多巴Ⅱ　恩他卡朋双多巴Ⅲ　恩他卡朋双多巴Ⅳ　口服常释剂型　118
恩替卡韦　口服常释剂型　85
二甲弗林　注射剂　138
二甲硅油　口服常释剂型　8
二甲硅油　口服散剂、口服液体剂　8
二甲双胍　二甲双胍Ⅱ　缓释控释剂型　19
二甲双胍　口服常释剂型　19

二甲双胍格列吡嗪　口服常释剂型　20
二甲双胍维格列汀Ⅱ　二甲双胍维格列汀Ⅲ　口服常释剂型　20
二硫化硒　外用液体剂　52
二羟丙茶碱　口服常释剂型　134
二羟丙茶碱　注射剂　134
二氢麦角碱　缓释控释剂型　44
二氢麦角碱　口服常释剂型　43
二巯丙醇　注射剂　145
二巯丙磺钠　注射剂　145
二巯丁二钠　注射剂　145
二巯丁二酸　口服常释剂型　145
二氧丙嗪　口服常释剂型　135

F

伐昔洛韦　口服常释剂型　84
法罗培南　颗粒剂　73
法罗培南　口服常释剂型　73
法莫替丁　口服常释剂型　7
法莫替丁　注射剂　7
法舒地尔　注射剂　44
泛昔洛韦　口服常释剂型　84
泛影葡胺　注射剂　148
泛影酸钠　注射剂　148
放线菌素 D　注射剂　93
非布司他　口服常释剂型　109
非洛地平　非洛地平Ⅱ　缓释控释剂型　47
非洛地平　口服常释剂型　47
非那吡啶　口服常释剂型　63
非那雄胺　口服常释剂型　64
非诺贝特　非诺贝特Ⅱ　非诺贝特Ⅲ　口服常释剂型　51
芬太尼　贴剂　113
芬太尼　注射剂　110
酚苄明　口服常释剂型　44
酚苄明　注射剂　44
酚磺乙胺　注射剂　30
酚妥拉明　注射剂　43
奋乃静　口服常释剂型　119
奋乃静　注射剂　119
夫西地酸　软膏剂　55
夫西地酸　注射剂　78
呋麻　滴鼻剂　131
呋喃妥因　口服常释剂型　79
呋喃唑酮　口服常释剂型　79
呋塞米　口服常释剂型　43
呋塞米　注射剂　43
伏格列波糖　口服常释剂型　20
伏立康唑　口服常释剂型　81
伏立康唑　口服液体剂、注射剂　81
氟胞嘧啶　口服常释剂型　81
氟胞嘧啶　注射剂　81
氟比洛芬　巴布膏剂、凝胶贴膏剂　106
氟比洛芬　贴膏剂　106
氟比洛芬酯　注射剂　106
氟达拉滨　口服常释剂型　90
氟达拉滨　注射剂　91
氟伐他汀　缓释控释剂型　51
氟伐他汀　口服常释剂型　51
氟奋乃静　口服常释剂型　119
氟奋乃静　注射剂　119
氟伏沙明　口服常释剂型　124
氟桂利嗪　口服常释剂型　127
氟康唑　滴眼剂　139
氟康唑　颗粒剂、注射剂　81
氟康唑　口服常释剂型　80
氟康唑氯化钠　注射剂　81
氟康唑葡萄糖　注射剂　81
氟罗沙星　注射剂　76
氟马西尼　注射剂　145
氟米龙　滴眼剂　140
氟尿嘧啶　口服常释剂型、注射剂　91

氟尿嘧啶　软膏剂　55
氟尿嘧啶氯化钠　注射剂　91
氟尿嘧啶葡萄糖　注射剂　91
氟哌啶醇　口服常释剂型　120
氟哌啶醇　注射剂　120
氟哌利多　注射剂　120
氟哌噻吨美利曲辛　口服常释剂型　126
氟他胺　口服常释剂型　97
氟替卡松　软膏剂　56
氟替卡松　吸入剂　132
氟西汀　口服常释剂型　124
福多司坦　口服常释剂型　135
福莫司汀　注射剂　90
福莫特罗　吸入剂　132
福辛普利　口服常释剂型　48
辅酶A　注射剂　145
辅酶 Q_{10}　注射剂　145
复方α-酮酸　口服常释剂型　145
复方阿嗪米特　口服常释剂型　15
复方阿司匹林　口服常释剂型　114
复方阿替卡因　注射剂　111
复方氨基酸　复方氨基酸（20AA）　注射剂　34
复方氨基酸（15AA）　注射剂　34
复方氨基酸（18AA）　复方氨基酸（18AA-Ⅰ）　复方氨基酸（18AA-Ⅱ）　复方氨基酸（18AA-Ⅲ）　复方氨基酸（18AA-Ⅴ）注射剂　34
复方氨基酸（18AA-Ⅶ）　复方氨基酸（18B）　注射剂　34
复方氨基酸（6AA）　注射剂　34
复方氨基酸（9AA）　注射剂　34
复方倍他米松　注射剂　66
复方对乙酰氨基酚　口服常释剂型　114
复方多粘菌素B　软膏剂　55
复方莪术油　栓剂　58
复方泛影葡胺　注射剂　148
复方甘草　口服常释剂型　136
复方甘草　口服液体剂　136
复方甘草甜素（复方甘草酸苷）　口服常释剂型　11
复方甘草甜素（复方甘草酸苷）　注射剂　11
复方甘油　注射剂　36
复方磺胺甲噁唑　口服常释剂型　74
复方磺胺甲噁唑　注射剂　74
复方磺胺嘧啶锌　凝胶剂　55
复方甲氧那明　口服常释剂型　133
复方角菜酸酯　乳膏剂　45
复方角菜酸酯　栓剂　45
复方聚乙二醇电解质Ⅰ　复方聚乙二醇电解质Ⅱ　复方聚乙二醇电解质Ⅲ　复方聚乙二醇电解质Ⅳ　口服散剂　13
复方卡比多巴　口服常释剂型　118
复方卡托普利　口服常释剂型　49
复方利血平　口服常释剂型　42
复方利血平氨苯蝶啶　口服常释剂型　42
复方罗布麻　口服常释剂型　42
复方铝酸铋　颗粒剂　6
复方氯化钠　注射剂　35
复方氯解磷定　注射剂　146
复方氯唑沙宗　口服常释剂型　108
复方硼砂　外用液体剂　6
复方氢氧化铝　口服常释剂型　6
复方乳酸钠葡萄糖　注射剂　35
复方水杨酸　外用液体剂　53
复方土槿皮　外用液体剂　52
复方托吡卡胺　滴眼剂　141
复方盐酸氯丙嗪　注射剂　119
复方异丙托溴铵　吸入剂　132
复合维生素B　口服常释剂型　22

富马酸亚铁　口服常释剂型　32
富马酸亚铁　口服液体剂、颗粒剂、咀嚼片　32
腹膜透析液　注射剂　36

G

钆贝葡胺　注射剂　148
钆喷酸葡胺　注射剂　148
钆双胺　注射剂　148
钆特酸葡胺　注射剂　148
干酵母　口服常释剂型　15
甘氨双唑钠　注射剂　96
甘草酸二铵　口服常释剂型　11
甘草酸二铵　注射剂　11
甘精胰岛素　注射剂　19
甘露醇　冲洗剂　37
甘露醇　注射剂　36
甘油　灌肠剂　13
甘油　栓剂　13
甘油果糖氯化钠　注射剂　36
甘油磷酸钠　注射剂　37
肝素　封管液　26
肝素　乳膏剂　45
肝素　注射剂　25
高锰酸钾　局部用散剂　56
高锰酸钾　片剂　56
高三尖杉酯碱　注射剂　93
高三尖杉酯碱氯化钠　注射剂　93
高血糖素　注射剂　67
戈利木单抗　注射剂　103
戈那瑞林　注射剂　97
戈舍瑞林　缓释植入剂　97
格拉司琼　口服常释剂型　10
格拉司琼　注射剂　10
格列本脲　口服常释剂型　19
格列吡嗪　缓释控释剂型　20
格列吡嗪　口服常释剂型　19
格列喹酮　口服常释剂型　19
格列美脲　口服常释剂型　19
格列齐特　格列齐特Ⅱ　口服常释剂型　19
格列齐特　缓释控释剂型　20
葛根素　注射剂　40
更昔洛韦　口服常释剂型　84
更昔洛韦　眼用凝胶　139
更昔洛韦　注射剂　84
谷胱甘肽　口服常释剂型　11
谷赖胰岛素　注射剂　16
谷维素　口服常释剂型　128
骨化三醇　口服常释剂型　22
骨化三醇　注射剂　22
鲑降钙素　吸入剂　67
鲑降钙素　注射剂　67
鬼臼毒素　软膏剂　55
鬼臼毒素　外用液体剂　55
癸氟奋乃静　注射剂　119
果糖　注射剂　36
果糖氯化钠　注射剂　36
过氧苯甲酰　凝胶剂　57
过氧苯甲酰　软膏剂　57
过氧化氢　溶液剂　56

H

哈西奈德　软膏剂　56
哈西奈德　外用液体剂　56
汉防己甲素　口服常释剂型　107
汉防己甲素　注射剂　107
蒿甲醚　口服常释剂型　129
红霉素　口服常释剂型、注射剂　74
红霉素　软膏剂　57
红霉素　眼膏剂　138
琥珀酸亚铁　缓释控释剂型、颗粒剂　32
琥珀酸亚铁　口服常释剂型　31

琥珀酰明胶　注射剂　33
琥乙红霉素　颗粒剂　75
琥乙红霉素　口服常释剂型　75
华法林　口服常释剂型　25
还原型谷胱甘肽　注射剂　11
环孢素　滴眼剂　142
环孢素　口服常释剂型　103
环孢素　口服液体剂、注射剂　103
环吡酮胺　软膏剂　52
环丙沙星　滴耳剂　143
环丙沙星　口服常释剂型、注射剂　76
环丙沙星　凝胶剂　55
环丙沙星　软膏剂　52
环丙沙星　眼膏剂、滴眼剂　139
环丙沙星氯化钠　注射剂　77
环丙沙星葡萄糖　注射剂　76
环磷酰胺　口服常释剂型　89
环磷酰胺　注射剂　89
环磷腺苷　注射剂　145
环轮宁　注射剂　128
环丝氨酸　口服常释剂型　82
环酯红霉素　口服液体剂　75
缓解感冒症状的复方 OTC 制剂　136
缓解消化道不适症状的复方 OTC 制剂　25
黄体酮　口服常释剂型、栓剂　61
黄体酮　注射剂　61
黄酮哌酯　口服常释剂型　63
磺胺醋酰钠　滴眼剂　139
磺胺多辛　口服常释剂型　74
磺胺多辛乙胺嘧啶　口服常释剂型　129
磺胺嘧啶　口服常释剂型　73
磺胺嘧啶　注射剂、口服液体剂　73
磺胺嘧啶锌　软膏剂　55
磺胺嘧啶银　软膏剂　54
磺达肝癸钠　注射剂　28

J

肌苷　注射剂　100
吉法酯　口服常释剂型　8
吉非罗齐　口服常释剂型　51
吉非替尼　口服常释剂型　95
吉米沙星　口服常释剂型　77
吉西他滨　注射剂　91
己酮可可碱　缓释控释剂型、注射剂　44
己酮可可碱　口服常释剂型　44
己烯雌酚　口服常释剂型　60
己烯雌酚　注射剂　60
加巴喷丁　口服常释剂型　117
加贝酯　注射剂　25
加兰他敏　口服常释剂型　126
加兰他敏　注射剂　126
加替沙星　滴眼剂　139
加替沙星　眼用凝胶剂　139
甲氨蝶呤　口服常释剂型　103
甲氨蝶呤　注射剂　90
甲苯咪唑　口服常释剂型　130
甲地孕酮　口服常释剂型　61
甲钴胺　口服常释剂型　32
甲钴胺　注射剂　32
甲基多巴　口服常释剂型　41
甲氯芬酯　口服常释剂型　125
甲萘氢醌　口服常释剂型　29
甲泼尼龙　口服常释剂型　66
甲泼尼龙　注射剂　66
甲羟孕酮　口服常释剂型　61
甲羟孕酮　注射剂　61
甲巯咪唑　口服常释剂型　66
甲硝唑　口服常释剂型、注射剂　78
甲硝唑　凝胶剂　58
甲硝唑　栓剂　58

甲硝唑　阴道泡腾片　58
甲硝唑氯化钠　注射剂　78
甲硝唑葡萄糖　注射剂　79
甲氧苄啶　口服常释剂型　73
甲氧氯普胺　口服常释剂型　10
甲氧氯普胺　注射剂　10
甲氧沙林　口服常释剂型　54
甲氧沙林　外用液体剂　54
甲异靛　口服常释剂型　96
甲状腺片　口服常释剂型　66
尖吻蝮蛇血凝酶　注射剂　30
间苯三酚　注射剂　9
间羟胺　注射剂　39
降纤酶　注射剂　27
胶体果胶铋　颗粒剂　6
胶体果胶铋　口服常释剂型　6
结构脂肪乳（$C_{6\sim24}$）注射剂　35
结合雌激素　口服常释剂型　61
结核菌素纯蛋白衍生物　注射剂　147
金刚烷胺　口服常释剂型　118
金刚乙胺　口服常释剂型　84
金刚乙胺　口服液体剂、颗粒剂　85
金霉素　软膏剂　55
金霉素　眼膏剂　138
精氨酸　注射剂　36
精氨酸布洛芬　颗粒剂　106
精蛋白生物合成人胰岛素　注射剂　17
精蛋白生物合成人胰岛素（预混 30R）注射剂　17
精蛋白生物合成人胰岛素（预混 50R）注射剂　17
精蛋白锌胰岛素　注射剂　18
精蛋白锌胰岛素（30R）注射剂　17
精蛋白锌重组赖脯胰岛素混合（25R）注射剂　18
精蛋白锌重组赖脯胰岛素混合（50R）注射剂　18
精蛋白锌重组人胰岛素　注射剂　17
精蛋白锌重组人胰岛素混合　注射剂　18
精蛋白重组人胰岛素　注射剂　17
精蛋白重组人胰岛素（预混 30/70）注射剂　17
精蛋白重组人胰岛素混合（30/70）注射剂　17
精蛋白重组人胰岛素混合（40/60）注射剂　18
精蛋白重组人胰岛素混合（50/50）注射剂　18
肼屈嗪　口服常释剂型　42
静注人免疫球蛋白（pH4）注射剂　88
旧结核菌素　注射剂　147
枸橼酸铋钾　颗粒剂　6
枸橼酸铋钾　口服常释剂型　6
枸橼酸钾　颗粒剂　24
枸橼酸钾　口服液体剂　24
聚苯乙烯磺酸钙　口服散剂　63
聚桂醇　注射剂　30
聚甲酚磺醛　栓剂　59
聚甲酚磺醛　外用液体剂　59
聚卡波非钙　口服常释剂型　13
聚乙二醇　口服散剂　12
聚乙二醇干扰素 α-2a　注射剂　98
聚乙二醇干扰素 α-2b　注射剂　98
聚乙二醇化重组人粒细胞刺激因子　注射剂　98
卷曲霉素　注射剂　82

K

咖啡因　注射剂　125
卡巴拉汀　口服常释剂型　126
卡贝缩宫素　注射剂　65
卡比多巴　口服常释剂型　117

卡比马唑　口服常释剂型　67
卡泊芬净　注射剂　82
卡泊三醇　软膏剂　54
卡泊三醇　外用液体剂　54
卡泊三醇倍他米松　凝胶剂　54
卡泊三醇倍他米松　软膏剂　54
卡铂　注射剂　94
卡络磺钠(肾上腺色腙)　口服常释剂型　30
卡络磺钠(肾上腺色腙)　注射剂　30
卡络磺钠(肾上腺色腙)氯化钠　注射剂　30
卡马西平　缓释控释剂型　116
卡马西平　口服常释剂型　116
卡莫氟　口服常释剂型　91
卡莫司汀　注射剂　90
卡培他滨　口服常释剂型　91
卡前列甲酯　栓剂　59
卡前列素氨丁三醇　注射剂　59
卡替洛尔　滴眼剂　141
卡托普利　口服常释剂型　48
卡维地洛　口服常释剂型　46
卡左双多巴(左旋多巴 / 卡比多巴)　缓释控释剂型　117
开塞露　灌肠剂　12
开塞露　外用液体剂　12
开塞露(甘油)　灌肠剂　12
开塞露(甘油)　外用液体剂　12
坎地氢噻　口服常释剂型　50
坎地沙坦酯　口服常释剂型　50
糠酸莫米松　凝胶剂　56
糠酸莫米松　软膏剂　56
糠酸莫米松　吸入剂　132
糠甾醇　口服常释剂型　6
抗艾滋病用药　86
抗敌素(硫酸黏菌素)　注射剂　79
抗蝮蛇毒血清　注射剂　87
抗狂犬病血清　注射剂　87
抗人T细胞兔免疫球蛋白　注射剂　101
抗人T细胞猪免疫球蛋白　注射剂　102
抗炭疽血清　注射剂　88
抗五步蛇毒血清　注射剂　87
抗眼镜蛇毒血清　注射剂　87
抗银环蛇毒血清　注射剂　87
可待因　口服常释剂型　135
可待因　注射剂　112
可的松　口服常释剂型　66
可的松　眼膏剂、滴眼剂　140
可乐定　口服常释剂型　41
可乐定　贴剂　41
可愈　口服液体剂　136
克拉霉素　颗粒剂　75
克拉霉素　口服常释剂型　75
克林霉素　口服常释剂型　75
克林霉素　软膏剂　57
克林霉素　外用液体剂　55
克林霉素　注射剂　75
克林霉素磷酸酯　口服常释剂型　75
克林霉素磷酸酯　注射剂　75
克林霉素棕榈酸酯　颗粒剂、口服液体剂　75
克林霉素棕榈酸酯　口服常释剂型　75
克仑特罗　栓剂　133
克罗米通　软膏剂　130
克霉唑　口服常释剂型　6
克霉唑　软膏剂　52
克霉唑　阴道片、栓剂　58
枯草杆菌、肠球菌二联活菌　口服常释剂型　15
枯草杆菌二联活菌　口服常释剂型　15
奎尼丁　口服常释剂型　38
奎宁　口服常释剂型　129

奎宁　注射剂　129
喹硫平　口服常释剂型　120

L

拉贝洛尔　口服常释剂型　46
拉考沙胺　口服常释剂型　117
拉米夫定　口服常释剂型　85
拉莫三嗪　口服常释剂型　117
拉坦前列素　滴眼剂　141
拉西地平　口服常释剂型　47
拉氧头孢　注射剂　72
辣椒碱　软膏剂　112
来氟米特　口服常释剂型　101
来那度胺　口服常释剂型　104
来曲唑　口服常释剂型　97
赖氨匹林　注射剂　114
赖诺普利　口服常释剂型　48
赖诺普利氢氯噻嗪　口服常释剂型　49
赖脯胰岛素　注射剂　16
兰索拉唑　口服常释剂型　7
兰索拉唑　注射剂　7
榄香烯　口服液体剂　93
榄香烯　注射剂　93
劳拉西泮　口服常释剂型　122
乐卡地平　口服常释剂型　47
雷贝拉唑　口服常释剂型　7
雷洛昔芬　口服常释剂型　62
雷米普利　口服常释剂型　49
雷尼替丁　口服常释剂型　7
雷尼替丁　注射剂　7
雷沙吉兰　口服常释剂型　118
利巴韦林　滴眼剂　138
利巴韦林　口服常释剂型　84
利多卡因　利多卡因Ⅰ　胶浆剂　111
利多卡因　吸入剂、凝胶剂　111
利多卡因　注射剂　38
利伐沙班　口服常释剂型　28
利福布汀　口服常释剂型　83
利福霉素　注射剂　83
利福喷丁　口服常释剂型　82
利福平　滴眼剂　138
利福平　利福平Ⅱ　口服常释剂型　82
利福平　注射剂　82
利福昔明　口服常释剂型　13
利福昔明　口服液体剂　13
利格列汀　口服常释剂型　21
利格列汀二甲双胍Ⅰ　利格列汀二甲双胍Ⅱ　口服常释剂型　20
利可君　口服常释剂型　33
利鲁唑　口服常释剂型　128
利奈唑胺　口服常释剂型　80
利奈唑胺葡萄糖　注射剂　80
利培酮　口服常释剂型　121
利培酮　口服液体剂、口腔崩解片、微球注射剂　121
利匹韦林　口服常释剂型　86
利塞膦酸钠　口服常释剂型　109
利斯的明　贴剂　126
利托君　口服常释剂型　60
利托君　注射剂　60
利妥昔单抗　注射剂　95
利血平　注射剂　41
利扎曲普坦　口服常释剂型　115
联苯苄唑　软膏剂　52
联苯苄唑　外用液体剂　52
联苯双酯　口服常释剂型　11
联苯双酯　丸剂　11
联磺甲氧苄啶　口服常释剂型　74
链霉素　注射剂　76
两性霉素B　脂质体注射剂　80
两性霉素B　注射剂　80
亮丙瑞林　缓释微球注射剂　97

亮丙瑞林　微球注射剂　97
林旦　软膏剂　130
林可霉素　滴耳剂　143
林可霉素　滴眼剂　139
林可霉素　口服常释剂型　75
林可霉素　软膏剂　57
林可霉素　注射剂　75
磷霉素　口服常释剂型　80
磷霉素　注射剂　79
磷霉素氨丁三醇　口服散剂、颗粒剂　80
膦甲酸钠　注射剂　85
膦甲酸钠氯化钠　注射剂　85
膦甲酸钠葡萄糖　注射剂　85
硫必利　口服常释剂型　121
硫必利　注射剂　121
硫代硫酸钠　注射剂　146
硫磺　软膏剂　57
硫鸟嘌呤　口服常释剂型　91
硫普罗宁　口服常释剂型　11
硫普罗宁　注射剂　12
硫酸钡　硫酸钡Ⅰ型　硫酸钡Ⅱ型　口服液体剂　148
硫酸钡Ⅰ型　灌肠剂　148
硫酸镁　口服散剂　12
硫酸镁　注射剂　23
硫酸锌　口服常释剂型　24
硫酸锌　口服溶液剂　24
硫酸亚铁　缓释控释剂型　31
硫酸亚铁　口服常释剂型　31
硫糖铝　口服常释剂型　8
硫糖铝　口服液体剂、混悬凝胶剂　8
硫辛酸　注射剂　21
硫唑嘌呤　口服常释剂型　104
柳氮磺吡啶　口服常释剂型　14
柳氮磺吡啶　栓剂　14
六氟化硫微泡　注射剂　148
六甲蜜胺　口服常释剂型　96
炉甘石　外用液体剂　57
卤米松　乳膏剂　56
卤米松/三氯生　软膏剂　56
罗格列酮　口服常释剂型　21
罗红霉素　口服常释剂型　75
罗库溴铵　注射剂　108
罗哌卡因　注射剂　111
罗匹尼罗　缓释控释剂型　118
罗匹尼罗　口服常释剂型　118
罗通定　口服常释剂型　115
罗通定　注射剂　115
螺内酯　口服常释剂型　43
咯萘啶　口服常释剂型　129
咯萘啶　注射剂　129
洛贝林　注射剂　138
洛铂　注射剂　94
洛伐他汀　口服常释剂型　51
洛芬待因　缓释控释剂型　112
洛芬待因　口服常释剂型　112
洛美沙星　滴耳剂　143
洛美沙星　口服常释剂型　77
洛美沙星　注射剂　77
洛莫司汀　口服常释剂型　90
洛哌丁胺　颗粒剂　14
洛哌丁胺　口服常释剂型　14
洛匹那韦利托那韦　口服常释剂型　87
洛索洛芬　口服常释剂型　106
洛索洛芬　贴剂、贴膏剂　106
铝碳酸镁　咀嚼片　6
铝碳酸镁　口服常释剂型　6
氯胺酮　注射剂　110
氯苯那敏　口服常释剂型　136
氯苯那敏　注射剂　137
氯吡格雷　口服常释剂型　26
氯丙嗪　口服常释剂型　119

氯丙嗪　注射剂　119
氯氮平　口服常释剂型　120
氯氮平　口腔崩解片　120
氯法齐明　口服常释剂型　84
氯化钙　注射剂　24
氯化琥珀胆碱　注射剂　108
氯化钾　缓释控释剂型、颗粒剂　23
氯化钾　口服常释剂型　23
氯化钾　注射剂　36
氯化钠　注射剂　37
氯化锶［^{89}Sr］　注射剂　149
氯己定　外用液体剂　6
氯解磷定　注射剂　146
氯喹　口服常释剂型　129
氯喹　注射剂　129
氯喹那多普罗雌烯　阴道片　59
氯雷他定　口服常释剂型　136
氯雷他定　口服液体剂　137
氯膦酸二钠　口服常释剂型　109
氯膦酸二钠　注射剂　109
氯霉素　滴眼剂　138
氯霉素　注射剂　68
氯米芬　口服常释剂型　62
氯米帕明　口服常释剂型　124
氯米帕明　注射剂　124
氯诺昔康　注射剂　105
氯普鲁卡因　注射剂　111
氯普噻吨　口服常释剂型　120
氯普噻吨　注射剂　120
氯沙坦　口服常释剂型　50
氯沙坦氢氯噻嗪　口服常释剂型　50
氯硝西泮　口服常释剂型　116
氯硝西泮　注射剂　116
氯唑西林　注射剂　69

M

麻黄碱　滴鼻剂　131
麻黄碱　注射剂　39
马破伤风免疫球蛋白　注射剂　88
马普替林　口服常释剂型　124
吗啡　缓释控释剂型、注射剂　112
吗啡　口服常释剂型　112
吗啡　口服液体剂、栓剂　112
吗氯贝胺　口服常释剂型　125
吗替麦考酚酯　口服常释剂型　101
吗替麦考酚酯　口服液体剂　101
麦角新碱　注射剂　59
麦考酚钠　口服常释剂型　101
毛果芸香碱　滴眼剂　140
毛果芸香碱　口服常释剂型、眼用凝胶剂　141
毛果芸香碱　注射剂　140
毛花苷丙　注射剂　38
矛头蝮蛇血凝酶　注射剂　30
煤焦油　外用液体剂　58
美法仑　口服常释剂型　89
美金刚　口服常释剂型　126
美金刚　口服溶液剂　126
美罗培南　注射剂　73
美洛西林　注射剂　68
美洛昔康　口服常释剂型　105
美沙拉秦（美沙拉嗪）　缓释控释剂型、缓控释颗粒剂、栓剂、灌肠剂　14
美沙拉秦（美沙拉嗪）　口服常释剂型　14
美沙酮　口服常释剂型　127
美沙酮　口服液体剂　127
美司钠（美司那）　注射剂　147
美托洛尔　缓释控释剂型　46
美托洛尔　口服常释剂型　46
美托洛尔　注射剂　46

美西律　口服常释剂型　38
门冬氨酸氨氯地平　口服常释剂型　47
门冬氨酸钾镁　口服常释剂型　24
门冬氨酸钾镁　注射剂　24
门冬氨酸鸟氨酸　注射剂　12
门冬酰胺酶　注射剂　96
门冬胰岛素　注射剂　16
门冬胰岛素 30　注射剂　18
门冬胰岛素 50　注射剂　18
蒙脱石　颗粒剂、口服液体剂　14
蒙脱石　口服散剂　13
孟鲁司特　咀嚼片、颗粒剂　134
孟鲁司特　口服常释剂型　134
咪达普利　口服常释剂型　49
咪达唑仑　口服常释剂型　123
咪达唑仑　注射剂　123
咪康唑　软膏剂　52
咪康唑　栓剂、阴道片、阴道泡腾片、阴道软胶囊　58
咪唑立宾　口服常释剂型　104
咪唑斯汀　缓释控释剂型　137
糜蛋白酶　注射剂　37
米安色林　口服常释剂型　125
米氮平　口服常释剂型　124
米多君　口服常释剂型　39
米非司酮　米非司酮Ⅱ　口服常释剂型　63
米格来宁　口服常释剂型　114
米格列醇　口服常释剂型　20
米格列奈钙　口服常释剂型　21
米卡芬净　注射剂　82
米库氯铵　注射剂　108
米力农　注射剂　39
米力农氯化钠　注射剂　39
米力农葡萄糖　注射剂　39
米那普仑　口服常释剂型　125
米诺环素　口服常释剂型　67
米曲菌胰酶　口服常释剂型　15
米索前列醇　口服常释剂型　59
米托蒽醌　注射剂　94
米托蒽醌氯化钠　注射剂　94
米托蒽醌葡萄糖　注射剂　94
灭菌注射用水　注射剂　36
莫雷西嗪　口服常释剂型　38
莫匹罗星　软膏剂　55
莫沙必利　口服常释剂型　10
莫西沙星　滴眼剂　139
莫西沙星　口服常释剂型　77
莫西沙星　注射剂　77
莫西沙星氯化钠　注射剂　77

N

那格列奈　口服常释剂型　21
那屈肝素钙（那曲肝素钙）　注射剂　26
那他霉素　滴眼剂　139
纳布啡　注射剂　113
纳洛酮　注射剂　146
纳美芬　注射剂　112
纳曲酮　口服常释剂型　127
奈达铂　注射剂　95
奈替米星　注射剂　76
萘丁美酮　口服常释剂型　107
萘哌地尔　口服常释剂型　42
萘普生　缓释控释剂型　106
萘普生　口服常释剂型　106
尼尔雌醇　口服常释剂型　61
尼卡地平　缓释控释剂型、注射剂　47
尼卡地平　口服常释剂型　47
尼可刹米　注射剂　138
尼可地尔　口服常释剂型　40
尼麦角林　口服常释剂型　44
尼美舒利　口服常释剂型　107

尼莫地平　口服常释剂型　　46
尼莫地平　注射剂　　47
尼莫司汀　注射剂　　90
尼群地平　口服常释剂型　　46
尼群洛尔　口服常释剂型　　47
黏菌素　口服常释剂型　　80
尿促性素　注射剂　　62
尿激酶　注射剂　　27
尿素　软膏剂　　53
凝血酶　外用冻干制剂　　29
牛肺表面活性剂　注射剂　　138
浓氯化钠　注射剂　　37
诺氟沙星　滴眼剂　　139
诺氟沙星　口服常释剂型　　76
诺氟沙星　软膏剂　　56

P

帕拉米韦氯化钠　注射剂　　86
帕立骨化醇　注射剂　　67
帕利哌酮　缓释控释剂型　　121
帕利哌酮　注射剂　　122
帕罗西汀　口服常释剂型　　124
帕洛诺司琼　注射剂　　10
帕米膦酸二钠　注射剂　　109
帕米膦酸二钠葡萄糖　注射剂　　109
帕瑞昔布　注射剂　　106
帕司烟肼（对氨基水杨酸异烟肼）　口服常释剂型　　83
哌泊塞嗪　注射剂　　119
哌甲酯　缓释控释剂型、注射剂　　125
哌甲酯　口服常释剂型　　125
哌库溴铵　注射剂　　108
哌喹　口服常释剂型　　129
哌拉西林　注射剂　　68
哌拉西林舒巴坦　注射剂　　70
哌拉西林他唑巴坦　注射剂　　70
哌罗匹隆　口服常释剂型　　122
哌嗪　锭剂　　130
哌嗪　口服常释剂型　　130
哌替啶　注射剂　　113
哌唑嗪　口服常释剂型　　41
泮托拉唑　口服常释剂型　　8
泮托拉唑　注射剂　　8
培哚普利　口服常释剂型　　49
培哚普利氨氯地平Ⅰ　培哚普利氨氯地平Ⅱ　培哚普利氨氯地平Ⅲ　口服常释剂型　　49
培哚普利吲达帕胺　口服常释剂型　　49
培美曲塞　注射剂　　90
喷托维林　口服常释剂型　　135
喷昔洛韦　凝胶剂　　55
喷昔洛韦　软膏剂　　55
硼酸　软膏剂　　57
硼酸　外用液体剂　　56
硼替佐米　注射剂　　96
匹伐他汀　口服常释剂型　　51
匹维溴铵　口服常释剂型　　8
平阳霉素　注射剂　　94
泼尼松　口服常释剂型　　65
泼尼松龙　滴眼剂　　140
泼尼松龙　口服常释剂型　　66
泼尼松龙（氢化泼尼松）　注射剂　　66
破伤风抗毒素　注射剂　　87
破伤风人免疫球蛋白　注射剂　　88
扑米酮　口服常释剂型　　115
葡醛内酯　口服常释剂型　　12
葡醛内酯　注射剂　　12
葡萄糖　口服散剂　　145
葡萄糖　注射剂　　35
葡萄糖氯化钠　注射剂　　35
葡萄糖酸钙　颗粒剂　　24
葡萄糖酸钙　口服常释剂型　　24

葡萄糖酸钙　注射剂　24
葡萄糖酸锑钠　注射剂　129
葡萄糖酸亚铁　口服常释剂型　32
普伐他汀　口服常释剂型　51
普拉克索　缓释控释剂型　118
普拉克索　口服常释剂型　118
普拉洛芬　滴眼剂　140
普芦卡必利　口服常释剂型　13
普鲁卡因青霉素　注射剂　69
普罗布考　口服常释剂型　52
普罗雌烯　阴道胶囊、阴道软胶囊、软膏剂　61
普罗雌烯　阴道片　61
普罗碘铵　注射剂　142
普罗帕酮　口服常释剂型　38
普罗帕酮　注射剂　38
普萘洛尔　缓释控释剂型、注射剂　45
普萘洛尔　口服常释剂型　45
普瑞巴林　口服常释剂型　115
普适泰　口服常释剂型　64

Q

七氟烷　吸入溶液剂　110
七氟烷　吸入用溶液剂　110
七叶皂苷　口服常释剂型　45
七叶皂苷　注射剂　45
齐多夫定　口服液体剂　86
齐多夫定　注射剂　86
齐多拉米双夫定　口服常释剂型　87
齐拉西酮　口服常释剂型　120
齐拉西酮　注射剂　120
羟苯磺酸　口服常释剂型　142
羟苄唑　滴眼剂　138
羟丁酸钠　注射剂　110
羟基脲　口服常释剂型　96
羟基喜树碱氯化钠　注射剂　93
羟甲唑啉　滴鼻剂　131
羟甲唑啉　吸入剂　131
羟考酮　缓释控释剂型、注射剂　112
羟考酮　口服常释剂型　112
羟氯喹　口服常释剂型　129
羟嗪　口服常释剂型　122
羟喜树碱　注射剂　93
羟乙基淀粉（200/0.5）氯化钠　羟乙基淀粉（130/0.4）氯化钠　注射剂　33
羟乙膦酸钠　口服常释剂型　109
青蒿素　栓剂　129
青蒿素类药物　129
青霉胺　口服常释剂型　107
青霉素　注射剂　69
青霉素V　颗粒剂　69
青霉素V　口服常释剂型　69
青霉素皮试剂　注射剂　80
氢化可的松　口服常释剂型、注射剂　65
氢化可的松　软膏剂　55
氢醌　软膏剂　58
氢氯噻嗪　口服常释剂型　42
氢吗啡酮　注射剂　113
庆大霉素　滴眼剂　139
庆大霉素　口服常释剂型　76
庆大霉素　注射剂　76
庆大霉素氟米龙　滴眼剂　140
秋水仙碱　口服常释剂型　108
巯嘌呤　口服常释剂型　90
屈昔多巴　口服常释剂型　117
曲安奈德　软膏剂　56
曲安奈德　吸入剂　132
曲安奈德　注射剂　66
曲安奈德益康唑　软膏剂　52
曲安西龙　口服常释剂型　66
曲伏前列素　滴眼剂　141
曲克芦丁　口服常释剂型　45

曲克芦丁　注射剂　45
曲马多　口服常释剂型　113
曲马多　曲马多Ⅱ　缓释控释剂型　113
曲马多　注射剂　113
曲美布汀　口服常释剂型　9
曲美他嗪　缓释控释剂型　40
曲美他嗪　口服常释剂型　40
曲普利啶　口服常释剂型　137
曲普瑞林　注射剂　97
曲唑酮　口服常释剂型　125
去氨加压素　口服常释剂型　64
去氨加压素　注射剂　64
去甲肾上腺素　注射剂　39
去甲万古霉素　注射剂　77
去氯羟嗪　口服常释剂型　137
去氢胆酸　口服常释剂型　11
去铁胺　注射剂　146
去痛片　口服常释剂型　114
去氧氟尿苷　口服常释剂型　91
去氧肾上腺素　注射剂　39
去乙酰毛花苷　注射剂　38
炔雌醇　口服常释剂型　60
炔雌醇环丙孕酮　口服常释剂型　62
炔诺酮　口服常释剂型　61
炔诺酮　丸剂　61

R

人狂犬病免疫球蛋白　注射剂　88
人免疫球蛋白　注射剂　88
人凝血酶原复合物　注射剂　30
人凝血因子Ⅷ　注射剂　29
人纤维蛋白原　注射剂　30
人血白蛋白　注射剂　33
人用狂犬病疫苗（Vero细胞）　注射剂　88
人用狂犬病疫苗（地鼠肾细胞）　注射剂　88
人用狂犬病疫苗（鸡胚细胞）　注射剂　89
人用狂犬病疫苗（人二倍体细胞）　注射剂　89
绒促性素　注射剂　62
柔红霉素　注射剂　94
鞣酸加压素　注射剂　65
肉毒抗毒素　注射剂　87
乳杆菌活菌　阴道胶囊　60
乳果糖　口服液体剂　13
乳酶生　口服常释剂型　15
乳酸菌　阴道胶囊　60
乳酸钠　注射剂　35
乳酸钠林格　注射剂　35
瑞巴派特　口服常释剂型　8
瑞波西汀　口服常释剂型　125
瑞芬太尼　注射剂　110
瑞格列奈　口服常释剂型　21
瑞格列奈二甲双胍Ⅰ　瑞格列奈二甲双胍Ⅱ　口服常释剂型　20
瑞舒伐他汀　口服常释剂型　51

S

塞来昔布　口服常释剂型　106
塞替派　注射剂　90
噻吗洛尔　滴眼剂　141
噻奈普汀　口服常释剂型　125
噻托溴铵　吸入剂　132
赛庚啶　口服常释剂型　136
赛洛多辛　口服常释剂型　64
赛洛唑啉　滴鼻剂　131
三氟拉嗪　口服常释剂型　119
三尖杉酯碱　注射剂　93
三磷酸腺苷　注射剂　145
色甘萘甲那敏　鼻用喷雾剂　131
色甘酸钠　滴鼻剂　131

色甘酸钠　滴眼剂　142
色甘酸钠　吸入剂　132
沙丁胺醇　口服常释剂型　133
沙丁胺醇　沙丁胺醇Ⅱ　缓释控释剂型　133
沙丁胺醇　吸入剂　132
沙丁胺醇　注射剂　133
沙格雷酯　口服常释剂型　27
沙格列汀　口服常释剂型　21
沙格列汀二甲双胍Ⅰ　沙格列汀二甲双胍Ⅱ　沙格列汀二甲双胍Ⅲ　缓释控释剂型　20
沙奎那韦　口服常释剂型　85
沙利度胺　口服常释剂型　104
沙美特罗　吸入剂　132
沙美特罗替卡松　吸入剂　132
鲨肝醇　口服常释剂型　101
山梨醇铁　注射剂　32
山莨菪碱　口服常释剂型　9
山莨菪碱　注射剂　9
蛇毒血凝酶　注射剂　30
舍曲林　口服常释剂型　124
肾上腺素　注射剂　39
生理氯化钠　冲洗剂　36
生理氯化钠　溶液剂　36
生物合成高血糖素　注射剂　67
生物合成人胰岛素　注射剂　16
生长抑素　注射剂　65
十一酸睾酮　口服常释剂型　60
十一酸睾酮　注射剂　60
石杉碱甲　口服常释剂型　125
舒巴坦　注射剂　69
舒必利　口服常释剂型　121
舒必利　注射剂　121
舒芬太尼　注射剂　110
舒林酸　口服常释剂型　105
舒马普坦　口服常释剂型　115
薯蓣皂苷　口服常释剂型　42
双重造影产气　颗粒剂　148
双碘喹啉　口服常释剂型　128
双环醇　口服常释剂型　12
双氯芬酸　口服常释剂型　104
双氯芬酸　双氯芬酸Ⅰ　双氯芬酸Ⅲ　双氯芬酸Ⅳ　双氯芬酸Ⅴ　缓释控释剂型　104
双氯芬酸　双氯芬酸Ⅱ　栓剂　105
双氯芬酸　双释放肠溶胶囊、肠溶缓释胶囊　105
双氯芬酸二乙胺　凝胶剂　107
双氯芬酸二乙胺　软膏剂　107
双氯芬酸钠　滴眼剂　140
双嘧达莫　口服常释剂型　26
双歧杆菌活菌　口服常释剂型　15
双歧杆菌乳杆菌三联活菌　口服常释剂型　15
双歧杆菌三联活菌　口服常释剂型　15
双歧杆菌三联活菌　口服散剂　15
双歧杆菌四联活菌　口服常释剂型　15
双羟萘酸噻嘧啶　颗粒剂、栓剂　130
双羟萘酸噻嘧啶　口服常释剂型　130
双氢可待因　口服常释剂型　113
水飞蓟宾　口服常释剂型　12
水飞蓟宾葡甲胺　口服常释剂型　12
水飞蓟素　口服常释剂型　12
水溶性维生素　注射剂　22
水杨酸　软膏剂　52
顺铂　注射剂　94
顺铂氯化钠　注射剂　95
司可巴比妥　口服常释剂型　123
司来吉兰　口服常释剂型　118
司莫司汀　口服常释剂型　90
司坦唑醇　口服常释剂型　24

丝裂霉素　注射剂　94
四环素　软膏剂　55
羧甲司坦　口服常释剂型　135
羧甲司坦　口服液体剂　135
缩宫素　喷雾剂　65
缩宫素　注射剂　64
索利那新　口服常释剂型　63
索他洛尔　口服常释剂型　45
索他洛尔　注射剂　45

T

他卡西醇　软膏剂　54
他克莫司　滴眼剂　142
他克莫司　口服常释剂型、缓释控释剂型　103
他克莫司　软膏剂　58
他莫昔芬　口服常释剂型　97
他扎罗汀　凝胶剂　54
他扎罗汀　软膏剂　54
他扎罗汀倍他米松　软膏剂　54
坦度螺酮　口服常释剂型　122
坦洛新（坦索罗辛）　缓释控释剂型　64
碳酸钙　颗粒剂　24
碳酸钙　口服常释剂型　24
碳酸钙 D_3　颗粒剂　23
碳酸钙 D_3　口服常释剂型　22
碳酸锂　缓释控释剂型　121
碳酸锂　口服常释剂型　121
碳酸氢钠　口服常释剂型　6
碳酸氢钠　注射剂　37
特比萘芬　口服常释剂型　52
特比萘芬　软膏剂　52
特布他林　口服常释剂型　133
特布他林　吸入剂　132
特布他林　注射剂　133
特拉唑嗪　口服常释剂型　64
特利加压素　注射剂　25
替比夫定　口服常释剂型　86
替勃龙　口服常释剂型　61
替格瑞洛　口服常释剂型　27
替吉奥　口服常释剂型　91
替加氟　栓剂　91
替加氟　注射剂　91
替加氟氯化钠　注射剂　91
替加环素　注射剂　68
替卡西林克拉维酸　注射剂　70
替考拉宁　注射剂　78
替罗非班　注射剂　27
替罗非班氯化钠　注射剂　27
替米沙坦　口服常释剂型　50
替米沙坦氨氯地平　口服常释剂型　50
替米沙坦氢氯噻嗪　口服常释剂型　50
替莫唑胺　口服常释剂型　90
替尼泊苷　注射剂　92
替诺福韦二吡呋酯　口服常释剂型　86
替普瑞酮　口服常释剂型　8
替硝唑　口服常释剂型　78
替硝唑　外用液体剂　6
替硝唑　阴道泡腾片、栓剂　59
替硝唑　注射剂　79
替硝唑氯化钠　注射剂　79
替硝唑葡萄糖　注射剂　79
替扎尼定　口服常释剂型　108
天麻素　口服常释剂型　128
天麻素　注射剂　128
酮康唑　软膏剂　53
酮康唑　栓剂　59
酮咯酸氨丁三醇　注射剂　105
酮替芬　滴眼剂　142
酮替芬　口服常释剂型　137
酮替芬　吸入剂　137
头孢氨苄　颗粒剂　70

头孢氨苄　口服常释剂型　70
头孢吡肟　注射剂　72
头孢丙烯　口服常释剂型　71
头孢丙烯　口服液体剂、颗粒剂　71
头孢地尼　口服常释剂型　72
头孢呋辛　注射剂　71
头孢呋辛酯　口服常释剂型　71
头孢呋辛酯　口服液体剂、颗粒剂　71
头孢克洛　口服常释剂型　71
头孢克洛　口服液体剂、颗粒剂　71
头孢克洛　头孢克洛Ⅱ　缓释控释剂型　71
头孢克肟　口服常释剂型　72
头孢克肟　口服液体剂、颗粒剂　72
头孢拉定　口服常释剂型　70
头孢拉定　口服液体剂、颗粒剂、注射剂　70
头孢硫脒　注射剂　70
头孢美唑　注射剂　71
头孢米诺　注射剂　71
头孢哌酮舒巴坦　注射剂　72
头孢匹罗　注射剂　72
头孢羟氨苄　颗粒剂　70
头孢羟氨苄　口服常释剂型　70
头孢曲松　注射剂　72
头孢噻肟　注射剂　72
头孢他啶　注射剂　72
头孢替安　注射剂　71
头孢西丁　注射剂　71
头孢唑林　注射剂　70
头孢唑肟　注射剂　72
兔抗人胸腺细胞免疫球蛋白　注射剂　102
托吡卡胺　滴眼剂　141
托吡酯　口服常释剂型　117
托泊替康　口服常释剂型　92
托泊替康　注射剂　92
托拉塞米　口服常释剂型　43
托拉塞米　注射剂　43
托莫西汀　口服常释剂型　125
托瑞米芬　口服常释剂型　97
托特罗定　缓释控释剂型　63
托特罗定　口服常释剂型　63
托烷司琼　口服常释剂型　10
托烷司琼　口服液体剂、注射剂　10
托珠单抗　注射剂　103
妥布霉素　眼膏剂、滴眼剂　139
妥布霉素　注射剂　76
妥布霉素地塞米松　滴眼剂　140
妥布霉素地塞米松　眼膏剂　140

W

万古霉素　注射剂　78
维 A 酸　口服常释剂型　96
维 A 酸　软膏剂　57
维格列汀　口服常释剂型　21
维库溴铵　注射剂　108
维拉帕米　缓释控释剂型　48
维拉帕米　口服常释剂型　48
维拉帕米　注射剂　48
维生素 A　口服常释剂型　23
维生素 AD　口服液体剂　23
维生素 A 棕榈酸酯　眼用凝胶剂　143
维生素 B_1　口服常释剂型　23
维生素 B_1　注射剂　22
维生素 B_{12}　注射剂　32
维生素 B_2　口服常释剂型　22
维生素 B_2　注射剂　23
维生素 B_4（腺嘌呤）　口服常释剂型　101
维生素 B_6　口服常释剂型　22
维生素 B_6　注射剂　22

维生素 C　口服常释剂型　23
维生素 C　注射剂　22
维生素 D_2　口服常释剂型　22
维生素 D_2　注射剂　22
维生素 D_3　注射剂　22
维生素 K_1　口服常释剂型　31
维生素 K_1　注射剂　29
维生素 K_4　口服常释剂型　31
文拉法辛　缓释控释剂型　124
文拉法辛　口服常释剂型　124
乌拉地尔　缓释控释剂型　42
乌拉地尔　注射剂　42
乌司他丁　注射剂　25
五氟利多　口服常释剂型　120
戊酸雌二醇　口服常释剂型　61
戊酸雌二醇/雌二醇环丙孕酮　口服常释剂型　62
戊乙奎醚　注射剂　146

X

西吡氯铵　外用液体剂　6
西格列汀　口服常释剂型　21
西格列汀二甲双胍Ⅰ　西格列汀二甲双胍Ⅱ　口服常释剂型　20
西甲硅油　口服液体剂　9
西罗莫司　口服常释剂型　101
西罗莫司　口服液体剂　101
西洛他唑　口服常释剂型　27
西那卡塞　口服常释剂型　67
西尼地平　口服常释剂型　47
西酞普兰　口服常释剂型　124
西替利嗪　口服常释剂型　137
西替利嗪　口服液体剂　137
硒酵母　口服常释剂型　23
烯丙雌醇　口服常释剂型　62
烯丙吗啡　注射剂　146
纤溶酶　注射剂　27
腺苷　注射剂　40
腺苷蛋氨酸　口服常释剂型　25
腺苷蛋氨酸　注射剂　25
腺苷钴胺　口服常释剂型　32
腺苷钴胺　注射剂　33
消旋卡多曲　颗粒剂、口服散剂　15
消旋卡多曲　口服常释剂型　15
硝苯地平　口服常释剂型　47
硝苯地平　硝苯地平Ⅰ　硝苯地平Ⅱ　硝苯地平Ⅲ　硝苯地平Ⅳ　缓释控释剂型　47
硝呋太尔　口服常释剂型　59
硝呋太尔　阴道片　59
硝呋太尔-制霉菌素　栓剂　59
硝呋太尔制霉素　阴道软胶囊　59
硝卡芥　注射剂　89
硝普钠　注射剂　42
硝酸甘油　口服常释剂型　39
硝酸甘油　舌下片剂、吸入剂　40
硝酸甘油　注射剂　39
硝酸异山梨酯　缓释控释剂型　40
硝酸异山梨酯　口服常释剂型　39
硝酸异山梨酯　注射剂　39
硝西泮　口服常释剂型　123
小檗碱　口服常释剂型　13
小儿布洛芬　栓剂　105
小儿对乙酰氨基酚　口服常释剂型　114
小儿复方阿司匹林　口服常释剂型　114
小儿复方氨基酸（18AA-Ⅰ）　小儿复方氨基酸（18AA-Ⅱ）　注射剂　34
小儿复方氨基酸（19AA-Ⅰ）　注射剂　35
小儿复方磺胺甲噁唑　颗粒剂、口服散剂　74
小儿复方磺胺甲噁唑　口服常释剂型　74

小儿碳酸钙 D_3　颗粒剂　23
小儿小檗碱　口服常释剂型　13
小儿异丙嗪　口服常释剂型　136
缬沙坦　口服常释剂型　49
缬沙坦氨氯地平Ⅰ　缬沙坦氨氯地平Ⅱ　口服常释剂型　50
缬沙坦氢氯噻嗪　口服常释剂型　50
辛伐他汀　口服常释剂型　51
新霉素　口服常释剂型　13
新霉素　软膏剂　55
新斯的明　注射剂　127
胸腺法新　注射剂　101
熊去氧胆酸　口服常释剂型　11
溴吡斯的明　口服常释剂型　127
溴芬酸钠　滴眼剂　140
溴己新　口服常释剂型　135
溴己新　注射剂　135
溴米那普鲁卡因　注射剂　10
溴莫尼定　滴眼剂　141
溴新斯的明　口服常释剂型　127
溴隐亭　口服常释剂型　60
血液滤过置换基础液　注射剂　37
血液滤过置换液　注射剂　37

Y

亚胺培南西司他丁　注射剂　73
亚甲蓝　注射剂　146
亚硫酸氢钠甲萘醌　口服常释剂型　31
亚硫酸氢钠甲萘醌　注射剂　29
亚砷酸（三氧化二砷）　注射剂　96
亚砷酸氯化钠　注射剂　96
亚硝酸钠　注射剂　146
亚硝酸异戊酯　吸入剂　146
亚叶酸钙　口服常释剂型　146
亚叶酸钙　注射剂　147
亚叶酸钙氯化钠　注射剂　147
烟酸　缓释控释剂型、注射剂　44
烟酸　口服常释剂型　44
烟酸肌醇酯　口服常释剂型　44
烟酰胺　口服常释剂型　23
烟酰胺　注射剂　23
氧氟沙星　滴耳剂　143
氧氟沙星　滴眼剂　139
氧氟沙星　眼膏剂　139
氧化锌　软膏剂　53
氧化亚氮　气体剂型　111
药用炭　口服常释剂型　13
叶酸　口服常释剂型　32
叶酸　注射剂　33
伊班膦酸　注射剂　109
伊布利特　注射剂　38
伊达比星　注射剂　94
伊伐布雷定　口服常释剂型　40
伊立替康　注射剂　92
伊马替尼　口服常释剂型　95
伊曲康唑　颗粒剂、口服液体剂、注射剂　81
伊曲康唑　口服常释剂型　81
伊托必利　口服常释剂型　10
依巴斯汀　口服常释剂型　137
依地酸钙钠　口服常释剂型　146
依地酸钙钠　注射剂　146
依降钙素　注射剂　67
依美斯汀　滴眼剂　142
依美斯汀　缓释控释剂型　137
依那普利　口服常释剂型　48
依那普利叶酸　口服常释剂型　49
依诺肝素钠　注射剂　26
依帕司他　口服常释剂型　21
依沙吖啶　软膏剂　57
依沙吖啶　外用液体剂　57
依沙吖啶　注射剂　59

依替巴肽　注射剂　　27
依替米星　注射剂　　76
依托泊苷　口服常释剂型　　92
依托泊苷　注射剂　　92
依托考昔　口服常释剂型　　107
依托咪酯　注射剂　　111
依西美坦　口服常释剂型　　97
依折麦布　口服常释剂型　　52
胰蛋白酶　注射剂　　37
胰岛素　注射剂　　16
胰激肽原酶　口服常释剂型　　44
胰激肽原酶　注射剂　　44
胰酶　口服常释剂型　　16
乙胺吡嗪利福异烟　乙胺吡嗪利福异烟Ⅱ　口服常释剂型　　83
乙胺丁醇　口服常释剂型　　83
乙胺利福异烟　口服常释剂型　　83
乙胺嘧啶　口服常释剂型　　129
乙哌立松　口服常释剂型　　108
乙酰胺　注射剂　　146
乙酰半胱氨酸　颗粒剂、吸入剂　　135
乙酰半胱氨酸　口服常释剂型　　135
乙酰唑胺　口服常释剂型　　141
异丙嗪　口服常释剂型　　136
异丙嗪　注射剂　　136
异丙肾上腺素　注射剂　　39
异丙托溴铵　吸入剂　　132
异福（利福平异烟肼）口服常释剂型　　83
异福酰胺　口服常释剂型　　83
异甘草酸镁　注射剂　　12
异环磷酰胺　注射剂　　89
异帕米星　注射剂　　76
异维A酸　口服常释剂型　　57
异维A酸　凝胶剂　　57
异戊巴比妥　注射剂　　123
异烟肼　口服常释剂型　　83
异烟肼　注射剂　　83
益康唑　软膏剂　　53
因卡膦酸二钠（英卡膦酸二钠）注射剂　109
银杏达莫　注射剂　　41
银杏蜜环　口服液体剂　　42
银杏叶提取物　口服常释剂型　　41
银杏叶提取物　口服液体剂、注射剂　　41
吲达帕胺　缓释控释剂型　　43
吲达帕胺　口服常释剂型　　43
吲达帕胺Ⅱ　缓释控释剂型　　43
吲哚布芬　口服常释剂型　　27
吲哚菁绿　注射剂　　142
吲哚美辛　滴眼剂　　140
吲哚美辛　口服常释剂型、缓释控释剂型　105
吲哚美辛　栓剂　　104
蚓激酶　口服常释剂型　　28
茚达特罗　粉雾剂　　133
罂粟碱　口服常释剂型　　9
罂粟碱　注射剂　　9
罂粟乙碘油　注射剂　　148
荧光素钠　注射剂　　142
右丙亚胺（右雷佐生）注射剂　　147
右美沙芬　口服常释剂型　　135
右美沙芬　口服液体剂、颗粒剂、缓释混悬剂　　136
右美托咪定　注射剂　　123
右旋布洛芬　口服液体剂　　106
右旋糖酐铁　口服液体剂　　31
右旋糖酐铁　注射剂　　31
右佐匹克隆　口服常释剂型　　123
鱼精蛋白　注射剂　　146
鱼石脂　软膏剂　　57
鱼腥草素　口服常释剂型　　79
孕三烯酮　口服常释剂型　　63

Z

扎来普隆　口服常释剂型　123
樟脑　软膏剂　107
樟脑　外用液体剂、酊剂　108
蔗糖铁　注射剂　32
整蛋白型肠内营养剂　口服粉剂　144
脂肪乳（$C_{14\sim24}$）［指大豆油］　注射剂　35
脂肪乳氨基酸葡萄糖　注射剂　35
脂溶性维生素Ⅰ　脂溶性维生素Ⅱ　注射剂　23
制霉素　口服常释剂型　81
制霉素　栓剂　58
制霉素　阴道泡腾片　58
中/长链脂肪乳（$C_{6\sim24}$）　注射剂　35
中/长链脂肪乳（$C_{8\sim24}$）　中/长链脂肪乳（$C_{8\sim24}$Ve）　注射剂　35
猪肺磷脂　注射剂　138
紫杉醇　注射剂　92
左氨氯地平（左旋氨氯地平）　口服常释剂型　48
左奥硝唑氯化钠　注射剂　79
左布比卡因　注射剂　111
左布诺洛尔　滴眼剂　141
左甲状腺素　口服常释剂型　66
左卡巴斯汀　吸入剂　131
左卡尼汀　口服液体剂　63
左卡尼汀　注射剂　63
左西孟旦　注射剂　39
左西替利嗪　口服常释剂型　137
左西替利嗪　口服液体剂　137
左旋多巴　口服常释剂型　117
左氧氟沙星　滴耳剂　143
左氧氟沙星　滴眼剂　139
左氧氟沙星　口服常释剂型　76
左氧氟沙星　眼用凝胶　139
左氧氟沙星　注射剂　76
左氧氟沙星氯化钠　注射剂　77
左氧氟沙星葡萄糖　注射剂　77
左乙拉西坦　口服常释剂型　117
左乙拉西坦　口服液体剂　117
佐米曲普坦　口服常释剂型　115
佐匹克隆　口服常释剂型　123
唑吡坦　口服常释剂型　123
唑来膦酸　注射剂　109
唑尼沙胺　口服常释剂型　117

中成药部分

A

阿拉坦五味丸　235
阿娜尔妇洁液　237
艾迪注射液　212
艾附暖宫丸　219
艾愈胶囊　214
爱维心口服液　237
安宫降压丸　197
安宫牛黄丸　170
安宫止血颗粒　217
安康欣胶囊　214
安坤颗粒（片、胶囊）　219
安坤赞育丸　219
安络化纤丸　159
安脑丸（片）　170
安神补脑片（胶囊、颗粒、液）　181
安神补心六味丸　235
安神补心丸（片、胶囊、颗粒）　180
安神丸　235

安替可胶囊　212
安胃疡胶囊　172

B

八宝丹、八宝丹胶囊　160
八味沉香丸　233
八味锡类散　226
八珍丸（片、胶囊、颗粒）　174
八珍益母膏　219
八珍益母丸（片、胶囊）　219
八正片（胶囊、颗粒）　203
巴特日七味丸　235
疤痕止痒软化乳膏（软化膏）　231
拔毒膏　208
拔毒生肌散　208
白百抗痨颗粒　165
白灵片（胶囊）　232
白脉软膏　233
百合固金丸（片、颗粒、口服液）　175
百乐眠胶囊　181
百令片（胶囊）　177
百蕊颗粒　166
百癣夏塔热片（胶囊）　237
柏子养心丸（片、胶囊）　180
斑秃丸　232
板蓝根滴眼液　221
板蓝根颗粒　155
板蓝根片（口服液）　156
半夏和胃颗粒　173
半夏天麻丸　197
宝儿康散　172
保妇康凝胶　218
保妇康栓　218
保和丸（片、颗粒）　195
保济丸（口服液）　153
保宁半夏颗粒　164
葆宫止血颗粒　217
抱龙丸　162
北豆根胶囊　225
鼻窦炎口服液　224
鼻咽清毒颗粒（鼻咽清毒剂）　224
鼻炎康片　223
鼻炎片　224
鼻渊舒胶囊（口服液）　224
鼻渊通窍颗粒　224
荜铃胃痛颗粒　193
萆薢分清丸　205
蓖麻油　154
痹祺胶囊　206
避瘟散　153
便通片（胶囊）　154
标准桃金娘油肠溶胶囊　166
表虚感冒颗粒　153
鳖甲煎丸　191
槟榔四消丸（片）　195
冰黄肤乐软膏　233
冰连滴耳剂　223
冰硼散　224
拨云退翳丸　221
补肺活血胶囊　175
补脑安神片（胶囊）　181
补脾益肠丸　172
补肾固齿丸　175
补肾通淋颗粒　202
补肾益脑丸（片、胶囊）　178
补心气口服液　182
补虚通瘀颗粒　184
补血生乳颗粒　215
补血益母丸（颗粒）　215
补中益气片（合剂、口服液）　172
补中益气丸（颗粒）　172

C

苍耳子鼻炎滴丸　224
苍苓止泻口服液　161
柴胡口服液（滴丸）　151
柴胡舒肝丸　192
柴胡注射液　150
柴黄片（颗粒）　151
柴石退热颗粒　152
柴银颗粒（口服液）　151
蟾酥锭　208
产复康颗粒　219
肠舒通栓　154
肠胃舒胶囊　161
肠炎宁片（颗粒）　161
常松八味沉香散　233
沉香化滞丸　195
齿痛冰硼散　226
重楼解毒酊　158
除湿止痒软膏　232
川贝枇杷膏（片、胶囊、颗粒、糖浆）　166
川射干黄酮胶囊　225
川芎茶调口服液　196
川芎茶调丸（散、片、颗粒）　196
川蛭通络胶囊　198
穿心莲内酯胶囊（滴丸）　156
穿心莲片（胶囊）　155
穿心莲丸　156
喘可治注射液　168
创灼膏　210
垂盆草片（颗粒）　160
椿乳凝胶　219
纯阳正气丸　163
慈丹胶囊　212
刺五加脑灵液　180
刺五加片（胶囊、颗粒）　172
刺五加注射液　172
苁蓉通便口服液　154
苁蓉益肾颗粒　175

D

达立通颗粒　161
大补阴丸　175
大柴胡颗粒　207
大川芎片（口服液）　189
大黄利胆片（胶囊）　160
大黄三味片　235
大黄通便片（胶囊、颗粒）　154
大黄䗪虫丸（片、胶囊）　191
大活络丸（胶囊）　198
大月晶丸　233
大株红景天胶囊（片）　182
代温灸膏　211
黛蛤散　158
丹灯通脑片（胶囊、滴丸）　189
丹莪妇康煎膏（颗粒）　216
丹红化瘀口服液　223
丹红注射液　185
丹黄祛瘀片（胶囊）　216
丹龙口服液　169
丹蒌片　192
丹鹿胶囊　220
丹鹿通督片　186
丹七片（胶囊、软胶囊）　186
丹参片（胶囊、颗粒、口服液、合剂、滴丸）　185
丹参舒心胶囊　185
丹参酮胶囊　208
丹参益心胶囊　185
丹参注射液　185
丹葶肺心颗粒　168
丹膝颗粒　198
丹香清脂颗粒　206

丹珍头痛胶囊　196
丹栀逍遥片（胶囊）　192
丹栀逍遥丸　192
胆康片（胶囊）　207
胆木浸膏片　156
胆木浸膏糖浆　156
胆宁片　207
胆石利通片（胶囊）　207
胆石通胶囊　207
胆舒片（胶囊、软胶囊）　207
胆胃康胶囊　160
当飞利肝宁片（胶囊）　160
当归补血丸（胶囊、颗粒、口服液）　174
当归苦参丸　232
当归龙荟丸（片、胶囊）　155
当归拈痛丸（颗粒）　200
导赤丸　203
灯银脑通胶囊　183
灯盏花素片　188
灯盏花素注射液　189
灯盏生脉胶囊　189
灯盏细辛胶囊（颗粒、软胶囊）　189
灯盏细辛注射液　189
地奥心血康胶囊　184
地奥心血康片（软胶囊）　185
地榆槐角丸　208
地榆升白片（胶囊）　174
地贞颗粒　220
颠茄片　193
癫痫康胶囊　197
癫痫平片　197
跌打活血散（胶囊）　227
跌打片　227
跌打七厘散（片）　227
跌打丸　227
跌打万花油　229
丁细牙痛胶囊　226
定喘膏　168
定坤丹（丸）　220
冬凌草片（胶囊）　156
都梁滴丸（软胶囊）　196
独活寄生丸（颗粒、合剂）　206
独一味丸（片、胶囊、颗粒、软胶囊）　182
杜仲颗粒　176
断血流片（胶囊、颗粒、口服液）　217

E

儿感退热宁颗粒（口服液）　151
儿脾醒颗粒　173
儿童清肺口服液　159
儿童清咽解热口服液　225
儿泻康贴膜　163
儿泻停颗粒　161
耳聋丸（胶囊）　223
耳聋左慈丸　223
二陈丸　164
二妙丸　200
二母宁嗽丸（片、颗粒）　168
二十味沉香丸　233
二十味肉豆蔻丸　233
二十五味大汤丸　233
二十五味儿茶丸　233
二十五味驴血丸　233
二十五味珊瑚丸（胶囊）　233
二十五味松石丸　233
二十五味珍珠丸　233
二至丸　176

F

防风通圣丸（颗粒）　152
肺力咳胶囊（合剂）　166
分清五淋丸　204

风湿二十五味丸　235
风湿骨痛片（胶囊、颗粒）　199
风湿马钱片　201
风湿祛痛胶囊　199
风湿液　205
枫蓼肠胃康片（胶囊、颗粒、合剂）　162
肤痒颗粒　232
肤痔清软膏　208
扶正化瘀片（胶囊）　186
妇必舒阴道泡腾片　219
妇科断红饮胶囊　217
妇科千金片（胶囊）　217
妇科十味片　215
妇科调经片（胶囊、颗粒、滴丸）　215
妇科再造丸（胶囊）　215
妇可靖胶囊　218
妇乐片（胶囊、颗粒）　218
妇女痛经丸（颗粒）　216
妇炎平胶囊　218
妇炎平栓　218
妇炎舒片（胶囊）　218
妇炎消胶囊　217
妇阴康洗剂　219
附桂骨痛片（胶囊、颗粒）　199
附子理中丸（片）　163
复方斑蝥胶囊　212
复方板蓝根颗粒　156
复方鳖甲软肝片　191
复方蟾酥膏　214
复方陈香胃片　193
复方川贝精片（胶囊）　169
复方川芎片（胶囊）　186
复方苁蓉益智胶囊　177
复方丹参喷雾剂　184
复方丹参片（丸、胶囊、颗粒、滴丸）　184
复方胆通片（胶囊）　208
复方地龙片（胶囊）　183
复方杜仲健骨颗粒　230
复方阿胶浆　174
复方风湿宁片（胶囊、颗粒）　201
复方感冒灵片（胶囊、颗粒）　151
复方高滋斑片　237
复方红豆杉胶囊　212
复方黄柏液涂剂　208
复方黄连素片　161
复方金钱草颗粒　203
复方卡力孜然酊　237
复方苦参注射液　212
复方硫黄乳膏　232
复方龙血竭胶囊　191
复方罗布麻颗粒　197
复方木尼孜其颗粒　237
复方南星止痛膏　229
复方芩兰口服液　151
复方青黛丸（片、胶囊）　232
复方沙棘籽油栓　219
复方伤痛胶囊　227
复方石淋通片（胶囊）　203
复方双花片（颗粒、口服液）　156
复方田七胃痛片（胶囊）　193
复方土槿皮酊　232
复方胃痛胶囊　163
复方夏枯草膏　211
复方夏天无片　198
复方鲜竹沥液　166
复方香薷水　153
复方小活络丸　199
复方熊胆滴眼液　221
复方雪参胶囊　202
复方雪莲胶囊　199
复方血栓通胶囊　223
复方血栓通片（颗粒、软胶囊、滴丸）　223

复方牙痛酊 226
复方益肝灵片（胶囊） 159
复方益母口服液 216
复方益母片（胶囊、颗粒） 216
复方银花解毒颗粒 156
复方皂矾丸 179
复方珍珠口疮颗粒 225
复方紫草油 232
复脉定胶囊 191
复明片（胶囊、颗粒） 222

G

甘桔冰梅片 225
甘桔清咽颗粒 226
甘露消毒丸 153
肝达康片（胶囊、颗粒） 193
肝复乐片（胶囊） 212
肝爽颗粒 159
肝苏片（胶囊、颗粒） 159
肝泰舒胶囊 160
感冒清片（胶囊） 150
感冒清热颗粒（片、胶囊） 150
感冒疏风丸（片、胶囊、颗粒） 150
肛安栓 210
肛泰栓（软膏） 210
葛根芩连丸（片、胶囊、颗粒、口服液） 162
葛根汤片（颗粒、合剂） 150
葛兰心宁软胶囊 187
葛酮通络胶囊 189
蛤蚧定喘胶囊 169
蛤蚧定喘丸 168
更年安片 219
更年安丸（胶囊） 220
宫颈炎康栓 219
宫瘤宁片（胶囊、颗粒） 220
宫瘤清片（胶囊、颗粒） 220
宫瘤消胶囊 220
宫血宁胶囊 218
宫炎平片（胶囊） 218
狗皮膏 229
狗皮膏（改进型） 229
骨刺宁片（胶囊） 228
骨刺丸（片、胶囊） 230
骨康胶囊 230
骨龙胶囊 198
骨疏康胶囊（颗粒） 230
骨松宝胶囊（颗粒） 230
骨通贴膏 229
骨痛灵酊 229
骨仙片 230
骨友灵搽剂 229
骨愈灵片（胶囊） 230
骨折挫伤胶囊 227
骨质宁搽剂 230
固本咳喘片（胶囊、颗粒） 169
固本丸 178
固本益肠片（胶囊） 171
固肠止泻丸（胶囊） 171
固经丸 218
固肾定喘丸 169
瓜蒌皮注射液 192
瓜霜退热灵胶囊 170
关节克痹丸 201
关节镇痛巴布膏 230
关节止痛膏 199
冠脉宁片（胶囊） 184
冠心丹参片（胶囊、颗粒、滴丸） 184
冠心静片（胶囊） 183
冠心宁片 189
冠心宁注射液 189
冠心舒通胶囊 184
冠心苏合滴丸 187

冠心苏合丸（胶囊、软胶囊） 187
归脾片（胶囊、颗粒） 174
归脾丸（合剂） 174
归芪活血胶囊 229
桂附地黄丸（片、胶囊、颗粒） 176
桂附理中丸 163
桂黄清热颗粒 156
桂林西瓜霜 157
桂龙咳喘宁颗粒 169
桂龙咳喘宁片（胶囊） 168
桂芍镇痫片 162
桂枝茯苓丸（片、胶囊） 216
桂枝颗粒 150

H

海桂胶囊 163
海昆肾喜胶囊 205
海珠喘息定片 168
寒喘祖帕颗粒 237
寒湿痹片（胶囊、颗粒） 200
寒水石二十一味散 235
和血明目片 222
荷丹片（胶囊） 206
黑豆馏油软膏 232
黑骨藤追风活络胶囊 201
黑锡丹 169
恒古骨伤愈合剂 231
红花清肝十三味丸 235
红花逍遥片（胶囊、颗粒） 192
红花注射液 187
红金消结片（胶囊） 220
红药片（胶囊） 227
红药贴膏（气雾剂） 228
喉咽清颗粒（口服液） 225
猴头健胃灵片 194
厚朴排气合剂 155
虎地肠溶胶囊 162
虎黄烧伤搽剂 208
虎力散、虎力散片（胶囊） 201
琥珀消石颗粒 211
护肝布祖热颗粒 237
护肝宁丸（片、胶囊） 159
护肝片（胶囊、颗粒） 159
护肝丸 159
护骨胶囊 231
花红片（胶囊、颗粒） 218
华蟾素片（胶囊） 212
华蟾素注射液 212
华佗再造丸 198
滑膜炎颗粒（胶囊） 200
滑膜炎片 200
化风丹 197
化积颗粒（口服液） 195
化瘀散结灌肠液 217
化癥回生口服液 213
化滞柔肝颗粒 206
槐耳颗粒 214
槐角丸 182
槐榆清热止血胶囊 210
黄柏八味片 235
黄莪胶囊 204
黄根片 186
黄厚止泻滴丸 162
黄葵胶囊 202
黄连上清丸（片、胶囊、颗粒） 155
黄连羊肝片 222
黄连羊肝丸 221
黄芪建中丸 163
黄芪片（颗粒） 172
黄芪注射液 191
黄氏响声丸 224
黄杨宁片 184

黄栀花口服液　155
回生口服液　213
茴香橘核丸　211
活力苏口服液　181
活络丸　228
活心丸　187
活血风湿膏　228
活血解毒丸　157
活血舒筋酊　228
活血通脉片（胶囊）　191
活血止痛膏　230
活血止痛散（片、胶囊、软胶囊）　228
藿胆丸（片、滴丸）　223
藿香正气水（丸、片、胶囊、颗粒、口服液、软胶囊）　153

J

积雪苷霜软膏　208
吉祥安坤丸　235
急支颗粒　166
急支糖浆　166
季德胜蛇药片　208
济生橘核丸　163
济生肾气丸（片）　176
加味生化颗粒　217
加味天麻胶囊　201
加味逍遥丸（片、胶囊、颗粒）　192
加味左金丸　193
健儿清解液　157
健儿消食合剂（口服液）　173
健肝乐颗粒　160
健脾生血片（颗粒）　173
健脾丸　173
健脾益肾颗粒　214
健脾止泻宁颗粒　173
健胃消食口服液　195
健胃消炎颗粒　193
健胃愈疡片（胶囊、颗粒）　193
健心合米尔高滋斑安比热片　237
降脂灵片（颗粒）　207
降脂通便胶囊　154
降脂通脉胶囊　207
绞股蓝总甙片（胶囊）　207
绞股蓝总苷胶囊（颗粒）　207
接骨七厘散（丸、片、胶囊）　227
洁白丸（胶囊）　233
结核丸　175
结石康胶囊　211
结石通片（胶囊）　211
解毒活血栓　157
解毒烧伤软膏　208
解毒生肌膏　209
金蝉止痒胶囊　231
金胆片　208
金复康口服液　214
金刚藤糖浆　218
金刚藤丸（片、胶囊、颗粒）　218
金骨莲片（胶囊）　201
金匮肾气丸（片）　176
金喉健喷雾剂　225
金花明目丸　222
金黄利胆胶囊　160
金鸡片（胶囊、颗粒）　218
金莲花片（胶囊、颗粒、口服液、软胶囊）　157
金莲清热胶囊（颗粒）　157
金龙胶囊　213
金芪降糖丸（片、胶囊、颗粒）　178
金钱草片（胶囊、颗粒）　211
金钱胆通颗粒　211
金荞麦片（胶囊）　165
金嗓开音丸（片、胶囊、颗粒）　225
金嗓散结丸（片、胶囊、颗粒）　225

金水宝片（胶囊） 177
金锁固精丸 171
金天格胶囊 206
金胃泰胶囊 193
金乌骨通胶囊 200
金叶败毒颗粒 156
金振口服液 166
津力达颗粒（口服液） 178
筋骨伤喷雾剂 228
京万红软膏 208
经前舒颗粒 216
经舒胶囊（颗粒） 216
荆防颗粒（合剂） 150
荆肤止痒颗粒 232
荆花胃康胶丸 194
精制狗皮膏 229
颈复康颗粒 228
颈舒颗粒 228
颈通颗粒 228
颈痛颗粒 229
九华膏 210
九华痔疮栓 210
九味肝泰胶囊 192
九味牛黄丸 233
九味羌活片（口服液） 150
九味羌活丸（颗粒） 150
九味双解口服液 152
九味熄风颗粒 196
九味镇心颗粒 180
救心丸 187
局方至宝丸 170
橘红痰咳颗粒（煎膏、液） 164
橘红丸（片、胶囊、颗粒） 166

K

开喉剑喷雾剂（含儿童型） 225
开胸顺气丸（胶囊） 195
康艾注射液 214
康妇凝胶 219
康妇消炎栓 219
康妇炎胶囊 218
康复新液 209
康莱特软胶囊 213
康莱特注射液 213
康力欣胶囊 214
抗病毒胶囊（颗粒、口服液） 157
抗妇炎胶囊 218
抗宫炎片（胶囊、颗粒） 218
抗骨髓炎片 157
抗骨增生丸（片、胶囊、颗粒） 231
抗骨质增生丸 231
抗狼疮散 201
壳脂胶囊 207
咳喘宁、咳喘宁片（胶囊、颗粒、合剂、口服液） 169
咳喘顺丸 169
渴络欣胶囊 178
克咳片（胶囊） 165
克痢痧胶囊 161
克淋通胶囊 203
口腔溃疡散 226
口腔炎气雾剂（喷雾剂） 226
口炎清颗粒 226
口炎清片（胶囊） 226
苦碟子注射液 187
苦黄颗粒 160
苦黄注射液 160
苦参软膏（凝胶） 219
快胃片 194
宽胸气雾剂 187
坤复康片（胶囊） 216
坤宁颗粒（口服液） 215

坤泰胶囊　219
昆仙胶囊　201

L

蓝芩颗粒（口服液）　157
狼疮丸　201
乐脉丸（片、胶囊、颗粒）　185
雷公藤多苷［甙］片　201
雷公藤片　201
理气活血滴丸　185
理中片　163
理中丸　163
利胆排石散（片、胶囊、颗粒）　211
利胆片　160
利肺片　165
利肝隆片（胶囊、颗粒）　159
利脑心片（胶囊）　185
利舒康胶囊　233
连柏烧伤膏　209
连番止泻胶囊　162
连花清瘟片（胶囊、颗粒）　158
连翘败毒丸（片、膏）　208
连芩珍珠滴丸　226
莲必治注射液　157
良附丸（滴丸）　163
凉血十味散（片）　237
灵宝护心丹　184
灵泽片　205
苓桂咳喘宁胶囊　169
流感丸　234
六合定中丸　153
六君子丸　173
六神胶囊　225
六神凝胶　209
六神丸　224
六味安神胶囊　181
六味安消散（片、胶囊）　236
六味安消丸　235
六味地黄片（胶囊、颗粒、口服液）　175
六味地黄丸　175
六味丁香片　157
六味明目丸　235
六味能消丸（胶囊）　234
六味祛风活络膏　230
六味五灵片　176
六味香连胶囊　162
六应丸　209
龙胆泻肝丸（片、胶囊、颗粒）　160
龙加通络胶囊　184
龙金通淋胶囊　204
龙牡壮骨颗粒　231
龙生蛭胶囊　183
龙心素胶囊　189
龙血竭散（片、胶囊）　227
龙血通络胶囊　189
龙珠软膏　209
癃闭舒片（胶囊）　205
癃清片（胶囊）　203
潞党参口服液　172
罗补甫克比日丸　237
罗浮山风湿膏药　200
裸花紫珠片（胶囊、颗粒）　182
裸花紫珠栓　182

M

麻黄止嗽丸（胶囊）　150
麻仁润肠丸（软胶囊）　154
麻仁丸（胶囊、软胶囊）　154
麻仁滋脾丸　154
麻杏宣肺颗粒　167
马栗种子提取物片　202
马应龙八宝眼膏　222

马应龙麝香痔疮膏　210
玛木然止泻胶囊　237
迈之灵片　202
麦芪降糖丸　179
麦味地黄丸（片、胶囊、口服液）　175
脉管复康片（胶囊）　190
脉络宁颗粒（口服液）　186
脉络宁注射液　186
脉络舒通丸（颗粒）　202
脉络通、脉络通片（胶囊、颗粒）　183
脉平片　187
脉血康胶囊（肠溶片）　190
慢肝养阴片（胶囊）　176
玫瑰花口服液　237
梅花点舌丸（片、胶囊）　225
礞石滚痰片　171
礞石滚痰丸　170
泌淋胶囊（颗粒）　203
泌淋清胶囊　203
泌宁胶囊　203
蜜炼川贝枇杷膏　168
明目地黄胶囊　222
明目地黄丸　222
明目蒺藜丸　221
明目上清丸（片）　221
摩罗丹　194
木丹颗粒　183
木瓜丸（片）　200
木香槟榔丸　195
木香顺气丸（颗粒）　194

N

那如三味丸　236
脑安片（胶囊、颗粒、滴丸）　183
脑得生丸（片、胶囊、颗粒）　185
脑立清丸（片、胶囊）　197
脑脉利颗粒　190
脑脉泰胶囊　183
脑栓康复胶囊　191
脑栓通胶囊　191
脑心清片（胶囊）　187
脑心通丸（片、胶囊）　183
脑血康片（滴丸）　191
脑血疏口服液　191
内消瘰疬片　211
内消瘰疬丸　211
粘膜溃疡散　226
尿毒清颗粒　202
尿感宁颗粒　203
尿清舒颗粒　203
尿塞通片（胶囊）　205
尿石通丸　211
尿通卡克乃其片　237
宁泌泰胶囊　203
宁心宝胶囊　177
牛黄抱龙丸　196
牛黄降压丸（片、胶囊）　196
牛黄解毒丸（片、胶囊、软胶囊）　155
牛黄清火丸　155
牛黄清胃丸　155
牛黄上清丸（片、胶囊）　155
牛黄蛇胆川贝液（片、胶囊、散、滴丸）　167
牛黄醒消丸　209
牛黄至宝丸　155
扭伤归胶囊　229
暖宫七味丸（散）　236
诺迪康片（胶囊、颗粒、口服液）　234
女金丸（片、胶囊）　220
女珍颗粒　220

P

帕朱丸　234

排石颗粒　211
盘龙七片　201
培元通脑胶囊　186
盆炎净片（胶囊、颗粒、口服液）　218
皮肤康洗液　232
皮敏消胶囊　232
枇杷叶膏　168
枇杷止咳胶囊（颗粒、软胶囊）　167
平肝舒络丸　192
平消片（胶囊）　212
平眩胶囊　197
蒲参胶囊　207
普济痔疮栓　210
普乐安片（胶囊）　205

Q

七厘散（胶囊）　227
七十味珍珠丸　234
七味红花殊胜散（丸）　234
七味通痹口服液　200
七叶神安片　181
七制香附丸　216
芪丹通脉片　184
芪冬颐心颗粒（口服液）　178
芪骨胶囊　231
芪胶升白胶囊　177
芪苈强心胶囊　186
芪龙胶囊　183
芪明颗粒　222
芪蓉润肠口服液　154
芪参胶囊　183
芪参通络胶囊　183
芪参益气滴丸　183
芪珍胶囊　214
芪蛭降糖片（胶囊）　178
杞菊地黄口服液　176
杞菊地黄丸（片、胶囊）　175
启脾丸（口服液）　173
气滞胃痛片（胶囊、颗粒）　193
千柏鼻炎片　224
千金止带丸　220
千喜胶囊　157
前列安栓　203
前列安通片（胶囊）　203
前列倍喜胶囊　203
前列癃闭通片（胶囊、颗粒）　205
前列平胶囊　204
前列舒乐片（胶囊、颗粒）　205
前列舒通胶囊　204
前列舒丸　204
前列泰丸（片、胶囊、颗粒）　204
前列通片（胶囊）　204
前列欣胶囊　205
茜芷胶囊　217
茜芷片　217
强肝片（胶囊、颗粒）　177
强骨胶囊　231
强力定眩片（胶囊）　197
强力枇杷膏（蜜炼）　165
强力枇杷露（胶囊、颗粒）　165
强力天麻杜仲丸（胶囊）　198
芩暴红止咳颗粒（口服液）　167
芩香清解口服液　151
秦归活络口服液　196
青蒿鳖甲片　175
青龙蛇药片　209
青鹏膏剂（软膏）　234
清肺消炎丸　167
清肺抑火丸（片、胶囊）　158
清肝降压胶囊　197
清感九味丸　236
清喉咽颗粒　225

清开灵片(胶囊、颗粒、软胶囊) 156
清开灵注射液 156
清咳平喘颗粒 167
清脑复神液 180
清脑降压片(胶囊、颗粒) 197
清宁丸 155
清气化痰丸 167
清热八味丸(散、胶囊) 236
清热定惊散 162
清热解毒口服液 157
清热解毒片(胶囊、颗粒) 156
清热卡森颗粒 237
清热散结片(胶囊) 157
清热通淋丸(片、胶囊) 204
清瘟解毒丸(片) 157
清心沉香八味丸(散) 236
清宣止咳颗粒 166
清咽滴丸 224
清咽润喉丸 225
清音丸 225
清浊祛毒丸 204
秋泻灵颗粒 171
祛风骨痛巴布膏 199
祛风止痛丸(片、胶囊) 196
祛痰灵口服液 165
祛痰止咳胶囊 165
祛痰止咳颗粒 165
全杜仲胶囊 231
全天麻片(胶囊) 197

R

热毒宁注射液 157
热淋清片(胶囊、颗粒) 204
人参归脾丸 178
人参健脾丸(片) 173
人参养荣丸 178
人参再造丸 198
仁青常觉 234
仁青芒觉、仁青芒觉胶囊 234
肉蔻四神丸 171
肉蔻五味丸 236
如意金黄散 210
如意珍宝丸 234
乳核散结片(胶囊) 220
乳康丸(片、胶囊、颗粒) 220
乳块消片(胶囊、颗粒) 221
乳宁颗粒 221
乳宁丸(片、胶囊) 221
乳癖散结片(胶囊、颗粒) 221
乳癖消片(胶囊、颗粒) 220
乳癖消丸 221
乳增宁片(胶囊) 221
润肺膏 168
润燥止痒胶囊 231

S

三黄膏(丸) 154
三黄片(胶囊) 154
三金颗粒 204
三金片(胶囊) 203
三九胃泰颗粒(胶囊) 193
三拗片 169
三七伤药片(胶囊、颗粒) 227
三七通舒胶囊 190
三七血伤宁散(胶囊) 182
三仁合剂 153
三十五味沉香丸 234
散风活络丸 199
散风通窍滴丸 224
散结镇痛胶囊 216
桑菊感冒丸(片、颗粒) 151
扫日劳清肺止咳胶囊 236

涩肠止泻散　171
山蜡梅叶颗粒　152
珊瑚七十味丸　234
伤科接骨片　227
伤科灵喷雾剂　228
上清丸(片、胶囊)　155
芍杞颗粒　222
少腹逐瘀丸(胶囊、颗粒)　216
蛇胆陈皮散(片、胶囊)　165
蛇胆陈皮液(口服液)　165
蛇胆川贝枇杷膏　167
蛇胆川贝散(胶囊、软胶囊)　167
蛇胆川贝液　166
蛇伤解毒片　158
蛇脂参黄软膏　232
麝香保心丸　182
麝香海马追风膏　199
麝香活血化瘀膏　228
麝香通心滴丸　187
麝香痔疮栓　209
麝香追风膏　201
麝香追风止痛膏　229
麝珠明目滴眼液　222
参倍固肠胶囊　171
参丹散结胶囊　214
参附注射液　164
参桂胶囊　186
参莲胶囊(颗粒)　212
参苓白术片(胶囊)　172
参苓白术丸(散、颗粒)　172
参麦注射液　179
参芪扶正注射液　214
参芪肝康片(胶囊)　160
参芪降糖片(胶囊、颗粒)　178
参芪十一味片(胶囊、颗粒)　172
参芪五味子片(胶囊、颗粒)　181
参芪消渴颗粒　179
参芍片(胶囊)　182
参蛇花痔疮膏　210
参松养心胶囊　179
参苏丸(片、胶囊)　153
参仙升脉口服液　186
神农镇痛膏　228
神曲消食口服液　195
沈阳红药、沈阳红药胶囊　227
肾安胶囊　204
肾复康片(胶囊)　204
肾康宁片(胶囊、颗粒)　206
肾康栓　202
肾康注射液　202
肾石通丸(片、颗粒)　211
肾舒颗粒　204
肾衰宁片(胶囊、颗粒)　183
肾炎康复片　205
肾炎舒片(胶囊、颗粒)　202
肾炎四味片(胶囊)　201
肾炎四味丸(颗粒)　202
肾炎消肿片　202
升血小板胶囊　174
生白颗粒(口服液、合剂)　215
生化丸　216
生肌八宝散　210
生肌玉红膏　209
生脉片(颗粒)(党参方)　178
生脉饮(党参方)　178
生脉饮(人参方)　180
生脉饮、生脉胶囊(颗粒)　179
生脉饮口服液　180
生脉注射液　180
生血宝颗粒(合剂)　177
生血宁片　174
湿热痹片(胶囊、颗粒)　200

湿润烧伤膏　209
十滴水　153
十灰散（丸）　182
十味蒂达胶囊　234
十味黑冰片丸　234
十味龙胆花胶囊（颗粒）　234
十味玉泉片（胶囊）　178
十五味沉香丸　234
十五味黑药丸　234
十五味龙胆花丸　234
十香返生丸　171
十一味参芪片（胶囊）　172
石斛明目丸　222
石斛夜光颗粒　223
石斛夜光丸　222
石椒草咳喘颗粒　167
石榴补血糖浆　237
石榴健胃丸（片、胶囊、散）　234
舒胆片（胶囊）　161
舒尔经片（胶囊、颗粒）　216
舒肝健胃丸　194
舒肝解郁胶囊　192
舒肝宁注射液　161
舒肝丸（散、片、颗粒）　193
舒肝消积丸　194
舒肝止痛丸　194
舒筋活血丸（片、胶囊）　228
舒筋通络颗粒　201
舒泌通胶囊　204
舒眠片（胶囊）　181
舒心口服液　183
舒血宁注射液　191
疏风定痛丸　201
疏风活络丸（片）　196
疏风解毒胶囊　151
疏血通注射液　190
双丹明目胶囊　223
双丹片（胶囊、颗粒）　186
双冬胶囊　205
双虎清肝颗粒　159
双黄连滴眼剂　222
双黄连片（胶囊、颗粒、合剂、口服液）　151
双黄连注射液　151
双料喉风散　225
双苓止泻口服液　162
双石通淋胶囊　203
四季抗病毒合剂　157
四君子丸（颗粒）　172
四妙丸　200
四磨汤口服液　195
四逆散（颗粒）　164
四逆汤　164
四神丸（片）　176
四味土木香散　236
四物片（胶囊、颗粒）　174
松龄血脉康胶囊　196
苏合香丸　171
苏黄止咳胶囊　166
苏子降气丸　169
速效救心丸　184
速效牛黄丸　170
速效心痛滴丸　187
速效牙痛宁酊　226
缩泉丸（胶囊）　171

T

痰热清注射液　158
糖脉康片（胶囊、颗粒）　178
烫疮油　209
烫伤油　209
藤黄健骨丸（片、胶囊）　231
提毒散　210

天丹通络片（胶囊）　190
天和追风膏　199
天黄猴枣散　198
天菊脑安胶囊　197
天麻钩藤颗粒　197
天麻丸（片、胶囊）　199
天麻醒脑胶囊　176
天麻壮骨丸　206
天麦消渴片　179
天芪降糖胶囊　179
天舒片（胶囊）　198
天王补心丹　180
天王补心丸（片）　180
天智颗粒　197
田七痛经胶囊　217
甜梦胶囊（口服液）　181
调经活血片（胶囊）　217
调元大补二十五味汤散　236
通痹片（胶囊）　206
通便灵胶囊　154
通便宁片　154
通关藤注射液（消癌平注射液）　213
通络骨质宁膏　201
通络开痹片　199
通络祛痛膏　202
通脉养心丸　174
通窍鼻炎片（胶囊、颗粒）　224
通窍耳聋丸　223
通塞脉片（胶囊、颗粒）　186
通天口服液　196
通心络片（胶囊）　182
通心舒胶囊　188
通宣理肺口服液　164
通宣理肺丸（片、胶囊、颗粒）　164
通滞苏润江片（胶囊）　237
痛风定片（胶囊）　200
痛风舒片　200
痛经宝颗粒　217
痛舒片（胶囊）　229
痛泻宁颗粒　171
痛血康胶囊　229
头风痛丸（胶囊）　196
头痛宁胶囊　198
退热清咽颗粒　225

W

外用溃疡散　236
外用应急软膏　209
外用紫金锭　209
万氏牛黄清心丸（片）　170
万通筋骨片　200
万应胶囊　157
尪痹片（胶囊、颗粒）　205
王氏保赤丸　195
威灵骨刺膏　200
威麦宁胶囊　213
维C银翘片（颗粒）　151
维血宁颗粒（合剂）　174
胃肠安丸　194
胃复春片（胶囊）　173
胃康胶囊　194
胃康灵丸（片、胶囊、颗粒）　194
胃力康颗粒　194
胃痞消颗粒　195
胃苏颗粒　193
胃痛宁片　194
温胃舒片（胶囊、颗粒）　163
稳心片（胶囊、颗粒）　180
翁沥通片（胶囊、颗粒）　204
乌鸡白凤颗粒　220
乌鸡白凤丸（片、胶囊）　219
乌兰十三味汤散　236

乌灵胶囊　181
乌梅丸　163
乌蛇止痒丸　232
五福化毒丸（片）　209
五海瘿瘤丸　211
五黄膏　209
五加生化胶囊　216
五粒回春丸　151
五灵胶囊　159
五苓散（片、胶囊）　202
五味麝香丸　235
五酯丸（片、胶囊、颗粒）　159

X

西黄丸（胶囊）　212
西帕依固龈液　238
矽肺宁片　166
锡类散　208
豨莶通栓胶囊　190
喜炎平注射液　158
夏枯草膏（片、胶囊、颗粒、口服液）　158
夏荔芪胶囊　205
夏天无眼药水　223
仙灵骨葆胶囊　230
仙灵骨葆片（颗粒）　231
鲜益母草胶囊　216
痫愈胶囊　171
香丹注射液　184
香附调经止痛丸　216
香菊片（胶囊）　223
香连化滞丸（片）　162
香连丸（片、胶囊）　161
香连止泻片　162
香砂理中丸　164
香砂六君片　173
香砂六君丸　172
香砂平胃丸（散、颗粒）　163
香砂养胃软胶囊　164
香砂养胃丸（片、胶囊、颗粒）　163
香砂枳术丸　194
逍遥片　193
逍遥丸（颗粒）　192
消癌平丸（胶囊、颗粒、口服液）、消癌平片（通关藤片）　213
消白软膏　238
消风止痒颗粒　232
消积洁白丸　236
消结安胶囊　221
消咳喘片（胶囊、颗粒）　165
消咳喘糖浆　165
消渴康颗粒　176
消渴清颗粒　179
消渴丸　178
消朦眼膏　222
消乳散结胶囊　221
消栓颗粒（肠溶胶囊）　183
消栓通络片（胶囊、颗粒）　190
消栓再造丸　190
消痛贴膏　235
消眩止晕片　197
消炎利胆分散片　207
消炎利胆片（胶囊、颗粒）　207
消炎利胆软胶囊　208
消炎止痛膏　210
消银片（胶囊、颗粒）　231
消瘿丸　192
消痔灵注射液　210
消痔栓（软膏）　210
消痔丸　210
消肿止痛酊　228
小败毒膏　209
小柴胡汤丸　152

小柴胡丸（片、胶囊、颗粒） 152
小儿百寿丸 151
小儿宝泰康颗粒 151
小儿保安丸 152
小儿鼻炎片 224
小儿柴桂退热颗粒（口服液） 152
小儿肠胃康颗粒 162
小儿豉翘清热颗粒 152
小儿导赤片 155
小儿定喘口服液 169
小儿肺咳颗粒 169
小儿肺热咳喘颗粒（口服液） 167
小儿肺热清颗粒 167
小儿腹泻宁 173
小儿腹泻散 171
小儿腹泻贴 163
小儿感冒颗粒 152
小儿感冒舒颗粒 151
小儿感冒退热糖浆 152
小儿广朴止泻口服液 171
小儿化毒散（胶囊） 156
小儿化食丸（口服液） 195
小儿黄龙颗粒 181
小儿金丹（小儿金丹片） 168
小儿咳喘颗粒 166
小儿咳喘灵颗粒（口服液、合剂） 167
小儿咳嗽宁糖浆 167
小儿麻甘颗粒 168
小儿七星茶颗粒（口服液、糖浆） 195
小儿青翘颗粒（小儿金翘颗粒） 225
小儿清热感冒片 150
小儿清热利肺口服液 159
小儿清热宣肺贴膏 167
小儿清热止咳口服液（合剂、糖浆） 168
小儿热咳口服液 167
小儿热速清颗粒（口服液、糖浆） 152
小儿生血糖浆 174
小儿石蔻散 236
小儿暑感宁糖浆 153
小儿双解止泻颗粒 152
小儿双清颗粒 152
小儿退热合剂（口服液） 152
小儿香橘丸 194
小儿消积止咳颗粒 170
小儿消积止咳口服液 169
小儿消食片（颗粒） 195
小儿泻速停颗粒 161
小儿宣肺止咳颗粒 166
小儿咽扁颗粒 225
小儿厌食颗粒 173
小儿至宝丸 150
小儿珠珀散（珠珀猴枣散） 162
小活络丸（片） 198
小建中片（胶囊、颗粒） 163
小金丸（片、胶囊） 212
小青龙胶囊（颗粒） 164
哮喘丸 169
泻停胶囊 162
心安胶囊 187
心宝丸 186
心达康片（胶囊） 190
心可宁胶囊 186
心可舒丸（片、胶囊、颗粒） 185
心脉通片（胶囊） 188
心脑康片（胶囊） 190
心脑宁胶囊 185
心脑舒通片（胶囊） 190
心脑欣片（胶囊） 177
心速宁胶囊 192
心通颗粒（口服液） 179
心血宁片（胶囊） 188
心元胶囊 187
心悦胶囊 183
辛芩颗粒 224

辛芩片　224
辛夷鼻炎丸　224
新复方芦荟胶囊　154
新癀片　156
新清宁胶囊　158
新清宁片　156
新生化片（颗粒）　217
新型狗皮膏　229
新雪片（胶囊、颗粒）　162
醒脑静注射液　170
醒脑再造丸（胶囊）　192
醒脾胶囊　173
醒脾养儿颗粒　173
杏贝止咳颗粒　165
杏灵分散片　190
杏苏止咳颗粒（糖浆）　164
杏苏止咳口服液　164
芎菊上清丸（片、颗粒）　151
熊胆眼药水　221
虚寒胃痛胶囊（颗粒）　163
虚汗停胶囊（颗粒）　179
宣肺止嗽合剂　165
玄麦甘桔胶囊（颗粒）　224
癣湿药水　232
眩晕宁片（颗粒）　176
雪山金罗汉止痛涂膜剂　235
血府逐瘀颗粒（口服液）　185
血府逐瘀丸（片、胶囊）　184
血尿安片（胶囊）　204
血平片　217
血塞通片（颗粒、胶囊、软胶囊、滴丸、分散片）　190
血塞通注射液　188
血栓通胶囊　190
血栓通注射液　188
血栓心脉宁片（胶囊）　182
血脂康胶囊　206
血脂康片　206
血脂平胶囊　207
血滞通胶囊　207

Y

鸦胆子油乳注射液　213
鸦胆子油软胶囊（口服乳液）　213
咽立爽口含滴丸　226
延丹胶囊　188
延参健胃胶囊　173
岩鹿乳康片（胶囊）　221
炎宁糖浆　158
炎消迪娜儿糖浆　238
阳和解凝膏　212
养胃片（颗粒）　173
养胃舒胶囊（片、颗粒、软胶囊）　173
养心达瓦依米西克蜜膏　238
养心定悸胶囊（颗粒）　178
养心生脉颗粒　179
养心氏片　184
养血安神片（颗粒）　181
养血清脑丸（颗粒）　198
养血荣筋丸　198
养血饮口服液　215
养阴清肺丸（膏、颗粒、口服液、糖浆）　168
养阴生血合剂　174
养阴通秘胶囊　154
养正合剂　215
养正消积胶囊　215
腰痹通胶囊　228
腰肾膏　212
腰痛宁胶囊　229
野菊花栓　204
一捻金　195
一捻金胶囊　195
一清片（胶囊、颗粒）　155
胰胆舒胶囊（颗粒）　161

乙肝健片　159
乙肝宁片（颗粒）　161
乙肝清热解毒片（胶囊、颗粒）　160
乙肝养阴活血颗粒　176
乙肝益气解郁颗粒　193
益胆片（胶囊）　208
益肺清化膏　215
益肝灵片（胶囊）　159
益母草膏（片、胶囊、颗粒）　216
益母草注射液　217
益脑片（胶囊）　179
益气复脉胶囊（颗粒）　180
益气和胃胶囊　173
益气通便颗粒　154
益气维血片（胶囊、颗粒）　174
益肾化湿颗粒　206
益肾蠲痹丸　206
益肾十七味丸　236
益心巴迪然吉布亚颗粒　238
益心宁神片　180
益心舒丸（片、胶囊、颗粒）　184
益心丸（胶囊、颗粒）　184
益血生片（胶囊）　174
阴虚胃痛片（胶囊、颗粒）　176
茵陈退黄胶囊　161
茵陈五苓丸　161
茵莲清肝颗粒（合剂）　160
茵芪肝复颗粒　161
茵栀黄颗粒（口服液）　160
茵栀黄片（胶囊）　161
茵栀黄注射液　160
银丹心脑通软胶囊　185
银丹心泰滴丸　186
银花泌炎灵片　203
银黄片（胶囊、颗粒）　158
银黄丸（口服液）　159
银蒲解毒片　158
银翘解毒丸（片、胶囊、颗粒）　151
银翘解毒液（合剂、软胶囊）　152
银屑胶囊（颗粒）　232
银杏酮酯片（颗粒、胶囊、滴丸、分散片）　190
银杏叶丸（片、颗粒、胶囊、滴丸、口服液、酊）　190
银盏心脉滴丸　191
右归丸（胶囊）　177
瘀血痹片（胶囊、颗粒）　202
鱼鳞病片　232
鱼腥草滴眼液　222
鱼腥草注射液　159
榆栀止血颗粒　182
玉屏风胶囊　153
玉屏风颗粒　153
玉泉丸（胶囊、颗粒）　178
玉枢散　152
玉叶解毒颗粒　158
郁金银屑片　233
愈风宁心丸（片、胶囊、颗粒、滴丸）　188
愈伤灵胶囊　227
愈心痛胶囊　184
元胡止痛口服液　194
元胡止痛片（胶囊、颗粒、滴丸）　193
越鞠保和丸　196
越鞠丸　193
云南白药、云南白药片（胶囊）　227
云南白药酊（膏、气雾剂）　227
云南红药胶囊　227
孕康颗粒（口服液）　220

Z

再造生血片（胶囊）　174
再造丸　199
枣仁安神胶囊（颗粒、液）　181
泽桂癃爽片（胶囊）　205
扎冲十三味丸　236

展筋活血散　230
湛江蛇药　209
障眼明片（胶囊）　222
贞芪扶正片（胶囊、颗粒）　213
珍宝丸　236
珍黄安宫片　170
珍菊降压片　197
珍珠明目滴眼液　222
珍珠通络丸　236
振源片（胶囊）　179
镇咳宁胶囊（颗粒、口服液、糖浆）　164
镇脑宁胶囊　196
镇痛活络酊　230
正柴胡饮胶囊（合剂）　150
正柴胡饮颗粒　150
正骨水　230
正骨紫金丸　227
正红花油　230
正清风痛宁缓释片　200
正清风痛宁片（胶囊）　200
正清风痛宁注射液　200
正天丸（胶囊）　198
正心泰片（胶囊、颗粒）　187
知柏地黄片（胶囊、颗粒）　175
知柏地黄丸　175
脂必泰胶囊　206
脂必妥胶囊　206
脂必妥片　206
止喘灵口服液　169
止喘灵注射液　169
止咳橘红丸（胶囊、颗粒）　167
止咳丸（片、胶囊）　165
止嗽化痰丸（胶囊、颗粒）　167
止痛化癥片（胶囊、颗粒）　221
止血祛瘀明目片　223
止血镇痛胶囊　182
枳实导滞丸　196
枳术宽中胶囊　193
枳术丸（颗粒）　194
至灵胶囊　177
炙甘草合剂　180
治咳川贝枇杷露（滴丸）　166
治糜康栓　219
治伤胶囊　229
治伤软膏　230
致康胶囊　182
痔疮片（胶囊）　210
痔疮栓　211
痔康片（胶囊）　211
痔血丸　210
智托洁白丸　235
中风回春丸（片、胶囊）　199
中满分消丸　194
肿节风片（胶囊、颗粒）　158
肿节风注射液　158
肿痛安胶囊　198
肿痛气雾剂　228
舟车丸　202
朱砂安神丸（片）　181
珠黄散　226
猪苓多糖胶囊　160
猪苓多糖注射液　215
逐瘀通脉胶囊　191
注射用丹参多酚酸盐　188
注射用灯盏花素　189
注射用双黄连（冻干）　151
注射用血塞通（冻干）　188
注射用血栓通（冻干）　188
壮骨关节丸（胶囊）　231
壮骨麝香止痛膏　230
壮骨伸筋胶囊　206
壮骨止痛胶囊　231
壮腰健肾丸（片）　206
追风透骨丸（片、胶囊）　199

滋肾育胎丸　220
滋心阴胶囊（颗粒、口服液）　175
紫地宁血散　182
紫金锭（散）　153
紫龙金片　213
紫雪、紫雪胶囊（颗粒）　170
祖卡木颗粒　238
祖师麻膏药　199
祖师麻片　199
左归丸　175
左金丸（片、胶囊）　194
坐珠达西　235

协议期内谈判药品

（一）西　药

A

阿柏西普　眼内注射溶液　261
阿达木单抗　注射剂　257
阿法替尼　口服常释剂型　251
阿卡波糖　咀嚼片　240
阿来替尼　口服常释剂型　252
阿利沙坦酯　口服常释剂型　245
阿帕替尼　口服常释剂型　253
阿昔替尼　口服常释剂型　252
阿扎胞苷　注射剂　249
艾尔巴韦格拉瑞韦　口服常释剂型　248
艾考恩丙替　口服常释剂型　248
艾普拉唑　注射剂　239
艾塞那肽　注射剂　240
安罗替尼　口服常释剂型　251
奥拉帕利　口服常释剂型　255
奥马珠单抗　注射剂　259
奥曲肽　微球注射剂　246
奥希替尼　口服常释剂型　251

B

贝达喹啉　口服常释剂型　247
贝伐珠单抗　注射剂　250
吡咯替尼　口服常释剂型　253
丙酚替诺福韦　口服常释剂型　247
波生坦　口服常释剂型　244
泊沙康唑　口服液体剂　247

C

重组人干扰素β-1b　注射剂　256
重组人脑利钠肽　注射剂　244
重组人尿激酶原　注射剂　242
重组人凝血因子Ⅶa　注射剂　242
重组人血管内皮抑制素　注射剂　255
重组人组织型纤溶酶原激酶衍生物　注射剂　242
重组细胞因子基因衍生蛋白　注射剂　248

D

达格列净　口服常释剂型　241
德拉马尼　口服常释剂型　247
地拉罗司　口服常释剂型　263
地塞米松　玻璃体内植入剂　260
多种油脂肪乳（$C_{6\sim24}$）　注射剂　243

E

厄洛替尼　口服常释剂型　251
恩格列净　口服常释剂型　241

F

呋喹替尼　口服常释剂型　253
氟维司群　注射剂　255
复方氨基酸(18AA-Ⅴ-SF)　注射剂　243

G

钆特醇　注射剂　263
甘草酸单铵半胱氨酸氯化钠　注射剂　239

J

精氨酸谷氨酸　注射剂　239

K

卡格列净　口服常释剂型　241
康柏西普　眼用注射液　261
克唑替尼　口服常释剂型　252
喹硫平　缓释控释剂型　258

L

拉帕替尼　口服常释剂型　251
来迪派韦索磷布韦　口服常释剂型　248
雷替曲塞　注射剂　249
雷珠单抗　注射剂　262
利奥西呱　口服常释剂型　244
利多卡因　凝胶贴膏　258
利拉鲁肽　注射剂　240
利司那肽　注射剂　240
硫培非格司亭　注射剂　255
芦可替尼　口服常释剂型　254
罗沙司他　口服常释剂型　243

M

马昔腾坦　口服常释剂型　244
吗啉硝唑氯化钠　注射剂　246
麦格司他　口服常释剂型　241

N

奈诺沙星　口服常释剂型　246
尼洛替尼　口服常释剂型　253
尼妥珠单抗　注射剂　250

P

帕罗西汀　肠溶缓释片　258
帕妥珠单抗　注射剂　250
培门冬酶　注射剂　254
培唑帕尼　口服常释剂型　252

Q

羟乙基淀粉130/0.4电解质　注射剂　243
曲妥珠单抗　注射剂　250

R

瑞戈非尼　口服常释剂型　253

S

塞瑞替尼　口服常释剂型　252
沙库巴曲缬沙坦　口服常释剂型　245
舒尼替尼　口服常释剂型　253
司来帕格　口服常释剂型　242
司维拉姆　口服常释剂型　263
索拉非尼　口服常释剂型　252
索磷布韦维帕他韦　口服常释剂型　248

T

他氟前列素　滴眼剂　260
碳酸镧　咀嚼片　263
特立氟胺　口服常释剂型　256
托伐普坦　口服常释剂型　245
托法替布　口服常释剂型　256

W

维莫非尼　口服常释剂型　254
乌美溴铵维兰特罗　吸入粉雾剂　259

X

西达本胺　口服常释剂型　255
西妥昔单抗　注射剂　249
信迪利单抗　注射剂　250

Y

伊布替尼　口服常释剂型　254
伊沙佐米　口服常释剂型　254
依维莫司　口服常释剂型　256
茚达特罗格隆溴铵　吸入粉雾剂用胶囊　259
英夫利西单抗　注射剂　257
尤瑞克林　注射剂　259

（二）中　成　药

B

八味芪龙颗粒　266

D

冬凌草滴丸　264
杜蛭丸　266

F

复方黄黛片　267

J

金花清感颗粒　265

M

麻芩消咳颗粒　265

N

脑心安胶囊　266

Q

芪丹通络颗粒　266
芪黄颗粒　265
芪黄通秘软胶囊　264
芪芎通络胶囊　266

S

射麻口服液　265
参乌益肾片　265
参一胶囊　267
食道平散　267

T

痰热清胶囊　264

X

西红花总苷片　266
血必净注射液　267

Y

银杏二萜内酯葡胺注射液　267
银杏内酯注射液　267

Z

注射用丹参多酚酸　266
注射用黄芪多糖　267
注射用益气复脉（冻干）　265

中药饮片部分

A

阿魏　280
矮地茶　296
艾片（左旋龙脑）　273
艾叶　273
安息香　277

B

八角枫　268
八角茴香　268
巴豆霜　273
巴戟肉　273
巴戟天　273
菝葜　291
白扁豆　275
白矾　275
白果仁　275
白胡椒　275
白花菜子　275
白及　274
白芥子　275
白蔹　275
白茅根　275
白梅花　275
白前　275
白屈菜　275
白芍　275
白头翁　274
白薇　275
白鲜皮　275
白药子　275
白英　275
白芷　275
白术　274
百部　276
百草霜　276
百合　276
柏子仁　286
柏子仁霜　286
败酱草　282
板蓝根　281
板栗壳　281
半边莲　276
半枝莲　276
北柴胡　274
北豆根　274
北寒水石　274
北刘寄奴　274
北沙参　274
荜茇　285
荜澄茄　285
蓖麻子　295
萹蓄　294
扁豆花　288
鳖甲　299
鳖甲胶　299
槟榔　297
冰片（合成龙脑）　277
薄荷　299
补骨脂　280
布渣叶　273

C

蚕沙　288
苍耳子　278

苍术　278
草豆蔻　285
草果仁　285
草乌叶　285
侧柏炭　282
侧柏叶　282
蝉蜕　297
蟾酥粉　299
焯苦杏仁　299
焯山桃仁　299
焯桃仁　299
常山　292
炒白扁豆　283
炒白果仁　283
炒白芍　283
炒槟榔　284
炒苍耳子　284
炒常山　284
炒茺蔚子　284
炒川楝子　283
炒稻芽　284
炒谷芽　284
炒瓜蒌子　283
炒黑芝麻　284
炒花椒　284
炒槐花　284
炒火麻仁　283
炒鸡内金　284
炒蒺藜　284
炒僵蚕　284
炒芥子　284
炒九香虫　283
炒决明子　283
炒苦杏仁　284
炒莱菔子　284
炒麦芽　283
炒蔓荆子　284
炒牛蒡子　283
炒牵牛子　284
炒桑枝　284
炒山桃仁　283
炒山楂　283
炒使君子仁　284
炒酸枣仁　284
炒桃仁　284
炒葶苈子　284
炒王不留行　283
炒栀子　284
炒紫苏子　284
车前草　272
车前子　272
沉香　280
陈皮　280
赤芍　278
赤石脂　278
赤小豆　278
茺蔚子　285
重楼　287
臭灵丹草　289
臭梧桐叶　289
楮实子　294
川贝母　270
川楝子　270
川木通　270
川木香　270
川牛膝　270
川射干　270
川芎　270
穿山龙　288
穿心莲　288
垂盆草　282
椿皮　295

磁石　297
刺猬皮　281
刺五加　281
葱子　294
醋艾炭　298
醋北柴胡　298
醋鳖甲　298
醋莪术　298
醋甘遂　298
醋龟甲　298
醋鸡内金　298
醋京大戟　298
醋狼毒　298
醋没药　298
醋南柴胡　298
醋南五味子　298
醋青皮　298
醋乳香　298
醋三棱　298
醋商陆　298
醋五味子　298
醋香附　298
醋延胡索　298
醋芫花　298

D

大豆黄卷　269
大腹毛　269
大腹皮　269
大黄　269
大黄炭　269
大蓟　269
大蓟炭　269
大青盐　269
大青叶　269
大血藤　269
大叶紫珠　269
大枣　269
大皂角　269
代代花　274
丹参　272
胆矾　287
胆南星　287
淡豆豉　293
淡附片　293
淡竹叶　293
当归　276
当药　276
党参片　289
刀豆　268
倒扣草　289
稻芽　299
灯心草　277
灯心炭　277
灯盏细辛（灯盏花）　277
地耳草（田基黄）　276
地枫皮　276
地肤子　276
地骨皮　276
地黄　276
地锦草　276
地龙　276
地榆　276
地榆炭　276
滇鸡血藤　296
丁公藤　268
丁香　268
冬瓜皮　275
冬瓜子　275
冬葵果　275
冬凌草　275
豆蔻　279

独活　287
独一味　287
杜仲　279
杜仲叶　279
断血流　293
煅赤石脂　296
煅磁石　296
煅蛤壳　296
煅花蕊石　296
煅金礞石　296
煅炉甘石　296
煅牡蛎　296
煅青礞石　296
煅石膏　296
煅石决明　296
煅瓦楞子　296
煅禹余粮　296
煅皂矾　296
煅赭石　296
煅珍珠母　296
煅钟乳石　296
煅紫石英　296
煅自然铜　296

E

阿胶珠　280
莪术　289
鹅不食草　294
儿茶　268

F

法半夏　284
番木鳖　295
番泻叶　295
翻白草　299
防风　278
防己　278
飞扬草　270
榧子　297
分心木　272
粉萆薢　290
粉葛　290
蜂房　295
蜂胶　295
蜂蜡　296
凤凰衣　272
凤尾草　272
凤仙透骨草　272
佛手　279
佛手花　279
麸炒白术　291
麸炒苍术　291
麸炒椿皮　291
麸炒芡实　291
麸炒山药　291
麸炒薏苡仁　291
麸炒枳壳　291
麸炒枳实　291
麸煨肉豆蔻　291
伏龙肝　277
芙蓉叶　278
茯苓　285
茯苓皮　285
浮海石　291
浮萍　291
浮石　291
浮小麦　291
附片　280
覆盆子　299

G

干姜　268

干漆　269
干石斛　268
干益母草　268
干鱼腥草　268
甘草片　273
甘松　273
杠板归　279
高良姜　289
藁本片　299
葛根　294
葛花　293
蛤蚧　294
蛤壳　294
功劳木　273
钩藤　287
狗脊　283
枸骨叶　286
枸杞子　286
谷精草　279
谷芽　279
骨碎补　286
瓜蒌　275
瓜蒌皮　275
瓜蒌子　275
瓜子金　275
栝楼　289
栝楼子　289
关白附　277
关黄柏　277
关黄柏炭　277
管花肉苁蓉片　297
贯叶金丝桃　285
光慈姑　276
广东紫珠　270
广豆根　270
广藿香　270
广金钱草　270
广枣　270
龟板　279
龟板胶　280
龟甲　279
龟甲胶　279
鬼箭羽　287
桂枝　289
过岗龙　276

H

海风藤　290
海金沙　290
海螵蛸　290
海桐皮　290
海藻　291
旱莲草　279
诃子　280
诃子肉　280
合欢花　277
合欢皮　277
何首乌　279
荷梗　289
荷叶　289
荷叶炭　289
核桃仁　289
鹤虱　299
黑豆　294
黑胡椒　294
黑芝麻　294
红大戟　278
红豆蔻　278
红粉　278
红花　278
红花龙胆　278
红景天　278

红芪　278
红参　278
红参片　278
厚朴　286
厚朴花　286
胡黄连　285
胡椒　285
胡芦巴　285
胡桃仁　285
湖北贝母　295
槲寄生　298
虎耳草　281
虎杖　281
琥珀　293
花椒　278
花蕊石　278
华山参　277
滑石　295
滑石粉　295
化橘红　272
槐花　295
槐花炭　295
槐角　295
槐米　295
黄柏　292
黄柏炭　292
黄精　292
黄连片　292
黄芪　292
黄芩片　291
黄山药　291
黄蜀葵花　292
黄藤　292
黄药子　292
茴香　285
火麻仁　273
藿香　299

J

鸡骨草　280
鸡冠花　280
鸡冠花炭　280
鸡内金　280
鸡矢藤　280
鸡血藤　280
积雪草　289
急性子　287
蒺藜　295
建曲　285
姜半夏　287
姜草果仁　287
姜厚朴　287
姜黄　287
姜黄连　287
姜皮　287
姜炭　287
姜竹茹　287
僵蚕　299
降香　285
焦槟榔　295
焦稻芽　295
焦谷芽　295
焦麦芽　295
焦山楂　295
焦栀子　295
桔梗　289
芥子　278
金沸草　282
金果榄　282
金精石　282
金龙胆草　282
金礞石　283

金钱白花蛇　282
金钱草　282
金荞麦　282
金铁锁　282
金银花　282
金樱子肉　283
筋骨草　295
锦灯笼　296
京大戟　283
荆芥　285
荆芥穗　285
荆芥穗炭　285
荆芥炭　285
景天三七　294
净山楂　283
九节菖蒲　268
九里香　268
九香虫　268
韭菜子　286
酒白芍　290
酒川牛膝　290
酒苁蓉　290
酒大黄　290
酒丹参　290
酒当归　290
酒蛤蚧　290
酒黄精　290
酒黄连　290
酒黄芩　290
酒牛膝　290
酒女贞子　290
酒蕲蛇　290
酒蛇蜕　290
酒乌梢蛇　290
酒豨莶草　290
酒续断　290
酒萸肉　290
救必应　292
菊花　292
菊苣　292
橘核　299
橘红　299
橘络　299
卷柏　283
卷柏炭　283
决明子　277

K

榼藤子　297
枯矾　286
苦地丁　281
苦楝皮　281
苦楝子　281
苦木　281
苦参　281
苦杏仁　281
款冬花　293
昆布　281

L

蜡梅花　297
辣椒　297
莱菔子　288
蓝布正　295
莨菪　289
莨菪子　289
老鹳草　276
了哥王　268
雷丸　295
荔枝核　285
连钱草　279
连翘　279

莲房炭 289
莲须 289
莲子 288
莲子心 289
辽藁本片 276
蓼大青叶 297
灵砂 280
灵芝 280
凌霄花 289
硫黄 294
六月雪 273
龙齿 273
龙胆 273
龙骨 273
龙葵 274
龙脷叶 273
龙眼肉 273
蝼蛄 299
漏芦 297
芦根 279
芦荟 279
炉甘石 284
陆英 280
鹿角 293
鹿角胶 293
鹿角霜 293
鹿衔草 293
路路通 295
罗布麻叶 281
罗汉果 281
裸花紫珠 296
络石藤 288

M

麻黄 293
麻黄根 293
马鞭草 271
马勃 270
马齿苋 270
马兜铃 270
马钱子粉 270
麦冬 278
麦芽 278
满山红 296
曼陀罗 292
蔓荆子 297
芒硝 276
猫眼草 293
猫爪草 293
毛冬青 272
毛诃子 272
茅根炭 281
玫瑰花 281
梅花 292
虻虫 286
米斑蝥 277
米炒党参 277
密蒙花 293
密佗僧 293
蜜白前 297
蜜百部 297
蜜百合 297
蜜槐角 298
蜜款冬花 297
蜜麻黄 297
蜜马兜铃 297
蜜枇杷叶 297
蜜前胡 297
蜜桑白皮 297
蜜旋覆花 297
蜜罂粟壳 298
蜜紫菀 298

绵萆薢　293
绵马贯众　293
绵马贯众炭　293
明党参　281
没药　280
墨旱莲　299
母丁香　276
牡丹皮　279
牡蛎　279
木鳖子　271
木鳖子仁　271
木鳖子霜　271
木芙蓉叶　271
木瓜　271
木蝴蝶　271
木棉花　271
木通　271
木香　271
木贼　271

N

南板蓝根　286
南柴胡　286
南寒水石　286
南鹤虱　286
南沙参　286
南五味子　286
南五味子根　286
闹羊花　283
内蒙紫草　272
牛蒡子　272
牛膝　272
糯稻根　299
女贞子　270

O

藕节　299
藕节炭　299

P

胖大海　287
炮附片　287
炮姜　287
佩兰　282
枇杷叶　281
片姜黄　272
平贝母　274
蒲公英　295
蒲黄炭　295

Q

蕲蛇　298
蕲蛇肉　298
千金子　270
千金子霜　270
千里光　270
千年健　270
牵牛子　286
前胡　287
芡实　278
茜草　285
茜草炭　285
羌活　280
蜣螂　296
秦艽　288
秦皮　288
青黛　281
青风藤　280
青果　280
青蒿　281

青礞石 281
青皮 280
青葙子 280
轻粉 286
清半夏 293
清叶胆 293
苘麻子 281
瞿麦 299
全蝎 277
拳参 290

R

人工牛黄 268
人参片 268
人参叶 268
忍冬藤 280
肉苁蓉片 277
肉豆蔻 277
肉桂 277
乳香 283
蕤仁 298

S

三白草 268
三颗针 268
三棱 268
三七粉 268
桑白皮 291
桑寄生 291
桑螵蛸 291
桑椹 291
桑叶 291
桑枝 291
沙棘 280
沙苑子 280
砂仁 286
山慈菇 270
山豆根 269
山麦冬 269
山柰 270
山香圆叶 270
山药 269
山药片 269
山银花 270
山萸肉 270
山楂叶 270
蛇床子 292
蛇蜕 292
射干 289
伸筋草 279
升麻 272
生巴豆 274
生白附子 274
生斑蝥 274
生半夏 274
生草乌 274
生川乌 274
生甘遂 274
生姜 274
生狼毒 274
生马钱子 274
生蒲黄 274
生商陆 274
生石膏 274
生天南星 274
蓍草 295
石菖蒲 273
石吊兰 273
石见穿 273
石决明 273
石莲子 273
石榴皮 273

石榴皮炭　　273
石楠叶　　273
石韦　　273
石燕　　273
使君子　　282
使君子仁　　282
柿蒂　　286
首乌藤　　287
熟大黄　　299
熟地黄　　299
水飞蓟　　272
水红花子　　272
水牛角　　272
水蛭　　272
丝瓜络　　276
四季青　　274
松花粉　　281
松香　　281
苏合香　　279
苏木　　279
酸枣仁　　297
娑罗子　　290
锁阳　　294

T

太子参　　271
檀香　　299
烫狗脊　　291
烫骨碎补　　291
烫水蛭　　291
桃仁　　289
桃枝　　289
天冬　　271
天花粉　　271
天葵子　　271
天麻　　271
天然冰片（右旋龙脑）　　271
天仙藤　　271
天仙子　　271
天竺黄　　271
甜瓜蒂　　292
甜瓜子　　292
葶苈子　　294
通草　　291
土贝母　　269
土鳖虫（䗪虫）　　269
土茯苓　　269
土荆皮　　269
土木香　　269
菟丝子　　292

W

瓦楞子　　272
瓦松　　272
王不留行　　271
威灵仙　　286
煨川木香　　296
煨木香　　296
委陵菜　　282
乌梅　　272
乌梅肉　　272
乌梅炭　　272
乌梢蛇　　272
乌梢蛇肉　　272
乌药　　272
巫山淫羊藿　　279
无花果　　271
无名异　　271
吴茱萸　　279
梧桐子　　292
蜈蚣　　295
五倍子　　271

五加皮　271
五灵脂　271
五味子　271

X

西瓜皮　276
西瓜霜　276
西河柳　276
西青果　276
豨莶草　297
细辛　285
夏枯草　289
夏天无　289
仙鹤草　274
仙茅　274
鲜芦根　297
鲜益母草　297
鲜鱼腥草　297
鲜竹沥　297
香附　287
香加皮　287
香薷　287
香橼　287
小驳骨　269
小茴香　269
小蓟　269
小蓟炭　269
小通草　269
薤白　299
辛夷　280
新疆紫草　296
雄黄粉　294
熊胆粉　298
徐长卿　289
续断片　293
玄参　275
玄精石　275
玄明粉　275
旋覆花　293
雪上一枝蒿　292
血余炭　277
寻骨风　277

Y

鸦胆子　286
鸭跖草　289
亚麻子　276
延胡索　277
岩陀　281
盐巴戟天　288
盐补骨脂　288
盐车前子　288
盐杜仲　288
盐关黄柏　288
盐胡芦巴　288
盐黄柏　288
盐韭菜子　288
盐橘核　288
盐沙苑子　288
盐菟丝子　288
盐小茴香　288
盐续断　288
盐益智仁　288
盐泽泻　288
盐知母　288
阳起石　278
洋金花　288
野菊花　292
野马追　292
野木瓜　292
一枝黄花　268
益智仁　290

薏苡仁　299
阴起石　278
茵陈　285
银柴胡　292
银杏叶　292
淫羊藿　293
罂粟壳　297
油松节　284
余甘子　279
萸黄连　292
禹粮石　287
禹余粮　287
禹州漏芦　287
玉米须　273
玉竹　273
郁金　281
郁李仁　281
预知子　291
芫花　278
芫荽子　278
远志　278
月季花　272
云芝　271

Z

皂矾　279
皂角刺　279
泽兰　284
泽泻　285
赭石　298
浙贝母　290
珍珠粉　285
珍珠母　285
知母　282
栀子　286
蜘蛛香　297
枳椇子　286
枳壳　286
枳实　286
制巴戟天　282
制白附子　282
制草乌　282
制川乌　282
制何首乌　282
制硫黄　282
制马钱子　282
制天南星　282
制吴茱萸　282
制远志　282
炙甘草　283
炙红芪　283
炙黄芪　283
炙巫山淫羊藿　283
炙淫羊藿　283
钟乳石　286
肿节风　283
朱砂粉　277
朱砂根　277
珠子参　288
猪胆粉　293
猪苓　293
猪牙皂　292
猪殃殃　293
竹节参　277
竹节香附　277
竹茹　277
苎麻根　279
紫贝齿　294
紫花地丁　294
紫花前胡　294
紫萁贯众　294
紫石英　294

紫苏梗　294
紫苏叶　294
紫苏子　294
紫菀　294
紫珠叶　294
自然铜　277
棕榈　294
棕榈炭　294
棕榈子　294
祖司麻　288